H. Remschmidt (Hrsg.)

Praxis der Psychotherapie mit Kindern und Jugendlichen

H. Remschmidt (Hrsg.)

Praxis der Psychotherapie

mit Kindern und Jugendlichen

Störungsspezifische Behandlungsformen und Qualitätssicherung

2. überarbeitete und ergänzte Auflage

Unter Mitarbeit von M.C. Angermeyer, M.E. von Aster, M.G. von Aster, S. von Aster, C. Fleischhaker, U. Hagenah, B. Herpertz-Dahlmann, A. Holzinger, M. Martin, H. Matschinger, F. Mattejat, G. Niebergall, K. Quaschner, M. Schüler-Springorum, G. Schulte-Körne, E. Schulz, R. Walter, A. Warnke, P.M. Wehmeier

Mit 20 Abbildungen und 62 Tabellen

Deutscher Ärzte-Verlag Köln

Prof. Dr. med. Dr. phil.
Helmut Remschmidt
Direktor der Klinik für Kinder- und Jugendpsychiatrie und -psychotherapie der Philipps-Universität Marburg
Hans-Sachs-Straße 6
35033 Marburg

ISBN: 3-7691-0463-3

Bestellservice
- Fax: 0049/(0)2234/70 11–476
- E-Mail: vsbh@aerzteverlag.de

Titelzeichnung: Bildliche Darstellung einer 16-jährigen Patientin, die an einer Anorexia nervosa mit bulimischen Episoden litt.

Bibliografische Information Der Deutschen Bibliothek
Die Deutsche Bibliothek verzeichnet diese Publikation in der Deutschen Nationalbibliografie; detaillierte bibliografische Daten sind im Internet über http://dnb.ddb.de abrufbar.

Die Dosierangaben sind Empfehlungen. Sie müssen dem einzelnen Patienten und seinem Zustand angepasst werden. Die angegebenen Dosierungen wurden sorgfältig überprüft. Da wir jedoch für die Richtigkeit dieser Angaben keine Gewähr übernehmen können, bitten wir Sie dringend, insbesondere bei seltener verordneten Arzneimitteln, die Dosierungsempfehlungen des Herstellers zu beachten.

Umschlagkonzeption: Hans Peter Willberg und Ursula Steinhoff
Titelgrafik: Eva Kroll
Satz: Deutscher Ärzte-Verlag GmbH, 50859 Köln
Druck: Warlich Druck Meckenheim GmbH, 53340 Meckenheim
Bindung: Buchbinderei Lottmann, 50259 Pulheim

5 4 3 2 1 0 / 618

Autorenverzeichnis

Prof. Dr. med. M.C. Angermeyer
Klinik und Poliklinik für Psychiatrie der Universität Leipzig
Johannisallee 20
04317 Leipzig

Dr. med. Matthias E. von Aster
Bezirkskrankenhaus Landshut
Professor-Buchner-Str. 22
84034 Landshut

PD Dr. med. Dipl.-Päd. Michael G. von Aster
Kinder- und Jugendpsychiatrischer Dienst des Kantons Zürich
Kinderstation Büschhalde
Bergstr. 120
CH-8708 Männedorf

Dr. phil. Sigrid von Aster
Interkantonale Hochschule für Heilpädagogik
Schaffhauserstr. 239
CH-8057 Zürich

Dr. med. Christian Fleischhaker
Abteilung Psychiatrie und Psychotherapie im Kindes- und Jugendalter
der Universität Freiburg
Hugstetter Str. 49
79095 Freiburg

Dr. med. Ulrich Hagenah
Klinik für Kinder- und Jugendpsychiatrie und Psychotherapie der RWTH
Neuenhofer Weg 21
52074 Aachen

Prof. Dr. med. Beate Herpertz-Dahlmann
Klinik für Kinder- und Jugendpsychiatrie und Psychotherapie der RWTH
Neuenhofer Weg 21
52057 Aachen

Prof. Dr. med. Anita Holzinger
Universitätsklinik für Psychiatrie Wien
Klinische Abteilung für Sozialpsychiatrie und Evaluationsforschung
Wehringer Gürtel 18–20
A-1090 Wien

PD Dr. med. Matthias Martin
Klinik für Kinder- und Jugendpsychiatrie und -psychotherapie
der Philipps-Universität Marburg
Hans-Sachs-Str. 6
35033 Marburg

Dr. med. Herbert Matschinger
Klinik und Poliklinik für Psychiatrie der Universität Leipzig
Johannisallee 20
04317 Leipzig

Prof. Dr. phil. Fritz Mattejat, Dipl.-Psych.
Klinik für Kinder- und Jugendpsychiatrie und -psychotherapie
der Philipps-Universität Marburg
Hans-Sachs-Str. 6
35033 Marburg

Dr. phil. Gerhard Niebergall, Dipl.-Psych.
Klinik für Kinder- und Jugendpsychiatrie und -psychotherapie
der Philipps-Universität Marburg
Hans-Sachs-Str. 6
35033 Marburg

Dr. rer. nat. Kurt Quaschner, Dipl.-Psych.
Klinik für Kinder- und Jugendpsychiatrie und -psychotherapie
der Philipps-Universität Marburg
Hans-Sachs-Str. 6
35033 Marburg

Prof. Dr. med. Dr. phil. Helmut Remschmidt (Hrsg.)
Direktor der Klinik für Kinder- und Jugendpsychiatrie und -psychotherapie
der Philipps-Universität Marburg
Hans-Sachs-Str. 6
35033 Marburg

Dr. med. Mareike Schüler-Springorum
Zentrum für soziale Psychiatrie – Klinik für Psychiatrie und Psychotherapie
Landgraf-Philipp-Platz 3
35114 Haina/Kloster

HD Dr. med. Gerd Schulte-Körne
Klinik für Kinder- und Jugendpsychiatrie und -psychotherapie
der Philipps-Universität Marburg
Hans-Sachs-Str. 6
35033 Marburg

Prof. Dr. med. Eberhard Schulz
Klinik für Kinder- und Jugendpsychiatrie
Hauptstr. 8
79104 Freiburg

Dr. rer. nat. Reinhard Walter, Dipl.-Psych.
Klinik und Poliklinik für Kinder- und Jugendpsychiatrie
der Philipps-Universität Marburg
Hans-Sachs-Str. 6
35033 Marburg

Prof. Dr. med. Andreas Warnke
Klinik und Poliklinik für Kinder- und Jugendpsychiatrie der Universität
Füchsleinstr. 15
97080 Würzburg

Dr. med. Peter M. Wehmeier
Lilly Deutschland GmbH
Saalburgstr. 153
61350 Bad Homburg

Vorwort zur 2. Auflage

Es ist mir eine große Freude, die 2. Auflage unseres kleinen Psychotherapiebuches mit einigen Bemerkungen einzuleiten. Die Grundstruktur des Buches ist erhalten geblieben: Der *erste Teil* befasst sich mit Qualitätssicherung und einigen grundlegenden Fragen der Psychotherapie mit Kindern und Jugendlichen. Der *zweite Teil* ist den störungsspezifischen Behandlungsformen gewidmet und wurde um sechs Kapitel ergänzt. Diese befassen sich mit der Psychotherapie bei hyperkinetischen Störungen, bei depressiven Störungen, bei Störungen des Sozialverhaltens, bei Angststörungen, bei Zwangsstörungen und bei posttraumatischen Belastungsstörungen. Damit wurde das Behandlungsspektrum bedeutsam erweitert und auch Anregungen und Kritiken zur 1. Auflage berücksichtigt, die darauf hinwiesen, dass einige wichtige Störungen fehlten. Alle Kapitel wurden für die 2. Auflage überarbeitet, wobei auf Praxisnähe größter Wert gelegt wurde.

Wiederum sind nahezu alle Autoren Dozenten unseres im Jahr 1981 gegründeten Marburger Weiterbildungsseminars für Kinder-, Jugendlichen- und Familientherapie, das seit 1999 in Form des „Institut für Verhaltenstherapie und Verhaltensmedizin e.V." (IVV) an der Philipps-Universität Marburg seine Fortsetzung findet.

Wir hoffen, mit diesem Buch alle Kolleginnen und Kollegen zu erreichen, die Kinder und Jugendliche in Klinik und Praxis psychotherapeutisch behandeln oder die sich über angemessene, wissenschaftlich begründete Behandlungsmethoden informieren wollen.

Ich bedanke mich sehr herzlich bei allen Autoren, die bereitwillig und kompetent zu dieser 2. Auflage beigetragen haben. Mein besonderer Dank gilt Herrn Diplom-Psychologe Dr. Kurt Quaschner für die Übernahme der Redaktionsarbeiten. Schließlich danke ich auch dem Deutschen Ärzte-Verlag, hier insbesondere Frau Christine Schiller, nicht nur für die gute Zusammenarbeit, sondern auch für ihre Geduld.

Marburg, im April 2004 — Helmut Remschmidt

Inhaltsverzeichnis

I Qualitätssicherung

1 Einstellung der Bevölkerung zur Psychotherapie

M.C. Angermeyer, H. Matschinger, A. Holzinger

1.1 Einführung

In der ersten Auflage dieses Buches hatten wir über die Ergebnisse einer Repräsentativerhebung berichtet, die wir im Jahr 1990 bei der deutschen Allgemeinbevölkerung durchgeführt hatten. Damals erfreute sich die Psychotherapie großer Wertschätzung. Etwa jeder zweite Befragte sprach sich für sie und nur jeder achte gegen sie aus. Genau umgekehrt verhielt es sich bei den Psychopharmaka: Nur jeder Fünfte empfahl diese Therapiemethode, doppelt so häufig wurde von ihr abgeraten. Bemerkenswerterweise waren die Befragten noch eher bereit, „alternative" Verfahren wie Naturheilmittel oder Meditation bzw. Yoga zu empfehlen, als dass sie zur Behandlung mit Psychopharmaka geraten hätten. Dies galt gleichermaßen für die Behandlung der Schizophrenie, der Depression und von Panikstörungen. Die Behandlungswünsche der Laien und die Vorstellungen der Experten über eine wünschenswerte Therapie – ganz zu schweigen von der Praxis der Psychiatrie – klafften somit weit auseinander. Dies war bei der Schizophrenie besonders augenfällig.

Inzwischen sind zwölf Jahre ins Land gegangen, und es stellt sich die Frage, ob die damals zu beobachtende starke Affinität zur Psychotherapie auch heute noch besteht, oder ob sich in der Zwischenzeit vielleicht etwas an der Einstellung der Bevölkerung gegenüber dieser Behandlungsmethode geändert hat. Wir hatten Letzteres angesichts der von uns in der Zwischenzeit beobachteten Zunahme psychotherapiekritischer Berichte in den Medien nicht ausgeschlossen. Umgekehrt schien vor dem Hintergrund der z.T. enthusiastischen Berichte über Neuentwicklungen auf dem Psychopharmaka-Sektor ein Abbau der Vorbehalte gegenüber der medikamentösen Behandlung psychischer Störungen durchaus möglich zu sein. Um eine Antwort auf diese Frage geben zu können, führten wir deshalb im Jahr 2001 erneut eine Repräsentativumfrage durch. Im Folgenden werden einige Ergebnisse daraus vorgestellt. Im Mittelpunkt stehen dabei folgende Fragen:

- Wie häufig wird heutzutage vom Laienpublikum empfohlen, bei Vorliegen einer Depression bzw. einer Schizophrenie einen Psychotherapeuten aufzusuchen?
- Wie häufig wird empfohlen, diese beiden psychischen Störungen mittels Psychotherapie zu behandeln?
- Wird die Psychotherapie nach wie vor der Psychopharmakotherapie vorgezogen?

1.2 Untersuchungsmethode

Stichprobe. Im Frühjahr 2001 führten wir in Deutschland eine Repräsentativerhebung über die Vorstellungen der Allgemeinbevölkerung über psychische Erkrankungen sowie deren Einstellung zu psychisch Kranken durch. Als Grundgesamtheit dienten alle Personen deutscher Staatsangehörigkeit, die zum Zeitpunkt der Befragung mindestens das 18. Lebensjahr erreicht hatten und in Privathaushalten lebten. Daraus wurde eine dreistufige Zufallsauswahl gezogen:

- 1. Stufe: Stimmbezirke oder synthetische Stimmbezirke (sample points)
- 2. Stufe: Haushalte
- 3. Stufe: Personen

Die Bestimmung der Zielhaushalte erfolgte nach dem Random-Route-Verfahren, die Auswahl der Zielpersonen im Haushalt nach dem sog. Schwedenschlüssel. Es wurden insgesamt 5.025 Interviews realisiert. Die Ausschöpfungsquote betrug 65,1%.

Interview. Das vollstrukturierte Interview wurde mit einer Vignette eingeleitet, in der entweder ein Fall einer Depression („major depression“) oder einer Schizophrenie dargestellt war. Die in den Vignetten beschriebenen Verhaltensauffälligkeiten erfüllten die diagnostischen Kriterien von DSM-III-R für die genannten Krankheitsbilder. Das Gesamtsample wurde in zwei gleich große Substichproben aufgeteilt, denen jeweils eine Vignette präsentiert wurde. Im Anschluss an die Vignette wurde u.a. erfragt, an wen sich die darin dargestellte Person um Hilfe wenden solle. Zur Auswahl standen Psychotherapeut, Psychiater, Hausarzt oder Heilpraktiker. Anhand einer 5-Punkte-Skala, die von „würde ich dringend empfehlen“ (1) bis „würde ich überhaupt nicht empfehlen“ (5) reichte, konnten die Befragten jeweils ihre Empfehlungen abgeben.

Anschließend wollten wir noch wissen, welche Methoden man zur Behandlung empfehlen bzw. nicht empfehlen würde. Neben der Psychotherapie wurden noch Psychopharmaka sowie zwei „alternative“ Verfahren – Naturheilmittel und Meditation/Yoga – angeboten. Auch hier konnten die Befragten anhand einer 5-Punkte-Skala ihre Empfehlungen aussprechen.

Darüber hinaus wurde mit Hilfe einer offenen Frage exploriert, ob die Befragten das in der Vignette beschriebene Verhalten als Ausdruck einer psychischen Krankheit identifizierten oder nicht. Die Frage lautete: „Wie würden Sie den Zustand, in dem sich dieser Mensch befindet, bezeichnen? Was meinen Sie, was dieser Mensch hat?“ Die Antworten wurden von den Interviewern notiert und anschließend mit Hilfe eines Codiersystems, das sich schon in früheren Umfragen bewährt hatte, inhaltsanalytisch ausgewertet. Vier Oberkategorien wurden unterschieden:

- Korrekte psychiatrische „Diagnose“
- Andere psychische Erkrankung oder psychische Erkrankung allgemein

- Persönliche Probleme im Sinne einer akuten Lebenskrise oder chronischer Belastungen
- Andere Bezeichnungen

Wurden mehrere Bezeichnungen angeboten, so wurde nur diejenige berücksichtigt, die der korrekten Diagnose am nächsten kam. Anhand von 200 Interviews wurde die Interrater-Reliabilität überprüft. Cohen's Kappa betrug 0,85. Für unsere Analyse wurden die ersten beiden Oberkategorien zu einer zusammengefasst.

Um überprüfen zu können, inwieweit allgemeine Wertorientierungen Einfluss auf die Hilfesuch- und Behandlungsempfehlungen der Befragten hatten, präsentierte man ihnen eine Liste von 18 Verhaltensweisen, die von Maag [1989] entwickelt wurde. Anhand einer 7-Punkte-Skala sollte jeweils angegeben werden, für wie wünschenswert man es erachtete, dass Menschen in unserer Gesellschaft diese Verhaltensweisen praktizierten. Die 18 Items wurden einer Hauptkomponentenanalyse unterzogen. Diese ergab drei Dimensionen, die mit den von Maag publizierten weitgehend übereinstimmen:

- Liberale Werte (Eigenwert 5.8; erklärte Varianz 32%): im Umgang mit anderen fair sein (Faktorladung .73), alle Menschen gleichberechtigt behandeln (.72), gerecht sein (.71), tolerant sein (.71), soziale Unterschiede zwischen den Menschen abbauen (.61), im Streitfall Kompromisse schließen (.59), Mitbestimmung bei Entscheidungen vergrößern (.43).
- Traditionelle Werte (Eigenwert 2.5; erklärte Varianz 12%): pünktlich sein (Faktorladung .72), pflichtbewusst sein (.71), sich anstrengen (.70), etwas leisten (.69), auf Sicherheit bedacht sein (.62), auf Wohlstand Wert legen (.54).
- Moderne Werte (Eigenwert 1.5; erklärte Varianz 8,6%): das Leben genießen (Faktorladung .75), tun und lassen, was man will (.71), unabhängig sein (.65), sich selbst verwirklichen (.63), auf Wohlstand Wert legen (.54), gefühlsbetont sein (.51).

1.3 Ergebnisse

Wie aus Tabelle 1.1 zu ersehen ist, wurde bei Vorliegen einer Depression am häufigsten – von beinahe ¾ der Befragten – empfohlen, einen Psychotherapeuten aufzusuchen. Beinahe ebenso häufig sprach man sich dafür aus, einen Psychiater oder den Hausarzt zu konsultieren. Vergleichsweise selten – nur von ¼ der Befragten – wurde dagegen der Rat erteilt, sich an einen Heilpraktiker zu wenden. Dies war die einzige Berufsgruppe, bei der die Stimmen derer überwogen, die davon abrieten, dort Hilfe zu suchen.

Bei Vorliegen einer Schizophrenie sprach sich die ganz überwiegende Mehrheit, vier Fünftel der Befragten, dafür aus, einen Psychotherapeuten oder einen Psychiater zu konsultieren. Die Inanspruchnahme der Dienste des Hausarztes empfahlen gut 60%. Der Heilpraktiker bildete erneut das Schlusslicht (s. Tab. 1.2).

Tab. 1.1: Hilfesuchempfehlungen bei depressiven Störungen

	Empfehlen	Unentschieden	Abraten	Weiß nicht
Alte Bundesländer (n = 2017)				
Psychotherapeut	74,5%	15%	7,8%	2,7%
Psychiater	65%	16,7%	15,3%	3%
Hausarzt	65,7%	17,8%	14,1%	2,3%
Heilpraktiker	22%	23,4%	45%	9,6%
Neue Bundesländer (n = 525)				
Psychotherapeut	71,6%	15,4%	9,3%	3,6%
Psychiater	69,7%	13,9%	12,9%	3,4%
Hausarzt	69,1%	16,9%	11,2%	2,7%
Heilpraktiker	26,8%	23,7%	39%	10,5%

In Tabelle 1.3 sind die Ergebnisse der logistischen Regressionsanalysen dargestellt. Wiedergegeben sind die Unterschiede der Kategorienwahrscheinlichkeiten unter der Bedingung der einzelnen Prädiktoren. So ist z.B. die Wahrscheinlichkeit einer Zustimmung (+) zur Konsultation eines Psychotherapeuten bei Vorliegen einer Depression im Unterschied zur Schizophrenie um 7,9% vermindert. Die Wahrscheinlichkeit der Wahl der Neutralkategorie (+/–) ist um 6,2% und die der Ablehnungskategorie (–) um 2,1% erhöht. Der Anteil derer, die keine Antwort geben (k.A.), bleibt praktisch unverändert (0,4%).

Unter den von uns untersuchten potenziellen Determinanten der Hilfesuchempfehlungen hatte die Wertorientierung der Befragten den bei weitem stärksten Einfluss. Befragte, die zu „liberalen" Wertvorstellungen (z.B. Fairness, Gleichberechtigung, Gerechtigkeit) neigten, sprachen sich vor allem für die Konsultation eines Psychotherapeuten aus. Sie waren aber auch vermehrt dafür, einen Psychiater aufzusuchen. „Traditionellen" Werten (z.B. Pünktlichkeit, Pflichtbewusstsein, Sichanstrengen) Verpflichtete empfahlen vor allem, den Hausarzt oder einen Psychiater aufzusuchen und sich außerdem auch an einen Psychotherapeuten zu wenden. Bei Vertretern „moderner" Werte (z.B. Lebensgenuss, Laissez-faire-Haltung, Unabhängigkeit) war die Wahrscheinlichkeit besonders groß, dass sie sich für einen Heilpraktiker aussprachen, und besonders gering, dass sie dagegen waren. Darüber hinaus waren sie aber auch häufiger für die Konsultation der anderen professionellen Helfer. Die Art der psychischen Störung spielte dagegen eine vergleichsweise geringe Rolle, am stärksten noch bei der Frage, ob man einen Psychiater aufsuchen solle. Dies wurde im Fall der Depression seltener empfohlen. Wurden die in der Vignette beschriebenen Verhaltensauffälligkeiten als Ausdruck einer psychischen Krankheit interpretiert, so war man eher bereit, den Rat zu geben, sich an einen Psychia-

Tab. 1.2: Hilfesuchempfehlungen bei schizophrenen Störungen

	Empfehlen	Unentschieden	Abraten	Weiß nicht
Alte Bundesländer (n = 1985)				
Psychotherapeut	83%	8,7%	5,3%	3%
Psychiater	82,1%	8,8%	6,3%	2,8%
Hausarzt	61%	17,8%	17,9%	3,3%
Heilpraktiker	19,4%	25,5%	45,7%	9,4%
Neue Bundesländer (n = 493)				
Psychotherapeut	79,9%	8,7%	7,1%	4,3%
Psychiater	80,7%	9,1%	7,1%	3%
Hausarzt	67,5%	12,6%	17,2%	2,6%
Heilpraktiker	25,4%	26,2%	40,4%	8%

ter oder Psychotherapeuten zu wenden. Das Geschlecht der Befragten spielte praktisch keine Rolle. Gleiches gilt für die Schulbildung, davon abgesehen, dass mit der Höhe der Schulbildung die Bereitschaft, den Hausarzt zu empfehlen, etwas abnahm. Je älter man war, umso seltener sprach man sich für einen Psychotherapeuten und umso häufiger für den Hausarzt aus. Zwischen den Einwohnern der alten und neuen Bundesländer fand sich kein nennenswerter Unterschied.

Einen weiteren Untersuchungspunkt bildeten die Behandlungsempfehlungen (s. Tab. 1.4). Was die Depression betrifft, so war die Psychotherapie eindeutiger Favorit. Über 70% der Befragten sprachen sich für diese Behandlungsmethode aus. Psychopharmaka wurden weit seltener, beinahe nur halb so häufig, empfohlen. Die Zahl derer, die sich gegen diese Form der Therapie aussprachen, war fast genauso groß. Alternative Verfahren wurden praktisch genauso häufig als geeignete Verfahren erachtet, Meditation bzw. Yoga etwas häufiger, Naturheilmittel etwas seltener. Es ist bemerkenswert, dass bei diesen beiden Behandlungsmethoden der Anteil derer, die explizit von ihrem Gebrauch abrieten, geringer als bei den Psychopharmaka war.

Bei Vorliegen einer Schizophrenie sprach man sich sogar noch häufiger (über 80% der Befragten!) für eine Psychotherapie aus. An zweiter Stelle rangierten Psychopharmaka, deren Einsatz von über der Hälfte der Befragten gut geheißen wurde. Seltener zog man hier die beiden alternativen Verfahren in Betracht. Der Gebrauch von Naturheilmitteln wurde sogar häufiger abgelehnt als befürwortet (s. Tab. 1.5).

Ähnlich wie bei den Hilfesuchempfehlungen spielten auch hier die Wertvorstellungen der Befragten die größte Rolle (s. Tab. 1.6). Befragte, die zu „liberalen" Wertvorstellungen neigten, sprachen sich am häufigsten für Psychotherapie aus, daneben auch für

Tab. 1.3: Zusammenhang zwischen der Art der psychischen Störung, der Benennung als psychische
der Befragten andererseits; logistische Regressionsanalysen; angegeben sind die Wahrscheinlich
„Abraten" (–); „keine Antwort" (k.A.)

	Psychotherapeut				Psychiater			
	+	+/–	–	k.A.	+	+/–	–	k.A.
Art der Störung (Depression = 1)	–.079	.062	.021	–.004	–.150	.075	.073	.002
Labeling (psychisch krank = 1)	.118	–.040	–.052	–.026	.131	–.040	–.068	–.023
Geschlecht (weiblich=1)	.015	–.005	–.003	–.006	.008	.002	.012	–.006
Alter	–.116	.045	.049	.022	–.021	–.015	.020	.015
Schulbildung	–.016	–.001	.037	–.021	–.063	.044	.018	.000
Region (neue Bundesländer = 1)	–.032	.013	.011	.008	.010	–.005	–.005	.001
Liberale Werte	.558	–.308	–.085	–.165	.417	–.154	–.037	–.227
Traditionelle Werte	.258	–.243	–.017	.002	.317	–.062	–.242	–.013
Moderne Werte	.245	–.169	–.083	.007	.297	–.173	–.149	.025

Tab. 1.4: Empfehlungen für die Behandlung depressiver Störungen

	Empfehlen	Unentschieden	Abraten	Weiß nicht
Alte Bundesländer (n = 2017)				
Psychotherapie	70,8%	14,0%	9,4%	5,8%
Psychopharmaka	39,7%	18,0%	36,1%	6,2%
Meditation/Yoga	44,1%	26,7%	18,7%	10,5%
Naturheilmittel	36,7%	27,1%	26,8%	9,4%
Neue Bundesländer (n = 525)				
Psychotherapie	72,6%	14,1%	8,2%	5,1%
Psychopharmaka	39,0%	20,9%	31,0%	9,1%
Meditation/Yoga	39,3%	25,1%	21,3%	14,3%
Naturheilmittel	35,8%	25,5%	27,6%	11,1%

‹rankheit und sozio-demographischen Merkmalen einerseits und den Hilfesuchempfehlungen
‹eitsunterschiede zwischen den Antwortkategorien: „Empfehlen“ (+); „Unentschieden“ (+/–);

Hausarzt				Heilpraktiker			
+	+/–	–	k.A.	+	+/–	–	k.A.
.041	.011	–.043	–.001	.060	.006	–.056	–.010
.019	–.004	.004	–.020	–.027	–.007	.044	–.009
.030	–.013	–.010	–.006	.055	.011	–.055	–.011
.153	–.027	–.128	.002	.040	.010	–.091	.041
–.091	.043	.054	–.006	–.015	–.032	.098	–.051
.029	–.022	–.004	–.003	.011	–.007	–.011	.001
.092	–.031	.075	–.135	–.106	–.028	.238	–.103
.337	–.196	–.145	.003	.139	–.247	.072	.036
.215	–.162	–.082	.029	.349	–.010	–.383	.044

Tab. 1.5: Empfehlungen für die Behandlung schizophrener Störungen

	Empfehlen	Unentschieden	Abraten	Weiß nicht
Alte Bundesländer (n = 1985)				
Psychotherapie	83,5%	7,8%	3,9%	4,7%
Psychopharmaka	57,3%	16,5%	19,6%	6,6%
Meditation/Yoga	35,0%	28,0%	25,0%	12,0%
Naturheilmittel	26,3%	27,3%	34,5%	11,9%
Neue Bundesländer (n = 493)				
Psychotherapie	81,0%	10,2%	4,3%	4,5%
Psychopharmaka	50,3%	18,9%	21,7%	9,1%
Meditation/Yoga	35,1%	25,8%	23,3%	15,8%
Naturheilmittel	30,4%	21,8%	34,3%	13,5%

Tab. 1.6: Zusammenhang zwischen der Art der psychischen Störung, der Benennung als psychisch gen der Befragten andererseits; logistische Regressionsanalysen; angegeben sind die Wahrschein (+/–), „Abraten" (–) und „Keine Antwort" (k.A.)

	Psychotherapie				Psychopharmaka			
	+	+/–	–	k.A.	+	+/–	–	k.A.
Art der Störung (Depression = 1)	–.110	.057	.047	.007	–.161	.020	.145	–.003
Labeling (psychisch krank = 1)	.103	–.031	.047	.025	.104	.008	–.104	–.008
Geschlecht (weiblich = 1)	–.010	.013	.001	–.003	–.009	.004	.012	–.007
Alter	–.025	–.012	.006	.031	.138	.014	–.144	–.009
Schulbildung	.007	.051	–.013	–.044	–.046	.008	.071	–.033
Region (neue Bundesländer = 1)	.004	.014	–.004	–.006	–.064	.038	–.004	.030
Liberale Werte	.428	–.316	.036	–.148	–.224	.040	.342	–.159
Traditionelle Werte	.077	–.031	–.037	–.010	.289	–.099	–.190	.000
Moderne Werte	.273	–.162	–.110	–.002	–.414	–.111	.342	.039

Meditation bzw. Yoga. Sie waren eher gegen den Gebrauch von Psychopharmaka. Dagegen waren die Anhänger „traditioneller" Werte häufiger für Psychopharmaka, daneben aber auch für alternative Verfahren. Diese wurden besonders von den Befürwortern „moderner" Werte favorisiert, die sich umgekehrt stark gegen Psychopharmaka aussprachen und eher für Psychotherapie waren. Bei Vorliegen einer Depression wurde von den beiden etablierten psychiatrischen Behandlungsmethoden (Psychopharmakotherapie, Psychotherapie) eher abgeraten und zu den beiden alternativen Verfahren (Naturheilmittel, Meditation/Yoga) geraten. Wurden die in den Vignetten beschriebenen Verhaltensauffälligkeiten als Symptome einer psychischen Erkrankung „diagnostiziert", so war man eher bereit, eine Behandlung mit Psychopharmaka oder die Durchführung einer Psychotherapie anzuraten. Das Geschlecht und die Schulbildung spielten erneut kaum eine Rolle. Mit dem Alter nahm die Tendenz zu, biologische Verfahren für geeignet zu halten, unabhängig davon, ob diese den Vorstellungen der Schulmedizin entsprachen oder nicht. Auch hier waren die Unterschiede zwischen den alten und neuen Bundesländern zu vernachlässigen.

rankheit und sozio-demographischen Merkmalen einerseits und den Behandlungsempfehlun-
chkeitsunterschiede zwischen den Antwortkategorien: „Empfehlen“ (+), „Unentschieden“

Meditation/Yoga				Naturheilmittel			
+	+/–	–	k.A.	+	+/–	–	k.A.
.080	–.010	v.054	–.015	.096	.004	–.076	–.024
–.036	.010	.030	–.004	–.012	–.008	.027	–.007
.059	.002	–.046	–.014	.058	.007	–.040	–.025
–.050	–.025	.015	.059	.113	–.013	–.120	.020
.059	–.006	.016	–.070	–.026	.011	.090	–.075
–.034	–.008	.008	.034	–.003	–.021	.007	.017
.288	–.042	–.075	–.170	.044	–.046	.046	–.044
.195	–.141	–.038	–.016	.186	–.186	.028	–.028
.450	–.130	–.295	–.022	.348	–.112	–.299	.064

1.4 Diskussion

Auch heutzutage erfreut sich die Psychotherapie beim Laienpublikum einer hohen Akzeptanz. Dies gilt zum einen für die Profession der Psychotherapeuten. Auf die Frage, an wen man sich um Hilfe wenden solle, wurden sie beim Vorliegen einer Depression am häufigsten genannt, beim Vorliegen einer Schizophrenie immerhin genauso häufig wie der Psychiater. Dies steht in einem deutlichen Kontrast zur Versorgungswirklichkeit, werden doch schizophrene Kranke nur ausnahmsweise von Psychotherapeuten behandelt. Abgesehen von der hier zum Ausdruck kommenden Wertschätzung der Psychotherapie als Behandlungsmethode, über die noch zu sprechen sein wird, könnte auch die Angst vor dem Stigma, das psychischer Krankheit anhaftet [Angermeyer, 2003], eine Rolle spielen. Einen Psychotherapeuten aufzusuchen mag als unverfänglicher erachtet werden, als zu einem Psychiater zu gehen. Es bleibt abzuwarten, inwieweit es mit der Schaffung des Facharztes für Psychiatrie und Psychotherapie tatsächlich gelungen ist, diese Schwelle niedriger werden zu lassen.

Die Psychotherapie ist auch heute noch die Behandlungsmethode, die vom Laienpublikum vor allen anderen Therapieverfahren präferiert wird. Dies gilt, obgleich die

Akzeptanz für die Behandlung mit Psychopharmaka in den zurückliegenden Jahren erheblich gestiegen ist. Aber auch der Anteil derer, die für eine Psychotherapie plädieren, hat stark zugenommen. Besonders ausgeprägt sind diese Veränderungen in den neuen Bundesländern in Bezug auf die Behandlung der Depression. War man dort im Jahr 1990 bezüglich der Empfehlung der beiden etablierten psychiatrischen Behandlungsmethoden noch zurückhaltender gewesen, so bestand im Jahr 2001 zwischen dem westlichen und östlichen Teil Deutschlands kein Unterschied mehr. An der Einschätzung der beiden alternativen Verfahren hat sich dagegen weniger geändert. Dies führt dazu, dass die beiden alternativen Verfahren in Bezug auf die Depression jetzt nicht mehr häufiger und in Bezug auf die Schizophrenie jetzt seltener empfohlen werden als die Gabe von Psychopharmaka. Man kann also insgesamt eine Tendenz hin zu einer stärkeren Annäherung der Laienvorstellungen an die Vorstellungen der Experten bezüglich einer adäquaten Behandlung beider Erkrankungen erkennen.

Auf den ersten Blick überrascht, dass im Fall der Schizophrenie häufiger eine psychotherapeutische Behandlung empfohlen wurde als bei der Depression (ein Phänomen, das übrigens auch schon 1990 zu beobachten war). Eine Erklärung dafür könnte darin liegen, dass die schizophrene Störung als schwerwiegender betrachtet wurde und deshalb hier eher etablierte psychiatrische Behandlungsmethoden indiziert erschienen. Denn umgekehrt wurden bei dieser Erkrankung alternative Verfahren seltener empfohlen als bei der Depression. Die Gründe der Vorliebe für die Psychotherapie dürften mit großer Wahrscheinlichkeit die gleichen sein wie Anfang der 90er Jahre. Damals war als Argument für diese Therapieform am häufigsten ins Feld geführt worden, dass sie erlaube, die Ursachen der Erkrankung zu behandeln. Ein weiteres Argument zu Gunsten der Psychotherapie war, dass ihre Durchführung eine hohe professionelle Kompetenz erfordere. Beides wurde damals bei der Behandlung mit Psychopharmaka eher in Frage gestellt. Sie galt nicht als eine Kausaltherapie, auch schien der Eindruck vorzuherrschen, dass es keiner besonderen Expertise bedürfe, um „Pillen zu verschreiben" [Angermeyer und Matschinger, 1996].

Zusammenfassend kann man feststellen, dass die Psychotherapie in den Augen des Laienpublikums unverändert hoch im Kurs steht, was die Methoden zur Behandlung psychischer Störungen angeht. Dies gilt übrigens nicht nur für Deutschland. Auch in anderen Ländern wurde inzwischen das gleiche Phänomen beobachtet [Jorm, 2000]. Für die Anbieter psychiatrischer Behandlungsangebote ist es wichtig, sich dessen bewusst zu sein. Denn die Präferenzen der Kranken bezüglich der von ihnen gewünschten Behandlung dürften nicht ohne Konsequenzen bleiben für ihr Hilfesuchverhalten und die Compliance mit der Therapie.

Literatur

Angermeyer MC, Das Stigma psychischer Krankheit aus der Sicht der Patienten. Eine Übersicht. Psychiat Prax (2003), 30, 358–366

Angermeyer MC, Matschinger H, Public attitudes towards psychiatric treatment. Acta Psychiat Scand (1996), 94, 326–336

Jorm AF, Mental health literacy. Public knowledge and beliefs about mental disorders. Brit J Psychiat (2000), 177, 396–401

Maag G, Zur Erfassung von Werten in der Umfrageforschung. Z Soziol (1989), 18, 313–323

2 Bedeutung der Entwicklungspsychopathologie für die Psychotherapie

H. Remschmidt

2.1 Entwicklung und Entwicklungspsychopathologie

Obwohl sich bereits seit geraumer Zeit die Erkenntnis durchgesetzt hat, dass **Entwicklungsvorgänge** für Diagnostik und Therapie psychischer Erkrankungen im Kindes- und Jugendalter (und nicht nur in dieser Altersgruppe) von ausschlaggebender Bedeutung sind, hat diese Erkenntnis im Alltag noch zu wenig Fuß gefasst. In diesem Beitrag soll aufgezeigt werden, in welcher Weise Entwicklungsvorgänge für die Psychotherapie wichtig sind und im Rahmen psychotherapeutischer Behandlungen von Kindern und Jugendlichen Berücksichtigung finden können.

Der Begriff **Entwicklung** ist eine umfassende Bezeichnung für die fortschreitende Veränderung körperlicher und seelischer Merkmale, bezogen auf einen bestimmten Zeitabschnitt. Thomae definierte Entwicklung als eine „Reihe von miteinander zusammenhängenden Veränderungen, die bestimmten Orten des zeitlichen Kontinuums eines individuellen Lebenslaufes zuzuordnen sind". Diese Definition umschreibt Entwicklung ganz allgemein als **Änderung des Verhaltens** und stellt den zeitlichen Zusammenhang dadurch her, dass diese Verhaltensänderungen jeweils auf bestimmte Zeitabschnitte (Altersstufen) bezogen werden. Durch diese Rückführung auf festgelegte Zeitabstände wird es möglich, zufällige und beliebige Verhaltensänderungen von gesetzmäßigen, entwicklungsbedingten zu unterscheiden. Die moderne Entwicklungspsychologie und Entwicklungspsychopathologie geht über diesen Ansatz bereits wieder hinaus, indem Entwicklung nicht mehr nach einem Stufen- oder Phasenmodell beschrieben wird, sondern im Hinblick auf **Funktionen**, die sich über die Zeit verändern, und nach Maßgabe von **Entwicklungsaufgaben**, die von dem jeweiligen Individuum auf bestimmten Alters- und Entwicklungsstufen zu bewältigen sind. Dabei ist die Zuordnung von Lebensalter und Entwicklungsaufgabe interindividuell variabel. Die Entwicklungsperspektive umfasst verschiedene Wissenschaften, die sich mit Entwicklung beschäftigen: Entwicklungsphysiologie, Entwicklungsneurologie, Entwicklungspsychologie, Entwicklungspsychopathologie und manche andere Wissenschaftsbereiche. Allen gemeinsam ist der im Mittelpunkt stehende Vorgang der Entwicklung, weshalb die Entwicklungsperspektive auch als eine Art Brücke zwischen den verschiedenen Disziplinen oder als vereinigendes Band [Eisenberg, 1977] zwischen ihnen angesehen werden kann. Die Entwicklungsperspektive ist jedoch nicht neu. Wenn man die **Geschichte** der Psychiatrie und Psychopathologie betrachtet, so finden sich bereits im Lehrbuch von Emminghaus [1887] mit dem Titel „Psychische Störungen des Kindesalters" wichtige Hinweise zur Entwicklungsperspektive. Auch in den „Vorlesungen über Psychopathologie des Kindesalters" von Homburger [1926] finden sich zahlreiche Hinweise auf den Entwicklungsgedanken, wenn er Kategorien verwendet wie „verzögerte und verspätete Entwicklung", „beschleunigte und vorzeitige Entwicklung", „gestörte und abgebrochene Entwicklung" oder „abwegige Entwicklung aus abwegiger Anlage". Ähnliche Gedanken finden sich in der Folgezeit auch in den Lehrbüchern von Kanner [1935] und Tramer [1941], die bereits wichtige Beiträge zur Entwicklungsperspektive enthalten, ebenso wie in dem Buch von Felder [1955], das den Titel „Entwicklungspsychiatrie des Kindes" trägt, gefolgt von der Darstellung von Lempp [1967] „Eine Pathologie der psychischen Entwicklung". In der Folge dieser Werke erschienen die Bücher von Achenbach [1974] „Developmental Psychopathology" und von Rutter [1980] „Developmental Psychiatry". Seither sind eine Vielzahl von Publikationen erschienen, die sich der Entwicklungspsychopathologie zuwenden. Dennoch muss aber festgestellt werden, dass eine wirkliche Integration von Entwicklungspsychologie, Entwicklungsneurologie und Entwicklungsphysiologie zu einem umfassenden Konzept der Entwicklungspsychopathologie noch nicht gelungen ist.

Nach Sroufe und Rutter [1984, S. 18] kann die **Sichtweise der Entwicklungspsychopathologie** wie folgt zusammengefasst werden [s. auch Sroufe und Rutter, 2000]: Sie „beschäftigt sich mit der Entwicklung und ist daher eng assoziiert mit der Entwicklungspsychologie". Daraus folgt logischerweise, dass die Entwicklungspsychopathologie auch die Methoden, Theorien und Perspektiven der Entwicklungspsychologie zu integrieren hat. Ihr Schwerpunkt ist aber nicht die normale Entwicklung, sondern die Abweichung vom Kanon normaler Entwicklungsabläufe. Das dritte Element ist schließlich die integrative Perspektive, die darauf hinausläuft, biologische, psychologische und psychosoziale Ansätze im Hinblick auf alle Strukturen und Funktionen beim sich entwickelnden Kind gezielt zusammenzuführen.

Unter Berücksichtigung dieser Elemente können wir die Entwicklungspsychopathologie definieren „als das Studium der Ursachen und des Verlaufes individueller Muster der Fehlanpassung, was immer deren Beginn, deren Ursachen und deren verhaltensmäßige Manifestationen sein mögen und wie komplex auch immer das Entwicklungsmuster als solches sein mag" [Sroufe und Rutter, 1984, S. 18].

2.1.1 Forschungsfelder der Entwicklungspsychopathologie

Die Entwicklungspsychopathologie hat sich in den letzten Jahren zu einer Wissenschaft entwickelt, die auf einer Vielzahl von **Forschungsfeldern** tätig ist. Eine Übersicht über die wichtigsten Forschungsfelder ist in Tabelle 2.1 wiedergegeben.

Tab. 2.1: Forschungsfelder der Entwicklungspsychopathologie

• Alters- und entwicklungsspezifische Störungen
• Geschlechterunterschiede und individuelle Differenzen
• Kontinuität und Wandel von Verhalten
• Risikoforschung
• Forschung über protektive Faktoren und Prävention
• Prädiktionsforschung
• Klassifikation von Störungen und Verhaltensmustern unter der Entwicklungsperspektive
• Untersuchungen zum Entwicklungsprozess per se

Es kann hier nicht auf alle in Tabelle 2.1 angeführten Forschungsfelder ausführlich eingegangen werden. Verwiesen sei auf andere Arbeiten [Remschmidt und Fombonne, 2000; Remschmidt, 1992]. Es sollen jedoch wenigstens einige wichtige Aspekte herausgehoben werden: So ist bekannt, dass die **Häufigkeit** psychischer Störungen und Erkrankungen mit dem Geschlecht variiert. Bis zur Pubertät sind nahezu alle psychopathologischen Auffälligkeiten bei Jungen häufiger als bei Mädchen. Nach der Pubertät hingegen sind depressive Syndrome, Suizidversuche und Konversionssyndrome bei Mädchen häufiger als bei Jungen. Bekannt ist ferner, dass Jungen und Mädchen sich im **Reifungstempo** unterscheiden, was ebenfalls überwiegend bis zur Pubertät gilt. Während lange Zeit über wiegend über **Risikofaktoren** geforscht wurde, sind in den letzten Jahren Untersuchungen zur Wirksamkeit von **protektiven Faktoren** in den Vordergrund getreten. Die bisherigen Ergebnisse haben aber die Erwartungen nicht erfüllt, insbesondere deshalb, weil protektive Faktoren (die als günstige Einflüsse definiert werden können, welche die Manifestation einer Erkrankung verzögern oder verhindern) erst dann sichtbar werden, wenn eine entsprechende Belastungssituation auftritt.

Auch die wichtige **Prädiktionsforschung** befindet sich noch in den Anfängen. Mit ihrer Hilfe wird versucht, aus früheren Verhaltensmustern spätere Verhaltensmuster vorauszusagen. Die Voraussage späteren Verhaltens durch früheres Verhalten hängt natürlich stark davon ab, welche früheren Verhaltensmuster als Prädiktoren ausgewählt wurden. Hierzu sind folgende Erkenntnisse erarbeitet worden [Sroufe und Rutter, 1984]:

- Frühe Fehlanpassung kann spätere Fehlanpassung relativ gut voraussagen. Beispiele hierfür sind: Schulversagen, frühe Kontaktstörungen, ausgeprägtes antisoziales Verhalten, starke Abhängigkeit von der Mutter im Vorschulalter.
- Frühe Kompetenz und Reife können spätere Kompetenz und Reife relativ zuverlässig voraussagen.
- Jedoch ist das **Fehlen** von Problemen und Symptomen in einem früheren Stadium keineswegs ein zuverlässiger Prädiktor für spätere Kompetenz oder Fehlanpassung.

- Die „stärksten Prädiktoren dürften Fehlanpassungen, die in altersspezifischer Weise definiert sind", sein [Sroufe und Rutter, 1984, S. 24].
- Ferner kann davon ausgegangen werden, dass auf Grund von Längsschnittparametern bessere Vorhersagen möglich sind als auf Grund von Querschnittparametern.

Schließlich muss im Hinblick auf die **Klassifikation** von Störungen darauf hingewiesen werden, dass eine wirkliche Integration der Entwicklungsperspektive noch nicht gelungen ist. Nach Graham und Skuse [1991] existiert immer noch eine große Kluft zwischen unseren Kenntnissen über normale Entwicklungsvorgänge und ihre Beziehungen zu psychopathologischen Auffälligkeiten. Ein weiterführendes Konzept in dieser Richtung könnte aus der Bindungsforschung resultieren [Ainsworth et al., 1978]. Die von dieser Gruppe definierten Bindungsmuster (sichere Bindung, ängstlich-vermeidende Bindung, unsichere Bindung), die auf der Beurteilung „früher Beziehungsmuster" basieren, haben sich für längere Zeit als relativ stabil erwiesen und erlauben insofern auch eine entwicklungsorientierte Klassifikation von psychischen Auffälligkeiten, die mit den jeweiligen Bindungsmustern assoziiert sind.

2.1.2 Entwicklungsaufgaben und Bewältigungsstrategien

In der neueren Entwicklungspsychopathologie werden Entwicklungen auf allen Altersstufen als Bewältigung von **Entwicklungsaufgaben** angesehen. Diese Konzeption hat die Phasen- und Stufenlehren abgelöst. Die Betrachtung als solche ist jedoch nicht neu, bereits Spranger [1926] hat diesen Aspekt ausführlich berücksichtigt.

In Tabelle 2.2 ist eine Übersicht über Entwicklungsaufgaben auf verschiedenen Altersstufen wiedergegeben. Dabei ist die Zuordnung zum Alter noch relativ flexibel, die

Tab. 2.2: Entwicklungsaufgaben auf verschiedenen Altersstufen

Alter	Entwicklungsaufgabe
0–1	Biologische Regulationen; dyadische Interaktion; Entwicklung eines effektiven Bindungsverhaltens
1–2½	Exploration der Umgebung; Erkundung der Objektwelt (Bezugspersonen als sichere Basis); erste Schritte in Richtung Individuation und Autonomie; Reagieren auf externe Kontrolle
3–5	Flexible Selbstkontrolle; Eigeninitiative; Identifikation und Entdeckung der Geschlechter; Kontakte zu Gleichaltrigen; Empathie
6–12	Soziales Verständnis (Gleichheit, Fairness); Stabilisierung der Geschlechterrolle; Freundschaft mit Gleichaltrigen; Arbeitshaltung; schulische Anpassung
13–15	„Formale Operationen" (perspektivisches Denken; fiktives Denken); Entwicklung eines Wertsystems; erste heterosexuelle Beziehungen; Identitätsentwicklung; Selbstständigkeit

Tab. 2.3: Entwicklungsaufgaben in der Adoleszenz

- Akzeptieren des eigenen Körpers
- Erwerb der männlichen und weiblichen Rolle
- Erwerb neuer und reiferer Beziehungen zu Altersgenossen beiderlei Geschlechts
- Gewinnung emotionaler Unabhängigkeit von den Eltern und anderen Erwachsenen
- Vorbereitung auf die berufliche Laufbahn
- Vorbereitung auf Partnerschaft und Familienleben
- Entwicklung eines sozial-verantwortlichen Verhaltens
- Aufbau eines Wertsystems und eines ethischen Bewusstseins als Richtschnur für eigenes Verhalten

Entwicklungsaufgaben als solche sind recht global definiert und können, ausgehend von den in der Tabelle angeführten Gesichtspunkten, weiter spezifiziert werden.

In Tabelle 2.3 sind Entwicklungsaufgaben in der Adoleszenz wiedergegeben, ausgehend von den Arbeiten von Havighurst [1972; zit. nach Oerter und Montada, 1987]. Diese Entwicklungsaufgaben werden ähnlich auch von anderen Autoren formuliert. Manche unterscheiden zwischen Entwicklungsaufgaben in der frühen und späten Adoleszenz, wobei der Übergang von der Früh- zur Spätadoleszenz als graduell und nicht als qualitative Veränderung angesehen wird.

In engem Zusammenhang mit den Entwicklungsaufgaben sind auch die **Bewältigungsstrategien** (Coping-Strategien) zu sehen. Hierzu sind Kompetenzen erforderlich, die z.T. auf Fähigkeiten und Erfahrungen aufbauen, die bereits in der Kindheit erworben wurden, sich zum anderen Teil aber auf der jeweiligen Entwicklungsphase (z.B. in der Adoleszenz) neu herausbilden. Man könnte sagen, die Entwicklungsreize provozieren neue Möglichkeiten der Auseinandersetzung und der Bewältigung. Ausgehend von der kognitiv orientierten Entwicklungspsychologie Piagets [1975] können Bewältigungsstrategien unter dem Aspekt der **Assimilation** und der **Akkommodation** betrachtet werden. Unter Assimilation versteht man die Aufnahme und die Integration von Erfahrungen über die Umwelt in Relation zu den jeweils ausgebildeten Strukturen des Individuums. Assimilation kristallisiert stets an vorhandenen Erfahrungen, Reaktionsweisen und Verhaltensprogrammen an. Akkommodation umschreibt hingegen die Veränderung, Erweiterung und Differenzierung angesichts von Merkmalen und Vorgängen in der Umwelt. Der eigentliche Motor der Entwicklung wird in der Auslenkung des normalerweise bestehenden Gleichgewichts zwischen Akkommodation und Assimilation gesehen. Die grundlegenden Möglichkeiten zur Entwicklung von Bewältigungsstrategien bestehen in folgenden Vorgängen:

- **Verfestigung** bewährter Verhaltensweisen
- **Weiterentwicklung** bislang praktizierter Verhaltensweisen

- **Verflüssigung** (Auflösung) von Verhaltensprogrammen und **Neustrukturierung** des Verhaltens

Besondere Formen der Bewältigungsstrategien wurden von Thomae [1951, 1968] als **Daseinstechniken** beschrieben. Dies sind diejenigen Mittel und Methoden, die eine Person anwendet, um einen angestrebten Zustand zu erreichen. Es handelt sich dabei nicht um rein kognitive Prozesse, sondern auch um unbewusste Vorgänge, kurzum um alles, was sich für den Einzelnen bewährt hat und in der Folge als relativ stabile Strategie zur Problemlösung eingesetzt wird. Thomae unterscheidet fünf verschiedene Vorgehensweisen:

- Leistungstechniken
- Anpassungstechniken
- defensive Techniken
- evasive Techniken
- aggressive Techniken

Für das **therapeutische Vorgehen** ist wichtig, im jeweiligen Einzelfall und ausgehend von alterstypischen Entwicklungsaufgaben, jene Bewältigungsstrategien oder Daseinstechniken herauszufinden, die für eine konstruktive Problemlösung geeignet sind und die von den Patienten entweder selbst entdeckt werden oder die man mit den Patienten gemeinsam zu entwickeln versucht. Unter den selbst entwickelten Bewältigungsstrategien spielen im Jugendalter **Tagebücher** eine wichtige Rolle. Bei manchen Jugendlichen empfiehlt es sich, sie zum Schreiben eines Tagebuchs anzuregen. Diese Aufzeichnungen können dann bei entsprechend gut kooperierenden Jugendlichen in den Behandlungsprozess einbezogen werden. Die Funktionen des Tagebuchschreibens sind vielfältig [Küppers 1964, Seiffge-Krenke, 1985]: Erinnerungshilfe, Entlastung von akutem Problemdruck, Partnerersatz, Selbstklärung, Selbsterziehung und Entwicklung kreativer Momente.

Eine Reihe von psychopathologischen Auffälligkeiten können als Ausdruck insuffizienter Bewältigungsstrategien aufgefasst werden. Denn auch psychisch kranke und behinderte Kinder und Jugendliche machen von den ihnen neu zugewachsenen Fähigkeiten Gebrauch. Dementsprechend zeigen sich Bewältigungsstrategien bei verschiedenen Erkrankungen und Behinderungen, nur führen sie häufig nicht zu einer konstruktiven Auseinandersetzung mit den jeweiligen Problemen, sondern eher zu einer Fehlanpassung. Die Kenntnis normaler Entwicklungsvorgänge und die Kenntnis des Konzeptes der Entwicklungsaufgaben und der Bewältigungsstrategien erleichtern die Einschätzung der jeweiligen Situation des Kindes oder Jugendlichen.

2.2 Entwicklungspsychopathologische Besonderheiten im Kindes- und Jugendalter

2.2.1 Verlaufsformen psychischer Auffälligkeiten im Kindes- und Jugendalter

Da unser Wissen über Entwicklung und Verlauf kinder- und jugendpsychiatrischer Störungen und Erkrankungen in den letzten beiden Jahrzehnten erheblich zugenommen hat, erscheint es gerechtfertigt, diese Gesichtspunkte einer Gliederung der Störungen bzw. Erkrankungen zu Grunde zu legen. Einen solchen Vorschlag haben Remschmidt und Schmidt [2000] vorgelegt. Danach lassen sich sechs verschiedene Störungstypen unterscheiden:

1. **Varianten des Verhaltens** erstrecken sich auf Normabweichungen der verschiedenen Funktionen im Laufe der Entwicklung (z.B. der vegetativen Funktionen, des Bindungsverhaltens, der Sprachentwicklung, der sozialen Entwicklung etc.), die noch nicht den Charakter einer Störung bzw. Erkrankung haben, deren Kenntnis aber sowohl im Hinblick auf präventive Maßnahmen als auch im Hinblick auf die Beratung der Eltern und der jeweiligen Bezugspersonen wichtig ist.
2. Früh beginnende Störungen mit überdauernder **Beeinträchtigung der Entwicklung** umfassen eine Reihe ätiologisch unterschiedlicher Störungen, die in der frühen und mittleren Kindheit beginnen und entweder eine lebenslange Beeinträchtigung hinterlassen oder zumindest bis ins Erwachsenenalter (etwa bis zum 30. Lebensjahr) nachweisbare Folgen haben. Beispiele sind hier Intelligenzminderungen, frühkindlicher Autismus, das Rett-Syndrom oder die desintegrative Störung des Kindesalters.
3. **Entwicklungsabhängige Störungen** sind durch ihre Abhängigkeit von Entwicklungs- und Reifungsvorgängen in der frühen bis mittleren Kindheit, etwa bis zur Pubertät, gekennzeichnet. Sie zeigen mit zunehmender Reifung eine signifikante Häufigkeitsabnahme, die in etwa parallel zum „Reifungszuwachs" erfolgt. Unter dieser Rubrik können z.B. motorische Entwicklungsstörungen, Enuresis und Enkopresis sowie altersspezifische Phobien eingeordnet werden.
4. **Altersspezifisch beginnende Störungen** lassen sich dadurch kennzeichnen, dass sie in einer spezifischen Altersphase erstmalig auftreten und unterschiedliche Verlaufscharakteristika aufweisen. Diesem Störungstyp können Störungen des Redeflusses (Poltern und Stottern), Tic-Störungen, das Gilles-de-la-Tourette-Syndrom, Ess-Störungen und auch Mutismus zugeordnet werden.
5. Das Kennzeichen der **entwicklungsabhängigen Interaktionsstörungen** ist, dass sie aus der Interaktion mit Bezugspersonen, die wiederum auf bestimmte Alters- und Entwicklungsstufen bezogen sind, resultieren. Typische Störungen, die man dieser Kategorie zuordnen kann, sind Fütterstörungen, Trennungsangststörungen, Geschwisterrivalität, das Münchhausen-Stellverteter-Syndrom oder induzierter Wahn.

6. Bei den **früh beginnenden erwachsenentypischen Störungen** handelt es sich um solche, die für das Erwachsenenalter typisch sind, jedoch häufig bereits in der Adoleszenz beginnen und sich in aller Regel auch in das Erwachsenenalter fortsetzen. Unter dieser Rubrik sind die meisten Angststörungen, dissoziative Störungen, affektive Störungen und schizophrene Erkrankungen einzuordnen.

2.2.2 Depressive Syndrome und Angstsyndrome unter dem Aspekt der Entwicklung

Depressive Syndrome existieren bereits im Kindesalter, kommen aber vor der Pubertät relativ selten vor (in epidemiologischen Studien unter 0,3%); im Jugendalter werden sie häufiger. In klinischen Stichproben finden sich Raten für präpuberale Kinder von etwa 8%, während in der Adoleszenz der Prozentsatz bis 25 ansteigt. Die Symptomatik depressiver Zustandsbilder im Kindes- und Jugendalter kann sehr vielgestaltig sein. Neben emotionalen Symptomen wie trauriger Grundstimmung, ausgeprägtem Antriebsverlust und einem Verlust von Interessen sowie vermehrter Angst und Irritierbarkeit finden sich im kognitiven Bereich Denkhemmung, Grübeln, Konzentrationsstörungen, das Gefühl der Hilf- und Machtlosigkeit, eine negative Zukunftshaltung und Suizidgedanken. Schließlich ist eine Reihe von **körperlichen Symptomen** wie Schlafstörungen, Appetit- und Gewichtsverlust, Müdigkeit, psychomotorische Verlangsamung oder auch Agitation, hypochondrische Beschwerden und eine Reihe von anderen körperlich-vegetativen Beschwerden wie Kopfschmerzen, Bauchschmerzen und Verdauungsstörungen zu erwähnen.

Tab. 2.4: Mögliche Zusammenhänge zwischen psychopathologischen Auffälligkeiten und Entwicklungsaufgaben [modifiziert nach Garber, 1984]

Psychopathologische Störungen	Entwicklungsaufgaben
Trennungsangst	Objekt-Permanenz, Bindung und Ablösung
Depression	Differenzierung des Selbst, Selbstkonzept, sozialer Vergleich, Selbstwertgefühl
Suizid/Suizidversuch	Todesvorstellung, Zeit- und Zukunftsperspektive
Störungen des Sozialverhaltens • Nicht sozialisiert • Sozialisiert	Moralische Entwicklung, Perspektivenwechsel, Empathie, Loyalität
Impulsivität	Gratifikationsaufschub
Oppositionelles Verhalten	Autonomie, Identifikation, Individuation
Schizoides Verhalten	Kontaktaufnahme, Beziehung zu Gleichaltrigen, Angstbewältigung

Unter dem Aspekt der Entwicklung können depressive Syndrome in Relation zu bestimmten Entwicklungsaufgaben gesetzt werden, wie dies in Tabelle 2.4 geschieht.

Wie aus Tabelle 2.4 ersichtlich wird, zeigen depressive Erkrankungen Zusammenhänge mit den Entwicklungsaufgaben der Differenzierung des Selbst, des Selbstwertgefühls und des sozialen Vergleichs mit anderen. Gleichzeitig wird auch deutlich, dass das suizidale Verhalten mit Zeit- und Zukunftsperspektiven oder auch mit Todesvorstellungen zusammenhängt, die entsprechend der Altersentwicklungsstufe jeweils unterschiedlich sein können.

Darüber hinaus zeigen depressive Syndrome eine Häufigkeitsumkehr um die Pubertät. Es handelt sich dabei nicht nur um einen Häufigkeitsanstieg, sondern gleichzeitig um einen geschlechtsspezifischen Wandel in Richtung einer Zunahme der Häufigkeit depressiver Zustandsbilder beim weiblichen Geschlecht. Dieser Zusammenhang ist in Abbildung 2.1 dargestellt. Sie zeigt, dass vor der Pubertät depressive Störungen bei Jungen eindeutig häufiger sind und dass sich das Bild nach der Pubertät zu Lasten der Mädchen umkehrt. Es ist noch unklar, welche Faktoren diesen enormen Wandel bewirken. Verantwortlich gemacht werden hierfür [Rutter, 1986]: die hormonellen Veränderungen in der Pubertät, genetische Einflüsse, die nach der Pubertät ihre Wirksamkeit erreichen, ein Wechsel in der Häufigkeit und Bedeutung von Umweltfaktoren in der Adoleszenz, unterschiedliche Vulnerabilitäten bzw. protektive Faktoren und eine unterschiedliche kognitive Einstellung von Jungen und Mädchen im Hinblick auf die Ausbildung von „erlernter Hilflosigkeit". Wie auch immer die Erklärung für den Häufigkeitswandel depressiver Syndrome in der Adoleszenz und das Überwiegen der Mädchen sein mag: An dieser Tatsache besteht kein Zweifel, und man muss diesem Umstand Rechnung tragen.

Darüber hinaus ist auch noch eine Reihe weiterer entwicklungspsychopathologisch relevanter Gesichtspunkte zu erwähnen [Rutter, 1986]:

- Während depressive Syndrome im Kindesalter selten sind, nehmen sie in der Adoleszenz an Häufigkeit zu, mehr in Relation zu den Entwicklungsveränderungen in der Pubertät als zum chronologischen Alter. Hier wird gleichzeitig sichtbar, dass Entwicklungsprozesse sich nicht exakt dem chronologischen Alter zuordnen lassen.
- Ebenso nehmen **depressive Erkrankungen** in der Adoleszenz an Häufigkeit zu und wechseln, wie erwähnt, ihr Häufigkeitsprofil. Auch **manische Episoden** treten nach der Pubertät häufiger auf, obwohl sie gelegentlich auch bereits vor der Pubertät vorkommen.
- Unmittelbare **Trauerreaktionen** auf Verlusterlebnisse sind im Kindesalter sowohl weniger ausgeprägt als auch von kürzerer Dauer als im Jugend- und im Erwachsenenalter.
- Erfolgreiche **Suizide** sind vor der Pubertät äußerst selten und zeigen in der Adoleszenz einen erheblichen Häufigkeitsanstieg, der zum Erwachsenenalter hin weiter progredient ist. Auch **Suizidversuche** werden in der Adoleszenz deutlich häufiger, erreichen ihren Häufigkeitsgipfel allerdings im frühen Erwachsenenalter, im Gegensatz zu den Suiziden, deren Häufigkeit mit zunehmendem Lebensalter ansteigt.

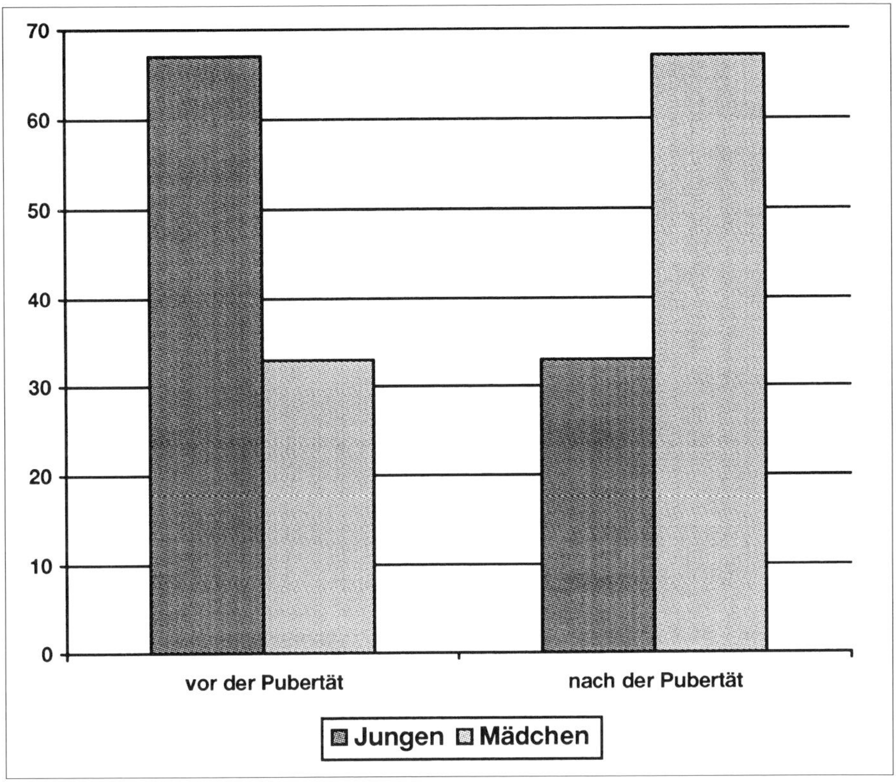

Abb. 2.1: Geschlechterverhältnis hinsichtlich depressiver Störungen vor und nach der Pubertät [nach Rutter, 1986]

- Auch **Suizidgedanken** sind in der Adoleszenz häufiger, zumindest in klinischen Populationen. Dabei überwiegen ebenfalls die Mädchen.

Auf differenzialdiagnostische Erörterungen im Hinblick auf verschiedene depressive Syndrome wird hier nicht eingegangen. Vielmehr kam es hier darauf an, die entwicklungspsychopathologischen Aspekte herauszuarbeiten.

Im Hinblick auf die **Therapie** können aus Tabelle 2.4 ebenfalls wichtige Gesichtspunkte für das therapeutische Vorgehen abgeleitet werden. In einem kognitiv-psychotherapeutischen Ansatz kann versucht werden, die negativistischen Kognitionen bei depressiven Kindern und Jugendlichen zunehmend zu verändern. Gleiches gilt für die Zeit- und Zukunftsvorstellungen. Eine medikamentöse Behandlung steht hierzu nicht im Widerspruch, sondern kann dort, wo sie indiziert ist, synergistisch wirken.

Tab. 2.5: Angstzustände auf verschiedenen Altersstufen

Säuglingsalter	8-Monatsangst
Frühes Kindesalter	Pavor nocturnus
Vorschulalter	Trennungsangst, Tierphobien
Schulalter	Schulphobie, Schulangst
Adoleszenz	Angstneurose, reaktive Angstzustände, Angstsymptomatik im Rahmen von Psychosen

Auch im Hinblick auf **Angstsyndrome** ergeben sich wichtige entwicklungspsychologische und entwicklungspsychopathologische Gesichtspunkte. Zwei von ihnen sind besonders bedeutsam:

- die Symptomatik von Angstzuständen auf verschiedenen Altersstufen und
- die Beantwortung der Frage, wann Angst als pathologisch zu bezeichnen ist.

Tabelle 2.5 gibt eine Übersicht über Angstzustände auf verschiedenen Altersstufen. Die in dieser Tabelle gezeigte Zuordnung ist nach Häufigkeitsgesichtspunkten erfolgt, wobei die Variationsbreite groß ist. Interessant ist der alterstypische Wandel von Angst im Laufe der kindlichen Entwicklung. Entsprechend dem Wechsel von potenziellen Gefahren wechseln auch die **Inhalte** und **Objekte kindlicher Ängste**. So stehen bis zum 23. Lebensmonat Schreckhaftigkeit, Angst vor akustischen und optischen Sinneseindrücken wie vor fremden Gegenständen und Situationen im Vordergrund, während um das 6. Lebensjahr die Angst vor imaginären Wesen, Dunkelheit, Träumen, Tod sowie vor Feuer und körperlichem Leid den größten Teil des kindlichen Angstpotenzials absorbiert. Die Angst vor Tieren erreicht im 2.–4. Lebensjahr ihren Höhepunkt und nimmt mit zunehmendem Älterwerden kontinuierlich ab, persistiert aber in manchen Fällen bis ins Erwachsenenalter.

Im Hinblick auf die Frage, wann eine Angst noch als „normal“ oder schon als „pathologisch“ zu bezeichnen ist, kann auf folgende drei Gesichtspunkte verwiesen werden:

- Angstintensität (quantitativer Aspekt)
- Inhalte und Objekte kindlicher Ängste (qualitativer Aspekt)
- Entwicklung und Regression, besonders unter dem Aspekt der altersspezifischen Angstintensität und Angstinhalte

Pathologische Angstzustände sind häufig von ungewöhnlicher Angstintensität, schließen oft auch ungewöhnliche bzw. nicht alterstypische Inhalte und Objekte der Angst ein und schreiben auf der Erlebnisseite auch harmlosen Gegenständen oder Situationen bedrohlichen Charakter zu. Dies kann bis zu einer Verfälschung der Wahrnehmung führen.

Ein weiterer wichtiger Aspekt, der in den letzten Jahren besondere Beachtung gefunden hat, ist die Komorbidität von Depressionen und Angst einerseits (bis zu 40%) und von Depression und dissozialem Verhalten (conduct disorder) andererseits (bis zu 30%)

[Angold und Costello, 1995]. Angesichts dieser häufigen Assoziationen werfen die genannten Autoren die Frage auf, ob vor dem Erwachsenenalter eine „reine Depression" überhaupt existiert. Aber auch im Erwachsenenalter gibt es eine hohe Komorbidität mit den genannten Störungen. Wie die Zusammenhänge hier sind, ist bislang nicht geklärt.

2.2.3 Aggressives Verhalten unter dem Aspekt der Entwicklung

Ebenso wie Angststörungen und depressive Syndrome unterliegen auch dissoziale Verhaltensweisen einem Entwicklungsgang. Betrachtet man die Häufigkeit emotionaler Störungen und dissozialer Störungen für Jungen und Mädchen bis zum 17. Lebensjahr, dann wird Folgendes deutlich [Laucht, Esser und Schmidt, 2000; Remschmidt, 1992]: Dissoziale Störungen sind in den ersten sechs Lebensjahren bei Mädchen und Jungen ungefähr gleich häufig, jedoch nach diesem Zeitpunkt steigen sie in der Häufigkeit bei den Jungen erheblich an. Emotionale Störungen sind zunächst bei Jungen und Mädchen gleich häufig und beginnen sich nach dem 12. Lebensjahr dahin gehend zu differenzieren, dass sie bei den Mädchen häufiger werden als bei den Jungen. Ein manifestes aggressives Verhalten ist bei Jungen häufiger als bei Mädchen und zeigt deutliche Bezüge zu abnormen psychosozialen Umständen in der Familie. Extrem aggressive Mädchen weisen darüber hinaus eine hohe Rate an Suizidversuchen auf. In der Altersgruppe der 10–15-Jährigen liegt diese bei etwa 25%, in der Altersgruppe der 15–20-Jährigen bei über 45%. Allerdings trifft dies nur auf eine kleine Gruppe derjenigen Mädchen zu, die während einer klinischen Behandlung als extrem aggressiv eingestuft wurden [Remschmidt, 1992].

2.2.4 Kasuistik

Im Folgenden sollen die bisherigen Ausführungen an der Kasuistik eines 10-jährigen Jungen verdeutlicht werden, der wegen multipler Angstzustände mit extremer Trennungsangst und Schulphobie mit ausgeprägten psychosomatischen Symptomen in die Behandlung kam. Die Angstsymptome des Jungen hatten sich zuletzt so gesteigert, dass er die Befürchtung hatte, entführt zu werden, und dass auch die körperlichen Beschwerden, insbesondere vor der Schule, immer stärker wurden. Er hatte vor jedem Essen die Befürchtung, erbrechen zu müssen, und konnte die Schule seit einigen Wochen nicht mehr besuchen.

Vorgeschichte: Psychiatrische Erkrankungen wurden weder von der väterlichen noch von der mütterlichen Familie berichtet. Die Eigenanamnese zeigte keine bemerkenswerten Auffälligkeiten. Der Junge war Einzelkind, und es war von Anfang an eine sehr intensive Mutter-Kind-Bindung festzustellen. Die Mutter des Jungen war früher selbst viel krank und sehr ängstlich gewesen. Der Vater, Offizier bei der Bundeswehr, war sehr um seine Familie bemüht und versuchte auch immer, die Angstzustände des Jungen und seiner Ehefrau abzumildern, was schließlich nicht mehr gelang.

Therapie: Es wurde in fünf Sitzungen eine fokale Familientherapie durchgeführt, die zunächst das Ziel hatte, eine Umstrukturierung innerhalb der Familie herbeizuführen und dem Jungen die Ängste zu nehmen. Dies gelang nach sorgfältiger diagnostischer Klärung und genauer Analyse der häuslichen Situation sowie der alltäglichen Aufgaben des Jungen.

Bereits in der ersten Therapiesitzung stellte sich heraus, dass der Junge die ganze Familie „fest im Griff" hatte. Die Eltern konnten nicht mehr das Haus verlassen, und wenn sie es einmal taten, so mit erheblichen Schuldgefühlen. Sie waren der Meinung, sie widmeten dem Jungen immer noch zu wenig Zeit. Dies wurde u.a. deutlich, als die Sprache auf eine vorübergehende Berufstätigkeit der Mutter kam. Die Mutter hatte eine Halbtagstätigkeit wieder aufgegeben, weil der Junge sie dazu gedrängt hatte. Der Vater überlegte, ob er nicht seine berufliche Tätigkeit dahin gehend verändern solle, dass er mehr Zeit für den Jungen habe. In dieser Situation wurde ein kombiniertes Vorgehen (verhaltenstherapeutische Momente mit Beratung der Eltern) vereinbart, das folgende Komponenten aufwies:

- Bis zu jeder Therapiestunde waren bestimmte Aufgaben zu erfüllen, sowohl von dem Jungen als auch von den Eltern.
- Die Vereinbarungen wurden zum Teil schriftlich festgelegt.
- Bei jeder Therapiestunde wurde zunächst eine getrennte Sitzung zwischen Eltern und Kind durchgeführt, die dann gemeinsam fortgesetzt wurde.
- Es wurde darauf hingearbeitet, die Mutter kontinuierlich zu verselbstständigen und ihr die Schuldgefühle zu nehmen.

Der entscheidende Durchbruch in der Therapie wurde erreicht, als die Mutter, gestützt durch den Therapeuten, von der Vorstellung Abstand nehmen konnte, der Junge habe eine schwerwiegende körperliche Erkrankung. Im Gefolge dieser Einsicht gelang es ihr auch, selbstständiger in ihrer Beziehung zu ihrem Jungen zu werden und dies nach außen zu demonstrieren. Gleiches wurde mit dem Jungen versucht und im Sinne eines Aufgabenkataloges eingeübt.

Nach fünf Sitzungen, die sich über fünf Monate hinzogen, war die Symptomatik weitgehend behoben, und der Junge konnte wieder regelmäßig zur Schule gehen.

Einige Monate nach Beendigung der Behandlung schickte er an den Therapeuten eine Karte, auf der er u.a. mitteilte: „Ich habe nur noch die Ängste, die jeder Mensch hat" und „Ich mache übrigens am 16. April die Judo-Prüfung (gelber Gürtel)".

Die wesentlichen **entwicklungspsychopathologischen** Gesichtspunkte in diesem Fall waren die Einordnung der multiplen Ängste und der Trennungsangst in eine umfassende Interaktionsstörung zwischen Mutter und Kind. In der Analyse wurde auch ein deutliches Machtgefüge sichtbar, in dem der Junge die ganze Familie in Atem hielt. Dies musste durchbrochen werden durch Verselbstständigung der Mutter und Verselbstständigung des Jungen. Zu Beginn der Behandlung waren eine Vielzahl von körperlichen Beschwerden und eine depressive Symptomatik festzustellen. Diese war jedoch überdeckt durch die Angstproblematik und die symbiotische Mutter-Kind-Beziehung.

Literatur

Achenbach T (1974) Developmental psychopathology. Ronald, New York

Ainsworth M et al. (1978) Patterns of attachment. Erlbaum, Hillsdale

Angold A, Costello EJ (1995) The epidemiology of depression in children and adolescence. In: Goodyer IM (Ed.), The depressed child and adolescent: Developmental and clinical perspectives, Cambridge University Press, Cambridge

Eisenberg L, Development as a unifying concept in psychiatry. Br J Psychiat (1977), 131, 225–237

Emminghaus H (1887) Die psychischen Störungen des Kindesalters. Laupp, Tübingen

Felder J (1955) Entwicklungspsychiatrie des Kindes. Springer, Wien

Garber J (1984) Classification of childhood psychopathology: A developmental perspective. Child Development

Graham P, Skuse D (1991) The developmental perspective in classification. In: Remschmidt H, Schmidt MH (Hrsg.), Developmental psychopathology. Child and youth psychiatry, Vol. II, 1–6. Hogrefe und Huber Publishers, Göttingen

Havighurst RJ (1972) Developmental task and education. 3. Aufl. Mc Kay, New York

Homburger A (1926) Vorlesungen über die Psychopathologie des Kindesalters. Springer, Berlin, Heidelberg, New York

Kanner L (1935) Child psychiatry. Blackwell, Oxford

Küppers W (1964) Mädchentagebücher der Nachkriegszeit. Ein kritischer Beitrag zum sogenannten Wandel der Jugend. Klett, Stuttgart

Laucht M, Esser G, Schmidt MH, Externalisierende und internalisierende Störungen in der Kindheit: Untersuchungen zur Entwicklungspsychopathologie. Z Klin Psychol Psychopath Psychother (2000), 29, 284–292

Lempp R (1967) Eine Pathologie der psychischen Entwicklung. Huber, Bern

Oerter R, Montada L (1987) Entwicklungspsychologie, 2. Aufl. Psychologie Verlags Union, Verlagsgruppe Beltz, Weinheim

Piaget J (1975) Gesammelte Werke. Klett, Stuttgart

Remschmidt H, Fombonne E (2000) Entwicklungspsychopathologie. In: Helmchen H et al. (Hrsg.), Psychiatrie der Gegenwart – Psychiatrie spezieller Lebenssituationen, 19–44. Springer, Berlin, Heidelberg, New York

Remschmidt H, Schmidt MH (2000) Störungsbilder in der Kinder- und Jugendpsychiatrie. In: Helmchen H, Henn F, Lauter H, Sartorius N (Hrsg.), Psychiatrie der Gegenwart 3, 103–2002. Springer, Berlin, Heidelberg, New York

Remschmidt H (1992) Aggressives Verhalten von Kindern und Jugendlichen. In: Möller HJ, van Praag HM (Hrsg.), Aggression und Autoaggression. Springer, Berlin, Heidelberg, New York

Remschmidt H, Die Bedeutung der Entwicklungspsychopathologie für das Verständnis psychischer Störungen und Erkrankungen im Kindes- und Jugendalter. Z Klin Psychol, Psychopath Psychother (1992), 40, 1–19

Remschmidt H, Neuere Ergebnisse zur Psychologie und Psychiatrie der Adoleszenz. Z Kinder Jugendpsychiat (1975 a), 3, 67–101

Remschmidt H, Psychologie und Psychopathologie der Adoleszenz. Monatsschr für Kinderheilkd (1975 b), 123, 316–323

Rutter M, Sroufe LA, Developmental psychopathology: Concepts and challenges. Development Psychopathol (2000), 12, 265–296

Rutter M, Hersov L (1986) Child Psychiatry. Modern Approaches. Blackwell, London
Rutter M (1986) The developmental psychopathology of depressia. In: Ruttler M, Izard CE, Read PB, Depression in young people. Guilford, New York
Rutter M, Resilience in the face of adversity. Protective factors and resistance to psychiatric disorder. Br J Psychiat (1985), 147, 598–611
Rutter M (1980) Developmental psychiatry. Heinemann, London
Rutter M, Tizard J, Whitemore K (1970) Education, health and behaviour. Longman, London
Sameroff AJ, Lewis M, Miller SM (2000) Handbook of developmental psychopathology. Plenum Press, New York
Seiffge-Krenke I (1985) Die Funktion des Tagebuchs bei der Bewältigung alterstypischer Probleme in der Adoleszenz. In: Oerter R (Hrsg.), Lebensbewältigung im Jugendalter. Psychologie Verlags Union, Verlagsgruppe Beltz, Weinheim
Spranger E (1926) Psychologie des Jugendalters. Quelle & Meyer, Heidelberg
Sroufe LA, Rutter M, The domain of developmental psychopathology. Child Development (1984), 55, 17–298
Thomae H (1968) Das Individuum und seine Welt. Hogrefe, Göttingen
Thomae H (1951) Persönlichkeit. Bouvier, Bonn
Tramer M (1941) Lehrbuch der allgemeinen Kinderpsychiatrie. Schwabe, Basel

3 Qualitätssicherung in der Psychotherapie des Kindes- und Jugendalters

F. Mattejat

Qualitätssicherung ist ein aktuelles Thema. Allerdings sind viele Kollegen nur wenig darüber informiert, was unter Qualitätssicherung im psychiatrischen und psychotherapeutischen Bereich zu verstehen ist. In diesem Artikel soll ein knapper Überblick zur Qualitätssicherung vermittelt werden. Dabei wird auf folgende Aspekte eingegangen:
- Was versteht man unter Qualitätssicherung?
- Worin besteht dabei relative Einigkeit?
- Welche Aspekte werden kontrovers diskutiert?
- Konkretes Beispiel zur Qualitätssicherung
- Thesen zur Qualitätssicherung

3.1 Was versteht man unter Qualitätssicherung?

Ursprünglich wurden Konzepte der Qualitätssicherung und des Qualitätsmanagements für den Bereich der Wirtschaft entwickelt. Die Qualitätssicherung im Gesundheitswesen hat in der Bundesrepublik Deutschland ihre gesetzliche Grundlage in der Neufassung des fünften Abschnittes des Sozialgesetzbuches (1988). Darin werden die Vertragspartner der kassenärztlichen Versorgung verpflichtet, Maßnahmen zur „Sicherung der Qualität der Leistungserbringung" festzulegen und zu realisieren. Durch diese gesetzlichen Regelungen soll den Interessen der Patienten ebenso Rechnung getragen werden wie denen der kassenärztlichen Vertragspartner. Für die Kostenträger steht dabei der Finanzierungsaspekt im Vordergrund: Es sollen nur solche Leistungen abgerechnet werden können, deren diagnostischer und therapeutischer Nutzen fachlich anerkannt ist. Auf der Seite der Kinder- und Jugendpsychiater und -psychotherapeuten steht das Interesse im Vordergrund, notwendige Leistungen und den damit verbundenen Aufwand auch tatsächlich anerkannt zu bekommen, die Rahmenbedingungen der fachlichen Arbeit im Sinne eines hohen Standards zu verbessern und die eigene Tätigkeit im Interesse der Patienten inhaltlich weiterzuentwickeln. Auf Grund der unterschiedlich akzentuierten Interessenlagen kann es dabei durchaus zu Zielkonflikten kommen. Denn „Qualität" stellt kein absolutes Merkmal dar, sondern kann nur im Hinblick auf bestimmte Ziele definiert werden, die recht unterschiedlich konkretisiert werden können: Neben ökonomischen (z.B.

Wirtschaftlichkeit) und objektiv erfassbaren Qualitätsmerkmalen (z.B. objektive Wirksamkeit von Therapiemaßnahmen) werden subjektive Aspekte (z.B. Akzeptanz von Behandlungen durch Patienten, allgemeine Zufriedenheit) betont.

Trotz solch unterschiedlicher Facettierungen besteht doch relative Einigkeit zu den allgemeinen Zielsetzungen sowie zu den Bereichen und Aufgaben der Qualitätssicherung. Die Frage aber, wie die anstehenden Aufgaben konkret und ob überhaupt sinnvoll realisiert werden können, wird kontrovers diskutiert [vgl. Mattejat und Remschmidt, 1995].

3.2 Worin besteht relative Einigkeit?

Zu den unstrittigen Punkten zählt die allgemeine Zielsetzung: Qualitätssicherung soll dem Schutz der Patienten vor fachlich unqualifizierten Behandlungen dienen. Außerdem soll jeder Patient eine möglichst optimale Behandlung auf modernem Entwicklungsstand erhalten. Klarheit besteht auch darin, dass sich die Qualitätssicherung auf sehr unterschiedliche Aspekte und inhaltliche Bereiche bezieht. In der Literatur hat sich eine Einteilung in drei Aspekte durchgesetzt und auch Eingang in die Gesetzgebung gefunden:

Zur **Strukturqualität** der Versorgung gehören demographische, finanzielle und materielle Aspekte der Versorgungseinrichtung ebenso wie die verfügbaren personellen Ressourcen und die Qualifikation der Ärzte und anderer Berufsgruppen. Die **Prozessqualität** der Krankenversorgung (teilweise auch „**Behandlungsqualität**“ genannt) bezieht sich auf die Qualität der Behandlung und der Versorgungsabläufe. Die **Ergebnisqualität** schließlich bezieht sich auf die Effektivität und die Effizienz der durchgeführten diagnostischen und therapeutischen Leistungen und den Behandlungserfolg. Neben diesen inhaltlichen Bereichen, die sich unmittelbar auf die Patientenversorgung beziehen, können die Prinzipien der Qualitätssicherung auch auf andere Bereiche wie z.B. die Ausbildung und Fortbildung des klinischen Personals angewandt werden.

Einigkeit besteht schließlich auch darin, dass Qualitätssicherung als systematischer Problemlösungsprozess aufzufassen ist, in dem sich mehrere Aufgaben stellen, die schrittweise angegangen werden sollten [vgl. Working Party on Audit in Child Psychiatry, 1991]:

- Festlegung von Qualitätsstandards und -kriterien (Soll-Werte)
- Erfassung und Dokumentation der tatsächlichen Situation (Ist-Werte)
- Analyse der Versorgungssituation, Vergleich mit den Standardvorgaben und Gesamtbewertung (Soll-Ist-Vergleich)
- Planung und Implementierung von Maßnahmen zur Sicherung und Verbesserung der Qualität der Patientenversorgung.

In der Psychiatrie und Psychotherapie des Kindes- und Jugendalters steht die Qualitätssicherung noch am **Anfang ihrer Entwicklung**; dabei stehen die **beiden ersten Arbeits-**

bereiche im Vordergrund: die **Definition von Qualitätsstandards**, die als Soll-Werte für die Beurteilung der tatsächlichen Versorgung dienen können [s. AACAP 1991, 1992], und die **Erfassung und Dokumentation der tatsächlichen Versorgungssituation** [s. Mattejat, Gutenbrunner und Remschmidt, 1994; Remschmidt, Gutenbrunner und Mattejat, 1994]. Bei der Frage, wie dies konkret aussehen kann, beginnen die Kontroversen.

3.3 Welche Aspekte werden kontrovers diskutiert?

3.3.1 Prinzipielle Probleme bei der Definition von Qualitätsstandards

Im Bereich der Psychotherapie erscheint es besonders schwierig, sich auf allgemein gültige Kriterien zu einigen, denn im Vergleich zu anderen medizinischen Fächern spielen hier subjektive Wertungen eine erheblich größere Rolle. Außerdem unterscheiden sich die verschiedenen psychotherapeutischen Ansätze so stark in ihren Zielvorstellungen, dass der Versuch, allgemeine Behandlungs- und Erfolgskriterien aufzustellen, manchen unmöglich erscheinen mag: Was bleibt bei einer Einigung auf den „kleinsten gemeinsamen Nenner" noch übrig? Aus einer solchen Frage ist ersichtlich, dass die Aufgabe der Qualitätssicherung prinzipielle wissenschaftstheoretische Probleme des Faches berührt.

3.3.2 Mögliche Nachteile, die sich aus der Festlegung von Qualitätsstandards ergeben

Manche Kollegen befürchten, dass durch die Definition von Qualitätsstandards ihre therapeutische Entscheidungs- und Handlungsfreiheit eingeengt wird. Eine Eingrenzung des subjektiven Spielraums ist per definitionem mit der Entwicklung von Standards verbunden, aber nicht unbedingt von Nachteil. Nachteilig kann sich dies aber dann auswirken und sogar die Qualität der Leistungen mindern, wenn die Kriterien zu eng bzw. zu restriktiv definiert werden. Eine andere Befürchtung geht in die Richtung, dass durch die Fixierung von Standards der Einsatz von neuen diagnostischen und therapeutischen Methoden behindert werden könnte. Die Definition von Qualitätsstandards hat deshalb nur Sinn, wenn sie kontinuierlich überprüft und revidiert werden. Schließlich existieren auch Befürchtungen im Hinblick auf eine rechtliche Verbindlichkeit von Qualitätsstandards, weshalb dieser Begriff in letzter Zeit wieder aufgegeben und durch den der „Leitlinie" ersetzt wurde.

3.3.3 Prinzipielle Probleme bei der Messung von Qualitätsmerkmalen

Wie schon bei der Definition von Kriterien, so ergeben sich auch bei der Messung von Qualitätsmerkmalen prinzipielle Probleme: Objektive Behandlungsparameter (z.B. Dauer, Häufigkeit der Sitzungen) können noch relativ unproblematisch erfasst werden. Doch gerade diejenigen Merkmale, die die therapeutische Qualität im engeren Sinne ausmachen, sind nur sehr schwer erfassbar, zumal dann, wenn es sich um die für den therapeutischen Prozess bedeutsamen subjektiven Merkmale handelt (z.B. Vertrauensbeziehung zwischen Patient und Therapeut).

3.3.4 Praktische Probleme bei der Erfassung von Qualitätsmerkmalen

Qualitätssicherung ist – schon alleine durch die Erfassung und Dokumentation von einfachen Parametern – mit einem zusätzlichen Zeitaufwand verbunden. Hier stellt sich die Frage nach der Finanzierung dieser Zusatzarbeit. Darüber hinaus ist zu beachten, dass die verwendeten Erhebungsmethoden praktikabel und ökonomisch sind. Erhebungen, die zu aufwändig sind, den Ablauf der Krankenversorgung behindern oder von Patienten bzw. Ärzten und anderen Berufsgruppen nicht akzeptiert werden, stellen einen Störfaktor dar, der letztlich die Qualität der Versorgung mindern kann. Die Erfassung von Qualitätsmerkmalen ist deshalb nur dann sinnvoll, wenn sie gut in den Versorgungsablauf integriert werden kann.

3.3.5 Das Problem der äußeren Kontrolle

Wenn sich die Erhebungen zur Qualitätssicherung ausschließlich an Kostengesichtspunkten orientieren oder vorrangig dazu dienen, die diagnostischen und therapeutischen Leistungen zu kontrollieren, etwa um Maßnahmen der Kostendämpfung durchzusetzen, besteht die Gefahr, dass sie von den betroffenen Berufsgruppen nur als äußerlich aufgezwungene Reglementierung und Überwachung wahrgenommen werden. Dies würde die Gefahr in sich bergen, dass die externe Qualitätskontrolle (durch Kostenträger) und die interne Qualitätssicherung (unter Fachkollegen) immer weiter auseinander driften und damit Tendenzen zu einer „doppelten Buchführung" fördern. Bei der Realisierung der Qualitätssicherung ist es deshalb wichtig, dass sie nicht zu einer Bürokratisierung führt und dass die fachlichen Anliegen einerseits und das Interesse der externen Kontrolle andererseits in ein ausgewogenes Verhältnis zueinander gebracht werden.

3.3.6 Probleme bei der Selbstkontrolle

Organisatorisch kann Qualitätssicherung z.B. durch die Einrichtung von Gruppen gefördert werden, in denen Kollegen über Standards diskutieren, Einzelfallanalysen durchführen, statistische Daten interpretieren und eine praxisnahe Fortbildung betreiben. Man spricht in diesem Zusammenhang von **Qualitätszirkeln**. Dabei stößt man auf Schwierigkeiten, die seit langem bekannt sind, z.B. aus Supervisionsgruppen: Die Offenlegung der eigenen Tätigkeit kann – auch wenn dies „nur" gegenüber Fachkollegen geschieht – recht heikel sein.

Gegen solche kritischen Einwände und Vorbehalte können die **positiven Funktionen** angeführt werden, die Qualitätsstandards erfüllen können [s. Döpfner und Lehmkuhl, 1993]: Qualitätsstandards dienen als allgemeine Standortbestimmung und als praktische Orientierungshilfe; sie können die Transmission zwischen Forschung und Praxis erleichtern; sie können zur Festlegung von Ausbildungsstandards herangezogen werden und dienen schließlich als Prüfkriterien für die Qualität der klinischen Arbeit. Der wichtigste Punkt ist: Sie dienen letztlich dem Schutz der Patienten vor unqualifizierten Behandlungen. Wenn wir dies anstreben, kommt es darauf an, dass wir die Bedürfnisse, die Interessen und die Sichtweisen der Patienten und ihrer Angehörigen noch stärker beachten. D.h. konkret: Bei der Planung und Bewertung der Behandlung sollten die Patienten und ihre Eltern zu Wort kommen. Hierzu soll ein Beispiel vorgestellt werden, aus dem ersichtlich ist, wie wir versuchen, auf dem Weg der Qualitätssicherung einen Schritt vorwärts zu kommen.

3.4 Konkrete Beispiele zur Qualitätssicherung

3.4.1 Der „Fragebogen zur Beurteilung der Behandlung" (FBB)

Wir haben mehrere Instrumente entwickelt, die verschiedene Aspekte der Qualität erheben. Zum einen handelt es sich um den „Fragebogen zur Beurteilung der Behandlung" (FBB), der dazu dienen soll, die subjektive Behandlungsqualität im Urteil von Patienten, Eltern und Therapeuten zu erfassen. Das bedeutet, dass wir Patienten, Eltern und Therapeuten eine Serie von Fragen stellen, die sich auf ihre Zufriedenheit mit der Behandlung und ähnliche Aspekte beziehen [s. Mattejat und Remschmidt, 1993].

Die bearbeiteten Fragebögen werden dann – ähnlich wie andere psychologische Tests – systematisch ausgewertet; dabei werden mehrere Skalen gebildet, die über Faktorenanalysen und andere statistische Verfahren ermittelt wurden. Bei allen Beurteilergruppen konnten wir dabei **zwei Hauptaspekte** identifizieren: den **Aspekt des Erfolges** und den **Aspekt der Akzeptabilität** der Behandlung. Der Erfolgsaspekt bezieht sich auf die Wirksamkeit und Effizienz der Behandlung, der Akzeptabilitätsaspekt auf die Qualität der

FBB-Version	Kurzbezeichnung der Skalen	Skalenbenennung	Qualitäts-Aspekt
Therapeutenversion FBB-T	Skala 1: Erfolg Patient	Therapieerfolg hinsichtlich des Patienten	Ergebnis
	Skala 2: Erfolg Familie	Therapieerfolg hinsichtlich der Familie	
	Skala 3: Kooperation Patient	Kooperation mit dem Patienten	Prozess
	Skala 4: Kooperation Mutter	Kooperation mit der Mutter	
	Skala 5: Kooperation Vater	Kooperation mit dem Vater	
Patientenversion FBB-P	Skala 1: Erfolg	Erfolg der Behandlung	Ergebnis
	Skala 2: Beziehung	Beziehung zum Therapeuten	Prozess
	Skala 3: Belastung	Belastung durch die Behandlung	
Elternversion FBB-E	Skala 1: Erfolg	Erfolg der Behandlung	Ergebnis
	Skala 2: Beziehung	Beziehung zum Therapeuten, Einstellung zur Klinik und allgemeine Zufriedenheit	Prozess

Abb. 3.1: Übersicht zu den Skalen des Fragebogens zur Beurteilung der Behandlung (FBB)

Kooperation und Beziehung (zwischen Therapeut und Patient bzw. Eltern), Belastungen im Verlauf der Therapie und die allgemeine Zufriedenheit. Damit werden in diesem Fragebogen gleichermaßen Aspekte der Prozess- und Ergebnisqualität erfasst. In Abbildung 3.1 sind die FBB-Skalen und die von ihnen erfassten Qualitätsaspekte aufgeführt.

Die bisherigen Überprüfungen zeigen, dass der FBB ein verlässliches Verfahren zur Erfassung der subjektiven Behandlungsqualität darstellt. Die Übereinstimmung zwischen den verschiedenen Beurteilern ist aber relativ gering, d.h., die Behandlungen werden von den verschiedenen Beurteilern oft recht unterschiedlich beurteilt. Dies zeigt, dass es nicht hinreichend ist, nur die Therapeuten oder anderes Fachpersonal zu befragen, sondern dass man die Behandlung aus mehreren Perspektiven beurteilen lassen sollte. Dies ist auch sehr nahe liegend. Wir sind der Auffassung, dass es – wenn wir uns sinnvoll mit Qualitätssicherung beschäftigen wollen – zunächst einmal wichtig ist, die Eltern und Patienten selbst zu fragen, was sie von der Behandlung halten. Das sollte eine Selbstverständlichkeit sein – sogar die entsprechenden DIN-Normen, die sich ausdrücklich auch auf das Gesundheitswesen beziehen, stellen bei der Qualitätssicherung die sog. „Kundenzufriedenheit" (auf uns übertragen: die Patientenzufriedenheit) in den Vordergrund. Aber gerade im psychotherapeutischen Bereich ist dies noch keinesfalls selbstverständlich, und es ist noch nicht abzusehen, wie sich dieser Bereich weiter entwickeln wird, zumal für die anderen oben angeführten Aufgaben noch keine klaren Lösungsperspektiven erkennbar sind.

3.4.2 Das „Inventar zur Erfassung der Lebensqualität bei Kindern und Jugendlichen" (ILK)

Ein weiteres Fragebogen-Verfahren, das zur Qualitätssicherung eingesetzt werden kann, ist das ILK („Inventar zur Erfassung der Lebensqualität bei Kindern und Jugendlichen"). Es handelt sich dabei um ein Screening-Instrument zur Erfassung der Lebensqualität bei gesunden sowie psychisch gestörten Kindern und Jugendlichen, das im Falle einer Therapie hinsichtlich Indikationsstellung, Planung und Zielbestimmung eingesetzt werden kann. Mit dem Instrument werden Informationen von drei „Parteien" erhoben [Mattejat und Remschmidt, 1998]:

- Patienten (Kinder oder Jugendliche)
- Eltern (Vater und/oder Mutter)
- Ärzte bzw. sonstige Therapeuten

Mit Kindern von 6–11 Jahren wird ein Interview anhand eines Interview-Bogens (Kinderbogen) durchgeführt. Der Interview-Bogen wird gemeinsam von Interviewer und Kind bearbeitet. Jugendliche und Eltern erhalten einen Fragebogen, den sie alleine bearbeiten können. Die Therapeuten schließlich bearbeiten Skalen zum Funktionsniveau und zur Behandlungsnotwendigkeit; sie registrieren objektive Daten zur Untersuchung und

Behandlung. Die Ergebnisse des Kinderinterviews bzw. des Jugenlichenbogens werden vom Interviewer auf dem zugehörigen Auswertungsblatt zusammen mit seinen eigenen Einschätzungen festgehalten.

Das ILK basiert auf einem multidimensionalen Konzept der Lebensqualität, in dem folgende Unterscheidungen getroffen werden:

Die **Lebensqualität im weiteren Sinne** umfasst die Voraussetzungen und Bedingungen (z.B. materielle Voraussetzungen, körperliche oder psychische Erkrankungen bzw. Behinderungen, psychosoziale Umfeldbedingungen, medizinische Behandlungen), durch die die Lebensqualität beeinflusst (gesteigert oder gemindert) werden kann.

Die **Lebensqualität im engeren Sinne** umfasst zwei grundlegend verschiedene Aspekte: einerseits die objektive Handlungs- und Funktionsfähigkeit (objektives Funktionsniveau, z.B. objektive Leistungsfähigkeit bzw. Leistungen) und andererseits das subjektive Wohlbefinden bzw. die subjektive Zufriedenheit mit der eigenen körperlichen und psychischen Verfassung, Lebenssituation und Lebensführung. Viele empirische Untersuchungen zeigen übereinstimmend, dass diese beiden Grundaspekte nicht aufeinander reduziert werden können. Das objektive Funktionsniveau kann am besten durch „externe" Beobachter („Außenperspektive") oder durch objektive Testverfahren bzw. andere objektive Indikatoren erfasst werden, die sich primär auf das beobachtbare Verhalten (bzw. Verhaltensfolgen) beziehen. Das subjektive Wohlbefinden bzw. die Zufriedenheit kann am besten durch Selbstbeurteilung der Patienten („Innenperspektive") erfasst werden, in denen primär Aussagen über das Erleben gewonnen werden.

Die Lebensqualität im engeren Sinne kann darüber hinaus nach verschiedenen Bereichen aufgegliedert werden, die im ILK getrennt erfasst werden: (1) Schule, (2) Familie, (3) soziale Kontakte zu Gleichaltrigen, (4) Interessen und Freizeitgestaltung; dazu kommen die beiden gesundheitsbezogenen Bereiche (5) körperliche Gesundheit und (6) psychische Gesundheit. Neben den Einzelbereichen wird auch eine (7) Gesamtbeurteilung der Lebensqualität erhoben. Als zusätzliche Bereiche, die nur für erkrankte Personen relevant sind, werden Maße für die (8) Belastung durch die aktuelle Erkrankung und für die (9) Belastung durch die diagnostischen und therapeutischen Maßnahmen erhoben. Die ersten sieben Bereiche können bei Patienten und bei gesunden Kontrollpersonen erhoben werden, die letzten beiden Bereiche sind ausschließlich auf Patienten bezogen. Zu jedem dieser Bereiche werden im ILK sowohl Angaben der Patienten (subjektives Wohlbefinden und Zufriedenheit), der behandelnden Ärzte bzw. Therapeuten (objektives Funktionsniveau) und der Eltern (Einschätzung der Lebensqualität mit subjektiven und objektiven Aspekten) erhoben.

Ebenso wie beim FBB haben die bisherigen Überprüfungen gezeigt, dass es sich beim ILK um ein verlässliches und valides Instrument zur Erfassung der geschilderten inhaltlichen Bereiche handelt [Mattejat et al., 1998, 2003]. Durch psychische Erkrankungen und Störungen wird die Lebensqualität in der Regel stark beeinträchtigt. Zur Qualitätssicherung von psychiatrischen und psychologischen Therapien ist es deshalb sinnvoll, neben der Symptomreduktion auch die Lebensqualität der Patienten zu erfassen.

3.5 Thesen zur Qualitätssicherung

Bei der Entwicklung der Qualitätssicherung sind nicht nur die schon oben angeführten Probleme und Gefahren zu sehen, sondern auch sehr positive Entwicklungschancen; die wichtigsten Aspekte seien hier thesenartig zusammengefasst:

- **These 1:** Die Forderung nach allgemeinen Qualitätskriterien setzt voraus, dass es auch im psychotherapeutischen Bereich möglich und sinnvoll ist, sich an objektivierbaren und überprüfbaren Kriterien zu orientieren. Dies aber bedeutet, dass Qualitätssicherung nur in dem Maße möglich sein wird, in dem Psychotherapeuten dazu in der Lage sind, sich von **eng gefassten und wissenschaftlich überholten psychotherapeutischen Schulmeinungen zu lösen und sich verstärkt an schulenübergreifenden und störungsspezifischen Ansätzen zu orientieren**.
- **These 2:** Ein wesentlicher Aspekt der Qualitätssicherung ist der Kontrollaspekt, d.h. die externe und interne Offenlegung und Rückmeldung der eigenen Tätigkeit. **Ziel der Qualitätssicherung ist eine möglichst hohe Transparenz der Patientenversorgung**. Unter dieser Vorgabe kann sich die Psychotherapie immer weniger als mysteriöses Geschehen darstellen, das nur Eingeweihten zugänglich ist. Damit verändert sich nicht nur das öffentliche Bild der Psychotherapie, auch von den Psychotherapeuten erfordert dies Umstellungen.
- **These 3:** Mit dem Gewinn an Transparenz verändert sich schließlich auch das Verhältnis zwischen Patienten und Therapeuten. Qualitätssicherung bedeutet umfassende Information und Einbeziehung der Patienten in die Behandlungsplanung. Therapie ist nicht als einseitige Einflussnahme, sondern als eine Tätigkeit im Auftrag der Patienten und ihrer Angehörigen aufzufassen, **als eine für den Patienten und seine Angehörigen überschaubare Zusammenarbeit**.

Qualitätssicherung repräsentiert somit einen modernen Entwicklungstrend, der durchaus positive Chancen birgt. Dabei darf aber nicht verkannt werden, dass die anstehenden Maßnahmen der Qualitätssicherung zu einer Verschlechterung der Patientenversorgung führen können, sofern sie inkompetent und inadäquat betrieben werden. Wenn Maßnahmen der Qualitätssicherung zu einseitig nur unter dem Kostengesichtspunkt gesehen werden, oder wenn der mit der Qualitätssicherung verbundene Arbeitsaufwand dazu führt, dass die Zeit für die eigentliche Patientenversorgung beschnitten wird, mindern sie letztlich die Versorgungsqualität. Zu einer sinnvollen Qualitätssicherung gehört deshalb auch **der Schutz der Patienten und Therapeuten vor bürokratischen Übergriffen**.

Die Qualitätssicherung zeigt sich uns somit mit einem doppelten Gesicht: Mit ihr können Einengungen verbunden sein, vor denen wir uns hüten sollten. Auf der anderen Seite hat Qualitätssicherung auch eine sehr menschliche Seite, denn sie beschäftigt sich letztlich mit der Frage „Wo drückt denn der Schuh?“; und dies ist – wohl unstrittig – eine sehr menschliche Frage, die uns von Ernst Jandl überzeugend näher gebracht wurde [Jandl, 1981, S. 100]:

vom drücken

etwas drückt
wenn einer spürt
dass etwas drückt

nichts drückt
wenn keiner spürt
dass etwas drückt

einer ist notwendig
der es spürt
damit etwas drückt

keiner ist notwendig
damit nichts drückt

Literatur

AACAP (American Academy of Child and Adolescent Psychiatry), Practice parameters for the assessment and treatment of conduct disorders. J Am Acad Child Adolesc Psychiat (1992), 31, 4–7

AACAP, Practice parameters for the assessment and treatment of attention-deficit hyperactivity disorders. J Am Acad Child Adolesc Psychiat (1991), 30, 1–3

Deutsches Institut für Normung (Hrsg.) (1992) DIN ISO 9004, Teil 2: Qualitätsmanagement und Elemente eines Qualitätssicherungssystems. Leitfaden für Dienstleistungen (identisch mit ISO 9004-2 von 1991). Deutsches Institut für Normung, Berlin

Döpfner M, Lehmkuhl G, Zur Notwendigkeit von Qualitätsstandards in der Kinder- und Jugendpsychiatrie. Z Kinder Jugendpsychiat (1993), 21, 188–193

Jandl E (1981) Die Bearbeitung der Mütze. Gedichte. Luchterhand Verlag, Frankfurt/Main

Mattejat F et al., Lebensqualität bei psychisch kranken Kindern und Jugendlichen – Ergebnisse der ersten multizentrischen Studie mit dem Inventar zur Erfassung der Lebensqualität bei Kindern und Jugendlichen (ILK). Z Kinder Jugendpsychiat (2003), 31, 293–303

Mattejat F et al., Das Inventar zur Erfassung der Lebensqualität bei Kindern und Jugendlichen (ILK) – Eine Pilotstudie. Z Kinder Jugendpsychiat (1998), 26, 174–182

Mattejat F, Remschmidt H, Zur Erfassung der Lebensqualität bei psychisch gestörten Kindern und Jugendlichen – Eine Übersicht. Z Kinder Jugendpsychiat (1998), 26, 183–196

Mattejat F, Remschmidt H, Aufgaben und Probleme der Qualitätssicherung in der Psychiatrie und Psychotherapie des Kindes- und Jugendalters. Z Kinder Jugendpsychiat (1995), 23, 71–83

Mattejat F, Gutenbrunner C, Remschmidt H, Therapeutische Leistungen einer kinder- und jugendpsychiatrischen Universitätsklinik mit regionalem Versorgungsauftrag und ihrer assoziierten Einrichtungen – Ein Beitrag zur Qualitätssicherung. Z Kinder Jugendpsychiat (1994), 22, 154–168

Mattejat F, Remschmidt H, Evaluation von Therapien mit psychisch kranken Kindern und Jugendlichen. Entwicklung und Überprüfung eines Fragebogens zur Beurteilung der Behandlung (FBB). Z Klin Psychol (1993), 22, 192–233

Remschmidt H, Gutenbrunner C, Mattejat F, Zum Stellenwert verschiedener Therapieformen in einer kinder- und jugendpsychiatrischen Universitätsklinik und assoziierten Einrichtungen. Methodische und inhaltliche Aspekte der Therapiedokumentation im Rahmen der Qualitätssicherung. Z Kinder Jugendpsychiat (1994), 22, 169–182

SGB V – Gesetzliche Krankenversicherung – vom 20.12.1988. Bundesgesetzblatt (BGBl.) I, S. 2477

Working Party on Audit in Child Psychiatry: Audit in child psychiatry. Bericht der Arbeitsgruppe (1991)

4 Qualitätssicherung der Therapie in einer kinder- und jugendpsychiatrischen Tagesklinik

K. Quaschner

4.1 Einführung

Ziel des folgenden Artikels ist es, an einem konkreten Beispiel zu veranschaulichen, wie Qualitätssicherung in der Praxis aussehen kann. Es geht also um die Frage, welcher Sinn, welcher praktische Nutzen mit diesem Forschungsansatz verbunden ist.

Bei dem Arbeitsbereich, aus dem das Beispiel gewählt wurde, handelt es sich um die Marburger Tagesklinik der Universitätsklinik für Kinder- und Jugendpsychiatrie. Die teilstationäre Behandlungsmodalität ist in diesem Zusammenhang von besonderem Interesse, weil Tageskliniken ein Einrichtungstypus sind, über dessen Stellenwert im psychiatrischen Versorgungssystem relativ wenig bekannt ist. Untersuchungen im Sinne von Evaluationsstudien liegen bislang – zumindest im deutschsprachigen Raum – nur wenige vor [Döpfner, 1993 b; Eisert und Eisert, 1988 a; Quaschner, 2003].

Zur Einführung soll daher zunächst ein knapper Überblick über den tagesklinischen Behandlungsansatz gegeben werden, an den sich eine Schilderung des Untersuchungsvorgehens und die Darstellung der Ergebnisse anschließen.

4.2 Die Tagesklinik als teilstationäre Behandlungsform

Die Marburger Tagesklinik wurde 1984 im Rahmen des Modellprogramms Psychiatrie eröffnet. Sie bietet **Behandlungsplätze** für 12 bzw. max. 14 Patienten und ist an den vollstationären Bereich angegliedert. Das **Einzugsgebiet** umfasst im Wesentlichen den Landkreis Marburg-Biedenkopf, darüber hinaus auch die Randgebiete der angrenzenden Landkreise. Das durchschnittliche **Alter** der Patienten liegt bei knapp 9½ Jahren, der Altersbereich reicht von 4 oder 5–18 Jahren; ca. 70% sind männlichen **Geschlechts**. Die durchschnittliche **Behandlungsdauer** liegt bei etwa sechs Monaten, wobei eine max. Behandlungszeit von einem Jahr nur sehr selten überschritten wird.

Als **allgemeine Indikationskriterien** können die Vermeidung eines vollstationären Aufenthalts, aber auch die Vorbereitung auf einen solchen gelten, weiterhin die Fortführung einer vollstationär begonnenen Behandlung sowie die Entlastung von Patient und Familie. Kurzum, alle Patienten, bei welchen ein Verbleib in der Familie sinnvoll und möglich ist und deren individuelle Psychopathologie einen bestimmten Schweregrad nicht übersteigt, kommen für eine tagesklinische Behandlung in Frage.

Störungsbilder mit externalen – d.h. lauten, ausagierenden – Symptomen stehen im Vordergrund der Behandlung. **Diagnostisch** weitaus am häufigsten sind Mischbilder aus Emotionalstörungen sowie Störungen des Sozial- bzw. Kontaktverhaltens. Ebenfalls recht häufig ist die Diagnose des hyperkinetischen Syndroms [Eisert und Eisert, 1988 b; Warnke und Quaschner, 1997; Quaschner, 2003].

Das **Behandlungskonzept** der Tagesklinik lässt sich als ein multimodales oder mehrdimensionales kennzeichnen. Die Behandlungsmaßnahmen können in drei Gruppen zusammengefasst werden. Einmal handelt es sich um **gruppenbezogene Maßnahmen**, die den allgemeinen Rahmen bilden und für alle Patienten gelten. Weiterhin gibt es **individuumbezogene Maßnahmen**, die – je nach Bedarf – im Einzelfall eingesetzt werden können. Und schließlich sind noch **umfeldbezogene Maßnahmen** zu nennen, deren Bedeutung – zu erwähnen ist hier an erster Stelle die Zusammenarbeit mit den Eltern – für den tagesklinischen Ansatz besonders groß ist.

Selbst dieser knappe Überblick über das tagesklinische Konzept verdeutlicht im Übrigen recht gut, dass es sich um einen aufwändigen Behandlungsansatz handelt, bei dem die „Behandlungsintensität pro Patient“ sehr hoch ist [s. auch Döpfner, 1993 a; Quaschner, 1990, 2003; Warnke und Quaschner, 1997].

4.3 Eigene empirische Untersuchungen

4.3.1 Fragestellungen

Qualitätssicherung stellt ein sehr facettenreiches und komplexes Unternehmen dar. Daher ist eine Auswahl von umgrenzten Fragestellungen zu treffen. Die ausgewählten Fragen richten sich auf die Beurteilung der Behandlung, sowohl was den Verlauf als auch den Erfolg derselben betrifft. Es geht also – allgemein formuliert – um die Fragen: Was hat die tagesklinische Behandlung „gebracht“? Was ist „herausgekommen“?

Die Beantwortung dieser Fragen soll dabei nicht mit Hilfe objektiver Parameter vorgenommen werden, sondern aus der Sicht der Betroffenen, d.h. aus der Sicht von Therapeut, Eltern und Patient, erfolgen.

4.3.2 Untersuchungsvorgehen

Die folgenden Dimensionen sind bei diesem Vorhaben zu berücksichtigen:

- Die Beurteilung der Behandlung kann zum einen verschiedene **Behandlungsaspekte** erfassen (z.B. die Symptomatk, die Familiensituation und/oder die Koopera-

tion). Je nach **Erhebungsinstrument** stehen dabei einzelne oder mehrere dieser Aspekte im Vordergrund.
- Weiterhin kann die Beurteilung von verschiedenen **Personen** („Beurteilern") vorgenommen werden (z.B. vom Therapeuten, vom Patienten und von den Eltern).
- Schließlich kann die Beurteilung zu verschiedenen **Zeitpunkten** stattfinden (etwa unmittelbar am Behandlungsende bei Entlassung und/oder zu einem späteren Katamnese-Zeitpunkt).

Die **Stichprobe** bestand aus einer vollständigen Inanspruchnahme-Population von 106 tagesklinischen Patienten, die in einem Zeitraum von sechs Jahren behandelt worden waren.

Die für die Fragestellung relevanten **Untersuchungszeitpunkte** sind der Entlassungs- und der Katamnesetermin. Die durchschnittliche Katamnesedauer betrug knapp 3½ Jahre. Für die Katamnese konnten erfreulicherweise alle 106 Patienten bzw. deren Eltern oder Betreuer zur Mitarbeit gewonnen werden.

Als **Beurteiler** fungierten die Therapeuten bzw. ehemaligen Therapeuten, die Eltern und die Patienten. Letztere konnten erst bei Katamnese miteinbezogen werden, da zur Zeit des Aufenthaltes das Alter bzw. der Entwicklungsstand oder auch die Symptomatik einen Einsatz der Messinstrumente nur in wenigen Fällen gestattet hätten.

Als **Erhebungsinstrumente** wurden für die vorliegenden Fragestellungen die jeweiligen Versionen des „Fragebogens zur Beurteilung der Behandlung" (FBB) eingesetzt. Das Verfahren erfasst die Zufriedenheit mit der Behandlung, sowohl mit dem **Behandlungsverlauf** (die sog. „**Prozessqualität**") als auch mit dem **Behandlungserfolg** (die sog. „**Ergebnisqualität**") [Mattejat und Remschmidt, 1993, 1995].

4.3.3 Ergebnisse

Bei der Darstellung der Ergebnisse sind die Werte zur besseren Veranschaulichung graphisch als Häufigkeitsverteilungen (von Antwortkategorien) dargestellt.

Behandlungserfolg insgesamt

Die erste Frage bezieht sich auf die Behandlung insgesamt. Die Abbildung 4.1 veranschaulicht den durchschnittlichen Gesamtwert des FBB (M = 2.11; SD = 0.66), wie er bei Entlassung von den Therapeuten ausgefüllt wurde (dunkle Säulen). Auf der x-Achse sind die Antwortkategorien erfasst, der y-Achse ist die prozentuale Häufigkeit für jede Kategorie zu entnehmen. Danach wurde die eigene Behandlungszufriedenheit von den Therapeuten in 22,1% der 106 Fälle als „unzureichend" eingestuft, in 51,9% als „mäßig" und in 26% als „gut", wohingegen kein Fall als „schlecht" und keiner als „sehr gut" bewertet wurde.

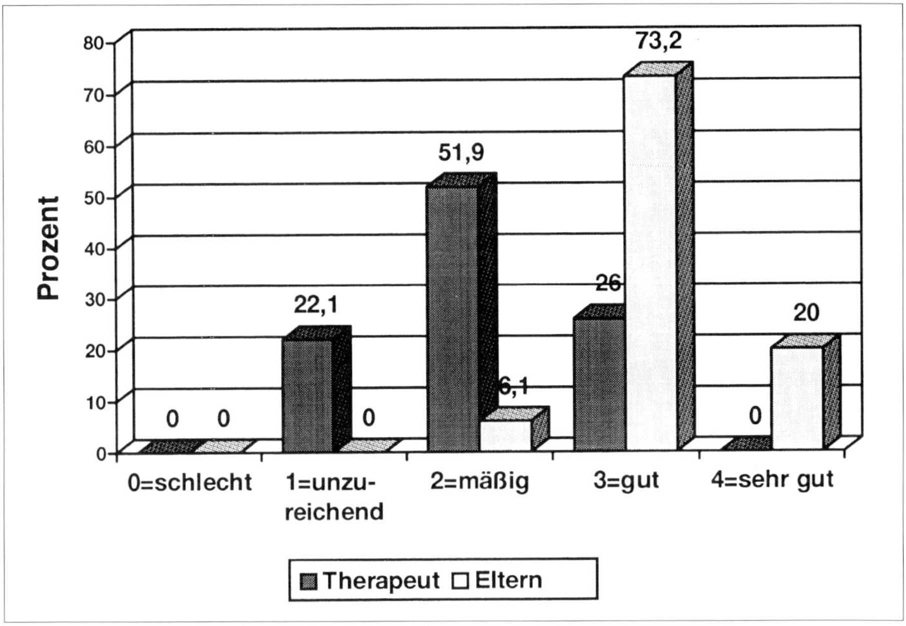

Abb. 4.1: Beurteilung der Behandlung (FBB-Gesamtwert) durch Therapeuten M = 2.11; SD = 0.66 und Eltern (M = 3.19; SD = 0.44) bei Entlassung

In den Gesamtwert, wie er hier dargestellt ist, gehen sowohl die Zufriedenheit mit dem Verlauf als auch die Zufriedenheit mit dem Erfolg der Behandlung ein; es handelt sich also um ein komplexes Maß.

Inhaltlich zeigt sich in dieser „mittleren Zufriedenheit“ der Therapeuten eine durchaus kritische Einstellung. Der „mäßige“ Gesamterfolg kann jedenfalls nicht interpretiert werden als „Schönfärberei“, sondern ist wohl eher Ausdruck einer realistischen Haltung, in der zum Ausdruck kommt, dass manches in der Behandlung nicht so gelaufen ist, wie man es sich vorgestellt, geplant und natürlich auch gewünscht hat.

Behandlungserfolg aus Sicht der Eltern

Auf die Frage, wie die Behandlung bei Entlassung aus der Sicht der Eltern beurteilt wird, ist Folgendes festzustellen:

Die Abbildung 4.1 zeigt die Verteilung der Elternantworten des FBB-Gesamtwertes (helle Säulen) im direkten Vergleich mit der – bereits erwähnten – Therapeutenverteilung. Es fällt unmittelbar auf, dass sich die Bewertungen der Eltern (M = 3.19; SD = 0.44) von denjenigen der Therapeuten (M = 2.11; SD = 0.66) deutlich unterscheiden, und zwar in einem Ausmaß, das statistisch hoch signifikant ist ($p<0.001$).

Die Eltern sehen die Behandlung insgesamt sehr viel positiver als die Therapeuten, sie sind sehr viel zufriedener damit. Für sie gelten offensichtlich ganz andere Maßstäbe, Ziele und Erwartungen. Trotz aller Versuche, bereits vor Aufnahme in die Tagesklinik eine gemeinsame Behandlungsgrundlage zu schaffen – etwa im Sinne einer einvernehmlichen Zielformulierung –, scheint das Bezugssystem der Eltern davon kaum berührt zu werden. Umso mehr spricht dieser heterogene Befund für einen mehr perspektivischen Ansatz bei der Beurteilung von Behandlungen.

Vergleich verschiedener Aspekte der Behandlungsbeurteilung

Eine weitere – bereits angedeutete – Frage, die sich bei der Interpretation dieser Befunde stellt, ist die nach den Faktoren, die für diese Ergebnisse verantwortlich sein können. Um eine Antwort zu finden, ist es aufschlussreich, die einzelnen Komponenten zu betrachten, die in die Gesamtbewertung der Behandlung mit eingehen. Bislang wurden nur die Gesamtwerte des Fragebogens betrachtet, im Folgenden geht es um die Unterskalen, die verschiedene Aspekte der Bewertung repräsentieren (s. Abb. 4.2).

Auf Therapeutenseite werden zunächst die beiden **Unterskalen** des FBB miteinander verglichen, die zum einen den **Erfolg hinsichtlich des Patienten** (M = 2.56; SD = 1.01) und zum anderen den **Erfolg hinsichtlich der Familie** (M = 1.65; SD = 0.81) erfassen.

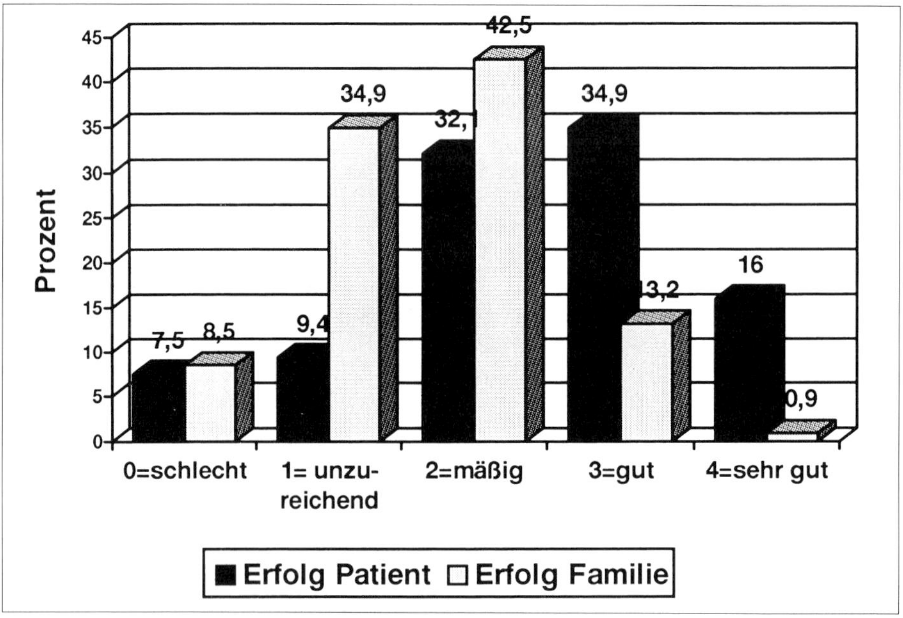

Abb. 4.2: FBB-Therapeutenversion (bei Entlassung): Vergleich der Skalen „Erfolg/Patient" (M = 2.56; SD = 1.01) und „Erfolg-Familie" (M = 1.65; SD = 0.81)

Der signifikante Unterschied ($p < 0.001$) zeigt, dass die Therapeuten den Behandlungserfolg beim Patienten sehr viel positiver sehen, dass sie aber hinsichtlich der Veränderungen in der Familie mit dem Ergebnis recht unzufrieden sind. Angesichts dieses Befundes ist auch das anfangs präsentierte „mäßige" Gesamturteil der Therapeuten differenzierter zu betrachten, es wird in erheblichem Ausmaß durch die Unzufriedenheit mit den familiären Veränderungen geprägt.

Ob eine Behandlung erfolgreich war, hängt in starkem Maße davon ab, wie eng oder weit „Erfolg" gefasst wird, welche Kriterien zu Grunde gelegt werden.

Das nächste Beispiel verdeutlicht noch anschaulicher, wie unterschiedlich die Faktoren sind, die in die Beurteilung der Gesamtzufriedenheit eingehen. Abbildung 4.3 zeigt die Antwortenverteilung der beiden Skalen „Erfolg" (M = 2.72; SD = 0.70) und „Beziehung" (M = 3.65; SD = 0.36) der Elternversion des FBB bei Entlassung. Die hellen Säulen im Diagramm repräsentieren den „Erfolg der Behandlung", die dunklen die „Beziehung zum Therapeuten", die Einstellung zur Klinik und die allgemeine Zufriedenheit, kurz die Akzeptabilität der Behandlung.

In diesem Ergebnis findet das erstaunliche, aus Untersuchungen mit stationären Patienten bekannte Faktum Bestätigung [Mattejat und Remschmidt, 1995], dass für Eltern die Zufriedenheit mit einer Behandlung in sehr viel stärkerem, signifikantem Ausmaß ($p < 0.001$) von Beziehungsfaktoren abhängt als von einer Verbesserung der Symp-

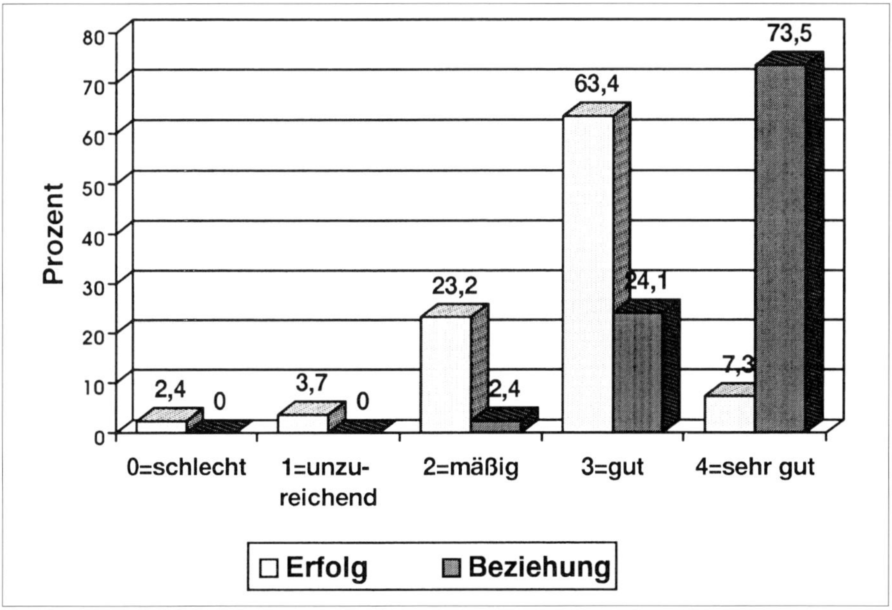

Abb. 4.3: FBB-Elternversion (bei Entlassung): Vergleich der Skalen „Erfolg" (M = 2.72; SD = 0.70) und „Beziehung" (M = 3.65; SD = 0.36)

tomatik. Im Vergleich zu stationären Stichproben scheint dieser Effekt bei Eltern tagesklinischer Patienten noch deutlich stärker vorhanden zu sein.

Stabilität in der Zeit: katamnestische Ergebnisse

Zum Abschluss soll noch auf einige katamnestische Befunde eingegangen werden.

Von entscheidender Bedeutung für die Beurteilung einer Behandlung ist die zeitliche Dimension. Ein Therapieerfolg, der am Behandlungsende als stabil erscheint, kann sich im weiteren Verlauf nach der Entlassung als instabil erweisen und häufig genug sogar in einem massiven Rückfall enden. Nahezu jede Behandlung – gerade im Kinder- und Jugendlichenbereich – findet ihre wesentliche Legitimation erst in der „Zeit danach", wenn Patient und Familie ohne oder – im ambulanten Fall – mit stark reduzierter Hilfestellung auskommen müssen. Erst dann zeigt sich, ob der Aufwand „etwas gebracht hat", d.h., ob die Behandlung erfolgreich war. Auf Grund dieses Sachverhalts ergibt sich der hohe Stellenwert von katamnestischen Untersuchungen für die Bewertung von Therapien.

Die Abbildung 4.4 zeigt für die **Elternversion** des FBB die Antwortenverteilung der Gesamtwerte bei **Entlassung** und bei **Katamnese** im direkten Vergleich. Es wird deutlich, dass die ohnehin gute Beurteilung bei Entlassung eher noch positiver wird ($p < 0.001$); beispielsweise verdoppelt sich der Prozentsatz von als „sehr gut" beurteilten Behandlungen.

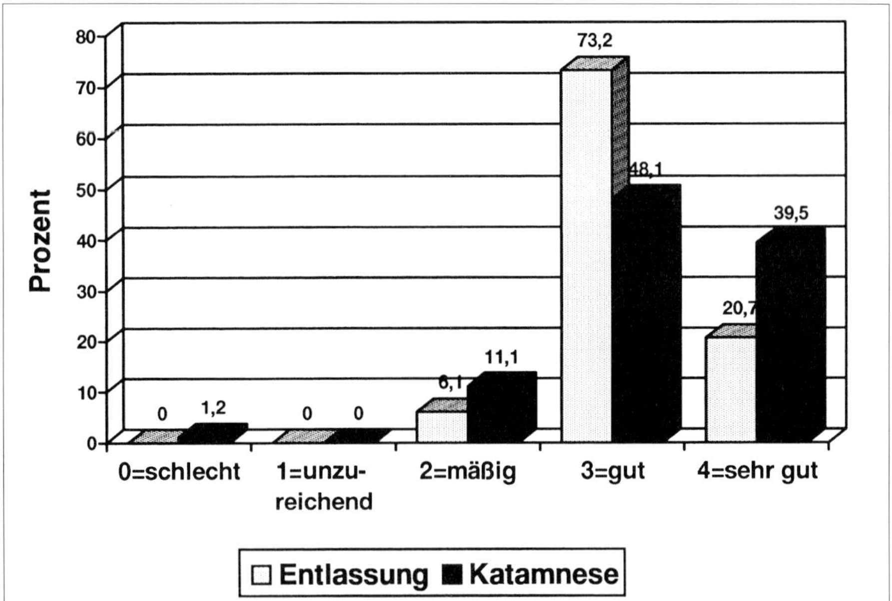

Abb. 4.4: Beurteilung der Behandlung (FBB-E-Gesamtwert) bei Entlassung durch beide Eltern gemeinsam ($M = 3.19$; $SD = 0.44$) und bei Katamnese (retrospektiv) durch die Mutter ($M = 3.31$; $SD = 0.60$)

Es ist nahe liegend, dieses Ergebnis mit den nach der Entlassung fortwirkenden positiven Behandlungseffekten in Zusammenhang zu bringen. Andere, „härtere" Daten belegen ebenso, dass diesen Beurteilungseffekten eine ähnlich positive Symptomentwicklung entspricht. Dementsprechend verwundert es auch nicht, wenn verschiedene Beurteiler – Patienten, Mütter, Väter – bei Katamnese die Behandlung insgesamt als sehr positiv bewerten.

4.3.4 Schlussfolgerungen

Die Ergebnisse der vorliegenden Untersuchung lassen sich nun wie folgt zusammenfassen [eine umfassende Übersicht liefert Quaschner, 2003]:

- Bei der Evaluation von tagesklinischen Behandlungen von Kindern und Jugendlichen sind verschiedene Perspektiven zu berücksichtigen. Therapeuten einerseits und Eltern bzw. Patienten andererseits bewerten Therapien unterschiedlich. Während die Therapeuten insgesamt nur eine „mittlere" Zufriedenheit äußern, urteilen die Familienmitglieder sehr viel zufriedener.
- Offensichtlich beziehen sich die einzelnen Beurteiler in ihren Bewertungen auf verschiedene Aspekte der Therapie und gewichten diese in unterschiedlicher Weise. Die Beurteiler einer tagesklinischen Stichprobe stimmen beispielsweise mit denjenigen aus einer stationären Stichprobe darin überein, dass sie die Prozessqualität (die Kooperation mit und die Beziehung zum Therapeuten) positiver bewerten als die Ergebnisqualität (den Therapieerfolg im engeren Sinne). Des Weiteren werden – ebenfalls übereinstimmend – bezüglich des Patienten deutlichere Fortschritte festgestellt als im Hinblick auf die Familie.
- Die katamnestischen Beurteilungen der tagesklinischen Behandlung lassen ein hohes Maß an zeitlicher Stabilität erkennen. Tendenziell werden die Therapien – vor allem von Elternseite – bei Katamnese noch positiver beurteilt als bei Entlassung. Diese Einschätzungen beruhen allerdings nicht auf einer distanzierten, „verklärenden" Rückschau, sondern sind Ausdruck von realen Verbesserungen, wie sie sich beispielsweise auf der Symptomebene nachweisen lassen.

Literatur

Döpfner M (1993 a) Konzeption einer teilstationären Behandlung. In: Döpfner M, Schmidt MH (Hrsg.), Kinderpsychiatrie: Vorschulalter, 134–139. Quintessenz, München

Döpfner M (1993 b) Wirksamkeit teilstationärer Behandlung. In: Döpfner M, Schmidt MH (Hrsg.), Kinderpsychiatrie: Vorschulalter, 140–155. Quintessenz, München

Eisert HG, Eisert M (1988 a) Neuere Literatur zur Evaluation „alternativer" bzw. „intermediärer" Behandlung in der Kinder- und Jugendpsychiatrie. In: Remschmidt H, Schmidt MH (Hrsg.), Alternative Behandlungsformen in der Kinder- und Jugendpsychiatrie, 7–13. Enke, Stuttgart

Eisert HG, Eisert M (1988 b) Stationäre Behandlung, teilstationäre Behandlung und home treatment: Möglichkeiten und konkrete Durchführung verschiedener Behandlungsmodalitäten. In: Remschmidt H, Schmidt MH (Hrsg.), Alternative Behandlungsformen in der Kinder- und Jugendpsychiatrie, 14–28. Enke, Stuttgart

Mattejat F, Remschmidt H, Aufgaben und Probleme der Qualitätssicherung in der Psychiatrie und Psychotherapie des Kindes- und Jugendalters. Z Kinder Jugendpsychiat (1995), 23, 71–83

Mattejat F, Remschmidt H, Evaluation von Therapien mit psychisch kranken Kindern und Jugendlichen: Entwicklung und Überprüfung eines Fragebogens zur Beurteilung der Behandlung (FBB). Z Klin Psychol (1993), 22, 192–233

Quaschner K (2003) Tagesklinische Behandlung in der Kinder- und Jugendpsychiatrie – Darstellung und Evaluation eines Behandlungskonzeptes. Görich & Weiershäuser, Marburg/L.

Quaschner K, Die psychotherapeutische Behandlung und spezifische erzieherische Förderung von Vorschulkindern mit Hyperkinetischem Syndrom. Frühförderung interdisziplinär (1990), 9, 162–170

Schmidt MH (1993) Möglichkeiten und Grenzen teilstationärer Arbeit. In: Döpfner M, Schmidt MH (Hrsg.), Kinderpsychiatrie: Vorschulalter, 134–139. Quintessenz, München

Warnke A, Quaschner K (1997) Psychotherapie im teilstationären Bereich. In: Remschmidt H (Hrsg.), Psychotherapie im Kindes- und Jugendalter. Thieme, Stuttgart

5 Zukünftige Entwicklung der Psychotherapie im Kindes- und Jugendalter

A. Warnke

Der Versuch, dem Thema gerecht zu werden, erscheint aus zwei Gründen aussichtslos. Wenn wir Popper [1994] folgen, so ist wissenschaftliches Wissen „nur Vermutungswissen" und „die Zukunft ist offen. Es gibt kein historisches Gesetz des Fortschritts. Was morgen sein wird, wissen wir nicht. Es gibt Milliarden von Möglichkeiten, gute und schlechte, die niemand voraussehen kann". Des Weiteren ist der Wertung von Grawe und Mitarbeitern [1994] zuzustimmen: „Wer die Psychologie liebt, hat oft Anlass, sich der Psychotherapie zu schämen ... Psychotherapie ist zu weiten Teilen ein Eldorado entweder noch lebender oder schon toter Gurus und ihnen gläubig nachbetender Jünger." Psychotherapeutische Versorgung orientierte sich in weiten Teilen nicht an der nachgewiesenen Nützlichkeit der Therapiemethoden, sondern eher an der Interessenlage der verschiedenen psychotherapeutischen Glaubensgemeinschaften.

Es könnte also sein, dass uns zur Thematik die nötige Datenbasis fehlt, auf der sich eine Prognose über die Psychotherapieentwicklung gründen ließe. Dieser Befürchtung steht entgegen, dass es inzwischen eine wissenschaftliche Psychotherapie gibt, Wirksamkeitsnachweise vorliegen und auch therapeutische Faktoren isolierbar sind, die eine psychotherapeutische Effektivität begründen [Baving und Schmidt, 2001 a, b; Remschmidt und Mattejat, 2001 a, b; Döpfner und Lehmkuhl, 2002]. Auch liegen aus dem Bereich der Kinder- und Jugendpsychiatrie Daten vor, die Aussagen über adäquate Versorgungsstrukturen zur differenzierten Indikation von Therapiesettings und psychotherapeutischen Methoden ermöglichen. Schließlich hat sich mit dem Begriff der Entwicklungspsychopathologie ein Krankheitsverständnis herausgebildet, das geeignet ist, weitere Grundlagen für eine Psychotherapie im Kindes- und Jugendalter abzuleiten. Dennoch können es nur Thesen sein, die wir zur zukünftigen Entwicklung der Psychotherapie im Kindes- und Jugendalter aufstellen können.

1. These: Der psychotherapeutische Fortschritt ist gebunden an den Fortschritt grundsätzlichen Verstehens von psychischer Störung und Erkrankung

Die zukünftige Entwicklung der Psychotherapie wird durch die „Entwicklungspsychopathologie" bestimmt werden. Aus diesen entwicklungspsychologischen Überlegungen ergeben sich für eine Psychotherapieentwicklung folgende Konsequenzen:

- Psychotherapie wird entschieden individuenzentriert und gleichzeitig milieuorientiert sein müssen. Überdies sind die zeitgeschichtlich gegebenen Lebenserfahrungen und aktuellen Lebensumstände des Kindes besonders zu beachten.
- Bei der Intervention sind das Alter des Kindes, seine Begabungen sowie die vulnerablen, konstitutionellen, geistigen und psychischen Lebensvoraussetzungen zu beachten und die störungsspezifisch relevanten „abnormen" Belastungen und „normalen Entwicklungsaufgaben" seines gesellschaftlichen Umfeldes zu berücksichtigen (s. Abb. 5.1).
- Da sich Krankheitssymptome in ständiger Wechselwirkung mit Überträgerstrukturen und Vermittlungsprozessen ausbilden, aufrechterhalten, verändern und auch zurück-

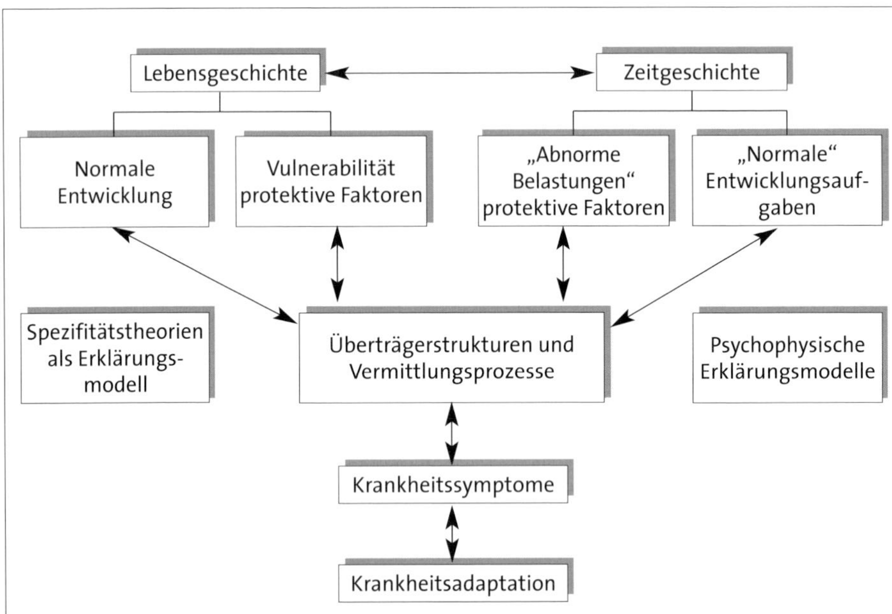

Abb. 5.1: Ein Modell zur Entwicklungspsychopathologie. Psychopathologische Symptome können sich aus personellen biopsychischen Entwicklungsvoraussetzungen und aus der Interaktion dieser intrapersonellen Gegebenheiten mit psychosozialen und umweltdeterminierten zeitgeschichtlichen Gegebenheiten herausbilden. Die Symptombildung steht im Zusammenhang mit der normalen biopsychischen Entwicklung wie auch der Vulnerabilität der Person sowie den sozio-kulturell vermittelten Entwicklungsaufgaben und abnormen Belastungen. Der Zusammenhang wird durch biopsychosoziale Überträgerstrukturen und Vermittllungsprozesse ermöglicht. Der Erklärung dienen Spezifitätstheorien und psychophysische Erklärungsmodelle. Symptome und psychische Erkrankungen unterliegen Einflüssen der Krankheitsadaption – der des Patienten selbst und seiner gesellschaftlichen Umwelt. Innerhalb der Zeitachse des Älterwerdens sind zirkuläre Wechselwirkungsprozesse zwischen den psychophysischen Vorgängen, der ätiologischen und symptomatologischen sowie adaptiven Mechanismen anzunehmen [nach Warnke, 1993 c; weiterführend: Herpertz-Dahlmann et al., 2003].

bilden, wird zukünftige Therapieentwicklung von den zunehmenden Erkenntnissen zu diesen Überträgerstrukturen und Vermittlungsprozessen und ihrer Wechselwirkung mit Krankheitssymptomen, lebensgeschichtlichen und zeitgeschichtlichen Gegebenheiten abhängen.

- Da sich die Überträgerstrukturen und Vermittlungsprozesse in unterschiedlichen Prozessen (organspezifisch, zellulär, genetisch, molekular etc.) und Strukturen (intrapsychisch, psychosozial, physiologisch, endokrinologisch, immunologisch, biochemisch) ausbilden, wird Therapieentwicklung „mehrebenenorientiert" sein: Psychisches, Organisches und Soziales sind Gegenstand und Mittel von Psychotherapie.
- Da es keine Symptomspezifität, Konfliktspezifität und auch keine Reaktionsstereotypie gibt, die eine „Von-vornherein-Erklärung" eines Krankheitsgeschehens für das jeweils individuelle Kind ermöglicht, wird jede Psychotherapie sich auf eine Einzelfallanalyse gründen müssen, auf eine individuelle Diagnostik und Diagnose, die Arbeitshypothesen und Therapieentscheidungen begründen.
- Ein „Dynamisches Diagnoseverständnis" wird therapiebestimmend sein. Eine reine Symptomorientierung der Diagnosen kann für eine Therapieentscheidung nicht genügen. Die multiaxiale Diagnostik ist eine verbesserte Grundlage [Remschmidt, Schmidt und Poustka, 2001]. Systeme der Verhaltensanalyse und dynamische Erklärungsansätze werden zusätzlich zu entwickeln sein, so dass sie Arbeitshypothesen zur Indikation und zum psychotherapeutischen Vorgehen liefern [Warnke 1993 d, 1994; Schulte, 1999].
- Psychotherapie wird vermehrt der Verlaufsdiagnostik und längsschnittlich orientierten Interventionsstrategien bedürfen, denn psychische Störungen verändern ihr Erscheinungsbild mit dem Älterwerden; „Metamorphosen" sind möglich, und eine Behandlung ist dem Symptomwandel anzupassen.
- Für eine Psychotherapie sind die Vorgänge der Krankheitsadaption nach der Diagnosestellung zu beachten: Therapieindikation, Methodenwahl und Durchführbarkeit werden daher immer auch mitbestimmt werden von der Einstellung des Patienten zu sich selbst und dem Umgang mit seiner Erkrankung. Andererseits wird Therapie bestimmt von den gesellschaftlichen Einstellungen und Umgangsweisen gegenüber psychisch erkrankten Menschen, z.B. auch von der Haltung und der Kompetenz des einzelnen Psychotherapeuten im Rahmen des gesundheitspolitischen Systems. So wird die Psychotherapieentwicklung von Veränderungen des Gesundheitswesens beeinflusst werden.
- Zukünftige Psychotherapieentwicklung wird weniger schulorientiert, sondern problemspezifisch-lösungsorientiert sein. Es wird ein Methodenarsenal geben, mit dem ein auf den Einzelfall zugeschnittenes Therapieprogramm konzipiert werden kann.

Psychotherapeutische Vorgehensweisen werden – zusammengefasst – folgende Orientierung haben:

- diagnosegeleitet (verhaltensanalytisch, therapiebegleitend)
- problemlösungsorientiert (zielgerichtet)
- aufgabenorientiert (anforderungsbestimmt)
- milieuorientiert (ökologisch, situationsspezifisch, chancen- und ressourcenorientiert)
- interaktions- und beziehungsorientiert (sozial)
- entwicklungsorientiert (altersbestimmt, lebensgeschichtlich, gegenwarts- und zukunftsorientiert)
- mehrebenenorientiert (somatisch, psychisch, geistig, sozial)
- berufsübergreifend (interdisziplinär)
- programmgeleitet (methodisch vielfältig)
- verlaufsadaptiert
- komorbiditätsorientiert
- nebenwirkungskontrolliert
- ethisch kontrolliert
- ökonomisch orientiert

2. These: Der psychotherapeutische Fortschritt ist gebunden an den Fortschritt therapeutischen Selbstverständnisses und der therapeutischen Haltung, Ethik und Moral

Therapiebegriff

Die Zukunft psychotherapeutischer Entwicklung wird von folgendem Grundverständnis bestimmt sein: Psychotherapie ist ein didaktisches und organisatorisches Wirken in einer therapeutischen Beziehung, womit der Therapeut in Kooperation mit Mitarbeitern anderer relevanter Berufsgruppen dem Kind und Jugendlichen als Patienten und seinen Angehörigen eine Chance gibt,

- lösungsrelevante persönliche Verhältnisse, interaktionelle Vorgänge und situative Zusammenhänge zu klären,
- eigene Möglichkeiten und persönliche Begabungen zur Bewältigung einer definierten Problem- bzw. Symptomkonstellation zu erkennen,
- neue Lösungswege zu entwickeln und
- das Erfolgreiche bzw. „Heilende“ durch gemeinsames Nachdenken, Gedankenaustausch sowie das Vorgehen nach „Versuch und Irrtum“ zu erkunden und zu erproben.

Der Therapeut hat die Funktion eines Vermittlers und Organisators von Erfahrungen, indem er den Einzelnen oder Gruppen einen programmatischen Rahmen, Raum, Apparaturen, Lernmittel, eine Reihe von Übungen sowie seine therapeutischen Fertigkeiten und Beziehungsfähigkeit anbietet, während die Betroffenen die eigentliche inhaltliche Arbeit leisten. So wie es selbstverständlich ist, dass ein Chirurg mit modernsten Mitteln ökonomisch operiert, so ist es Aufgabe zukünftiger Psychotherapeuten, mit modernsten, nachgewiesenermaßen effektiven Methoden Patienten in die Lage zu versetzen, gemäß der therapeutischen Zielsetzungen neue Wertungs-, Erlebens- und Handlungsspielräume und somit verbesserte Lebensqualität zu gewinnen [Warnke, 1999; Warnke et al., 1998; Steinhausen und von Aster, 1999; Borg-Laufs, 1999, 2001].

Mit solchem Therapiebegriff und den Ergebnissen von Metaanalysen der Wirksamkeitsfaktoren von Psychotherapien [Übersicht Grawe et al., 1994; Heekerens, 1989] lassen sich folgende Perspektiven differenzieren:

- **Problembewältigungsperspektive**: Relativ erfolgreich sind solche Therapien, die dem Kind und seiner Familie direkt dabei helfen, ein das Kind und seine Familie bedrückendes Alltagsproblem zu bewältigen; Therapieerfolg heißt hierbei nicht „Beseitigung eines Symptoms", sondern „Verbesserung von Lebensqualität". Psychotherapie ist Lösungsmanagement zum Zweck einer verbesserten Lebensqualität des Patienten.
- **Klärungsperspektive**: Erfolgreichen Therapien ist gemeinsam, dass sie Patienten und Familien helfen, Klarheit über das eigene Befinden und die gemeinsame Lebenssituation zu gewinnen. Therapie ist „Clearingstelle und Clearingprozess". Therapie wird „Sichtungsstelle" für subjektive und objektive Chancen und Hilfspotenziale, für Handlungs- und Erlebensspielräume.
- **Beziehungsperspektive**: Psychische Störungen können die Folge zwischenmenschlicher Beziehungen sein. Sie wirken sich auf zwischenmenschliches Miteinander aus. Die Therapie selbst ist immer eine Beziehung zwischen Patient und Therapeut. Schließlich verändert Therapie diesen Beziehungszusammenhang (Psychotherapie ist Beziehung, Klärung und Gestaltung von Beziehungen).

Ein Beispiel dafür, dass sich diese drei „Perspektiven" in ein Therapieprogramm integrieren lassen, ist das „Münchner Elterntraining" [Innerhofer, 1977; Warnke et al., 2001].
Perspektiven, die darüber hinaus zukünftig noch mehr an Bedeutung gewinnen werden, sind:

- **Ökonomische Perspektive**: Untersuchungen zur Kooperation von Eltern in der psychotherapeutischen Bemühung um das Kind haben beispielsweise ergeben, dass es schlicht zeitliche und physische Überforderungen sein können, die Eltern an einer Kooperation hindern [Innerhofer und Warnke, 1978]. Eine kurzfristige, zeitlich absehbare Therapiedauer und Interventionen, die auch an berufsfreien Zeiten angeboten werden, erlauben es auch sozio-ökonomisch schwachen Familien zu kooperieren. Nach der Metaanalyse von Grawe et al. [1994] ist grundsätzlich davon auszugehen, dass eine durchschnittliche Therapiedauer zwischen 30 und 50 Stunden hinreichend ist. Remschmidt und Mattejat [2001 a, b] konnten aufzeigen, dass bei Kindern und Jugendlichen mit psychischen Störungen, die einer stationären kinder- und jugendpsychiatrischen Behandlung bedürfen, auch noch deutliche Therapiefortschritte nach mehr als 50 Therapiesitzungen zu erreichen sind. Im Einzelfall wird es also immer auch sehr viel kürzere, aber auch längerfristige und lebensbegleitende Psychotherapie geben, wie dies für die medizinische Behandlung chronisch-organischer Erkrankungen selbstverständlich ist.

- **Familienorientierte Perspektive**: Eine Alltagserfahrung in der Beratung und Psychotherapie von Kindern und Jugendlichen mit psychischen Störungen ist, dass therapeutisches Wirken leichter und intensiver ist, wenn es in der therapeutischen Zusammenarbeit möglich ist, auf Ressourcen der Familie zurückzugreifen. Die Prognose für einen guten Therapieerfolg bei stationärer kinder- und jugendpsychiatrischer Klientel ist umso günstiger, je stärker eine erzieherische Unterstützung des Kindes im familiären Rahmen und eine Stützung therapeutischer Regelungen gewährleistet sind. Die Zukunft wird psychotherapeutischen Verfahren gehören, denen es gelingt, die familiären Ressourcen der Selbsthilfe systematisch mit einzubeziehen. Dazu ermutigen Nachweise zur Effektivität von Elterntrainingsverfahren [Warnke et al., 2001], der Familientherapie [Mattejat, 2002], tagesklinischer Behandlung [Graf-Schimmelmann et al., 2001] und des Home-Treatment [Göbel et al., 1996; Lay et al., 2001; Remschmidt und Mattejat, 2001 a, b]. Leitlinien in Form von „Handzetteln" sind zu entwickeln, die den Betroffenen in die Hand gegeben werden, worin sie die wichtigsten Kennzeichen einer psychischen Störung, von der sie betroffen sind, nachlesen können und worin therapierelevante Verhaltensvorschläge mitgeteilt werden.
- **Berufsübergreifende Perspektive**: Die Zukunft wird interdisziplinär besetzten Ambulanzen und Beratungsstellen sowie kinder- und jugendpsychiatrischen Praxen, wie sie gegenwärtig durch die Sozialpsychiatrie-Vereinbarung realisierbar sind, gehören; sie gehört auch interdisziplinären kinder- und jugendpsychiatrischen mobilen Diensten. Diesen Konzepten ist gemeinsam, dass sie ärztliche, psychologische und pädagogische Kompetenz personell zusammenführen und den Hilfe Suchenden ortsnah verfügbar machen [Remschmidt und Warnke, 1996; Remschmidt, Walter und Warnke, 1990 ; Warnke et al., 1998].
- **Perspektive „Therapieprogramm"**: Sie wird überwiegend nicht von einzelnen Therapeuten bestimmt werden, die in isolierten Therapieräumen einen Patienten empfangen, um mit einer einzigen Therapietechnik, z.B. allein auf sprachlicher Ebene, therapeutisch zu wirken. Das therapeutische Vorgehen wird von einem breiten Spektrum von Methoden, die für den Einzelfall zu einem Therapieprogramm zusammengefügt werden [Steinhausen und von Aster, 1999; Remschmidt, 1997; Remschmidt und Mattejat, 2001 a, b; Lauth et al., 2001], bestimmt sein. Die Kombination von Psychotherapie und Pharmakotherapie ist dafür auch ein Beispiel [Kuhn, 1993; Nissen,

1993; Schwab, 1993]. Sie ist in der Therapie des hyperkinetischen Syndroms, der Tic-Störung, der Zwänge, Angststörungen und Depression, der affektiven und schizophrenen Psychosen zum Standard geworden. Eine wichtige gesundheitspolitische Aufgabe ist es, die Vorurteile gegen die Pharmakotherapie abzubauen. Psychotherapie wird vermehrt Teamarbeit und interdisziplinäre Kooperation unter verantwortlicher Mitwirkung von Patienten und Bezugspersonen sein, wie dies mit der Sozialpsychiatrie-Vereinbarung eingeleitet ist. Die Zukunft gehört auch gruppentherapeutischen Ansätzen. Nicht nur die Therapie mit dem Einzelnen wird Zukunft haben, sondern es wird auch verstärkt das Potenzial der Gruppe genutzt werden, bestehend aus Arbeitshaltung, Kohäsion und Vertrauensbildung [Lehmkuhl; Lehmkuhl und Döpfner, 1992; Lehmkuhl, 1991].

- **Perspektive „Verbundsystem“**: Auf Grund der Chronizität und Eigenart psychischer Störungen wird Psychotherapie nicht von einer einzelnen Institution geleistet; Hilfe erfolgt z.B. in Kooperation zwischen Jugendhilfe und ambulanter, teil- und vollstationärer Kinder- und Jugendpsychiatrie, vorschulischen, schulischen sowie berufsbildenden Einrichtungen, Ämtern, Behörden und Familien [DGKJP et al., 2003 b].

Therapeutische Haltung und Ethik

Für die Haltung des Therapeuten haben sich nachfolgende Einstellungs- und Verhaltensmerkmale als hilfreich erwiesen. Sie werden auch Teil zukünftiger Therapieansätze sein, wie

- einfühlsames Verstehen und Empathie,
- das Akzeptieren und Wertschätzen sowie
- die Echtheit, die Konfrontation, Konkretheit, innere Anteilnahme und aktives Bemühen des Therapeuten beinhaltet [Rogers, 1951].

Die therapeutische Bemühung ist orientiert

- am Kräfte- und Begabungsreservoir, am kognitiven Entwurf, an der antizipierten Lösung, an den Veränderungsbereitschaften des Patienten sowie
- an den hilfreichen Ressourcen im Lebensfeld des Patienten [Dührssen, 1988].

Von den Prinzipien der systemischen Therapieansätze werden gültig bleiben

- die Allparteilichkeit (ohne Verlust von Echtheit),
- die Hypothesen generierende Funktion der therapeutischen Intervention (ohne Verlust von persönlicher Überzeugungskraft),
- die Zirkularität, d.h. das ständige Reflektieren des eigenen Anteils im therapeutischen Prozess, sowie
- die Informiertheit des Therapeuten (die therapeutische Intervention ist durch diagnostisches Wissen vorbereitet).

Zukünftige Entwicklungen zur Psychotherapie werden folgenden ethischen Kriterien gerecht werden müssen:

- **Evaluationsgebot:** Im Sinne von Qualitätssicherung wird zukünftige therapeutische Arbeit in stärkerem Maße Dokumentations- und Wirksamkeitsnachweise beinhalten [van Engeland, 1989; Warnke, 1989; Remschmidt und Schmidt, 1993; Mattejat,

1997; Mattejat et al., 1998; Remschmidt und Mattejat, 2001 a, b]. Dies gilt nicht nur für die Entwicklung von Therapieverfahren allgemein, sondern vor allem auch für die Wirksamkeit des therapeutischen Vorgehens beim einzelnen Patienten. In der Kinder- und Jugendpsychiatrie sind dabei Erfolgswahrnehmungen auf Seiten des Kindes bzw. Jugendlichen (Patienten), der Eltern (verantwortlichen Bezugspersonen) und des Therapeuten zu unterscheiden, da sie durchaus nicht immer übereinstimmen [Mattejat und Remschmidt, 1995]: Therapieerfolg ist nicht allein mit Symptombeseitigung gleichzusetzen, sondern beinhaltet auch die subjektive und objektive Verbesserung der Lebensqualität. Therapieplanung wird zentral [Schulte 1996, 1999].

- **Kontrolle der Nebenwirkungen**: Hier liegt ein großes Aufgabenfeld zukünftiger Therapieentwicklung. Allein die Abbruchquote bei Psychotherapien ist bedenklich, sie liegt bei Selbstmeldern stationärer Patienten bei 6%, bei ärztlicher Überweisung bei 8%, bei Anregung durch die Schule bei 11% und bei Veranlassung bzw. Anordnung über Ämter (z.B. Jugendamt, Gerichte) bei 12%. Diese Quoten können nicht zufrieden stellen. Wie die Untersuchungsergebnisse, z.B. zur Ausfallquote beim Elterntraining, gezeigt haben, ist die Ursache dafür nicht ausschließlich unkooperatives Verhalten der Patienten; Therapieabbrüche können auch eine Nebenwirkung therapeutischer Methodik sein [Innerhofer und Warnke, 1978]. Andererseits kann es auch nicht selbstredend als Erfolg gewertet werden, wenn sich therapeutische Beziehungen über Jahre hinziehen, der Therapieerfolg sich aber eher in einer Abhängigkeitsentwicklung des Patienten zum Therapeuten ausdrückt als in einer lebenstüchtigen Verselbstständigung. Da wirksame Therapie immer auch schaden kann, sind Einzelfallanalysen „schlechter Therapien" [z.B. Hemminger und Becker, 1985] durchaus nicht als vernachlässigbare Ausnahmen hinzunehmen. Das Vertrauen von Patienten zu psychotherapeutischen Maßnahmen kontrastiert extrem mit Misstrauen gegenüber psychopharmakologischen Behandlungsmöglichkeiten. Dies muss angesichts der Tatsache, dass Psychopharmaka erst nach strengsten klinischen Prüfungen zum Einsatz kommen dürfen, erstaunen, während andererseits psychotherapeutische Verfahren ungeprüft in unübersehbarer Zahl angewandt werden, ohne dass Effektivitätsnachweise vorausgesetzt und Nebenwirkungsprofile ermittelt werden. Es ist davon auszugehen, dass zukünftig im Rahmen von Qualitätssicherungsmaßnahmen strengere Maßstäbe gesetzt werden.
- **Verzicht auf Schuld zuweisende und strafende Therapieverfahren:** Theorien, die voraussetzen, dass alle neurotischen Entwicklungen im Fehlverhalten verantwortlicher Erzieher gründen müssen, sind implizit Schuld zuweisende Therapiebegründungen, die es zu vermeiden gilt. Die Forderung nach „straffreier" Psychotherapie ist nicht leicht einzulösen. So kann ein Kind, das von seinen Eltern in stationäre kinder- und jugendpsychiatrische Behandlung gegeben wird, den Eltern vorwerfen, dass sie Unrechtes tun und die Klinikeinweisung als Strafe werten, auch wenn sie Hilfe bedeutet. Dem psychotisch Erkrankten, Suchtkranken oder der Patientin mit Anore-

xia nervosa kann es jeglicher Krankheitseinsicht mangeln, so dass die Patienten jede Form der Behandlung als ungerechtfertigte „Strafe“ auffassen, bevor im Laufe des Gesundungsprozesses Krankheitseinsicht und freiwillige Behandlungsbereitschaft erwachsen können. Genauso wie effektive Chirurgie ohne Schmerzzufügung nicht auskommt, so wird auch psychotherapeutisches Wirken nicht mit Nettigkeit und subjektivem Wohlbefinden des Patienten zu verwechseln sein; Psychotherapie wird auch „schmerzhaft“ sein dürfen oder müssen, wenn dies ein Zwischenschritt oder eine vorübergehende Nebenwirkung auf dem Weg zum Erfolg ist. Dennoch: Zukünftige Psychotherapie soll darauf ausgerichtet sein, für das Kind angenehm zu sein, Psychotherapie darf mehr Fröhlichkeit haben und Spaß machen.

- **Sicherstellung der psychotherapeutischen Versorgung:** Ein ethisch-moralisches Problem ist es schließlich, dass nach wie vor Menschen mit psychischen Störungen, die einer Therapie bedürften und bereit wären, ein Therapieangebot anzunehmen, diese nicht erhalten. Es bleibt abzuklären, wieso bei einer Auffälligkeitsrate von rund 13% in einer repräsentativen Stichprobe von Kindern und Jugendlichen bis zum 18. Lebensjahr nur max. 3,9% in Beratungs- und Behandlungseinrichtungen vorstellig werden [Remschmidt und Walter, 1990]. Zukünftige Versorgungsstrukturen werden für eine Regionalisierung des psychotherapeutischen Angebots zu sorgen haben. Der einzelne Therapeut wird sich fragen müssen, ob er nicht den YAVIS-Patienten (Young, Attractive, Verbal, Intelligent, Successful) bevorzugt behandelt und den HOUND-Patienten (Homely, Old, Unattractive, Non-verbal, Dump) eher vernachlässigt [weiterführend: DGKJP et al., 2003 a, b].

3. These: Der psychotherapeutische Fortschritt ist gebunden an Fortschritte in Diagnostik, Differenzialdiagnostik und Nosologie

Neue Krankheitsbilder entstehen, wie etwa die psychiatrischen Problemstellungen bei AIDS-Erkrankten. Neue Erkenntnisse werden auch bei nosologisch sicher begrenzten und „altbewährten“ Krankheitsbildern neue psychotherapeutische Entwicklungen nach sich ziehen. Dies kann auch bedeuten, dass „altbewährte“ psychotherapeutische Interventionen an Bedeutung verlieren, wie dies z.B. in der Behandlung der Tic-Störungen geschehen ist, seitdem die psychopharmakologische Behandlung mit Tiaprid verfügbar ist. Andererseits erhalten psychotherapeutische Ansätze neue Indikationsfelder und bessere Begründungen.

Die Erkenntnis, dass frühkindlicher Autismus in primär hirnorganischen Funktionsabläufen begründet ist und nicht etwa in einer „autismogenen“ Mutter, hat das psychotherapeutische und heilpädagogische Behandlungsvorgehen entscheidend verändert. Nicht der Versuch, erzieherisches Elternverhalten zu modifizieren, um über veränderte Eltern-Kind-Beziehungen angebliche Korrekturen frühkindlicher Fehlprägungen vorzunehmen, sondern vielmehr pragmatische Gesichtspunkte der Förderung stehen im Vordergrund, wie z.B. Frühförderung, Einbeziehung der Eltern im Sinne von Unterrichtung, Entlastung und Stützung, ferner Rehabilitations- und Integrationsmaßnahmen in der Familie sowie in teilstationären und stationären Einrichtungen die sozial-rechtliche Sicherung von Behandlung und die soziale Integration. Diese Entwicklung wird mit der neuen Erkenntnis zur Genese einer psychischen Störung oder Behinderung analog sein.

Erkenntnisse zur Pathogenese und Behandlung des Magengeschwürs haben zu einer Umgewichtung der Therapie geführt. Waren und Marschall entdeckten 1983 den Erreger „Helicobacter pylori“, assoziiert mit B-Gastritis und chronisch-rezidivierendem Magen- und Duodenalulcus. Durch adäquate Pharmakotherapie sind nicht nur chirurgisch-operative Verfahren, sondern auch psychotherapeutische Behandlungsansätze überflüssig geworden. Es ist ein neues Verständnis des Magengeschwürs als sog. „psychosomatisches Leiden“ entstanden. Da nicht das Vorhandensein des Erregers Helicobacter pylori gesetzmäßig mit dem Manifestwerden eines Magengeschwürs assoziiert ist, müssen neben den Keimfaktoren (Zellgiften) auch Faktoren des einzelnen Individuums, wahrscheinlich Stressfaktoren oder Faktoren der Ernährung bzw. eine organische Prädisposition, weiterhin beachtet werden. Dabei wird es zukünftig aber nicht auf die vielfältigen, teilweise hochkomplexen früheren psychodynamischen Erklärungsansätze ankommen, sondern vielmehr auf die Ausschaltung von psychischen Stressvariablen bzw. von Stresserleben. Vorrangig werden verhaltensmedizinische Interventionen an Bedeutung gewinnen. Wird die Pharmakotherapie des Ulkus durch mangelnde Kooperation in der Medikamenteneinnahme nicht verlässlich genug durchgeführt, oder wird die pharmakologische Behandlung durch Fehlverhalten des Patienten, etwa durch fortgesetzten Alkohol- oder Tabakkonsum, unwirksam gemacht, so resultiert nicht nur eine sich fortsetzende Chronifizierung des Ulkusleidens, sondern auch das Risiko einer Karzinombildung. Damit werden verhaltensmedizinische Maßregeln wie z.B. eine Ernährungsberatung oder die Compliance bei der Medikamenteneinnahme bedeutsam. Im Einzelfall bleiben tiefenpsychologische Ansätze indiziert.

Differenzialdiagnostische Erkenntnisse zur Genese bzw. Aufrechterhaltung der Enkopresis haben gleichfalls zu neuen therapeutischen Zugängen geführt. Entwicklungsphysiologisch begründete anorektale Funktionsstörungen ließen sich bei Kindern mit Enkopresis mit manometrischen Verfahren nachweisen. Es fanden sich zu hohe und zu niedrige Druckwerte anorektaler Schließmuskulatur und auch Sensibilitätsstörungen, die die Enkopresis als funktionelle Störung kennzeichnen. Mit bildgebenden Verfahren (Sonographie oder MRT) ist der Nachweis möglich, inwieweit beim Einkoten oder Einschmieren eine Obstipation mit massivem Kotstau ausschlaggebend ist und eine „Überlauf-Enkopresis“ erklärt. Aus einem entweder einseitig organischen Behandlungskonzept bzw. einem einseitig psychotherapeutischen Vorgehen hat sich ein differenziertes, mehrdimensionales Behandlungskonzept entwickeln lassen [Nissen et al., 1991]: psychotherapeutische Behandlungen, im Wesentlichen verhaltenstherapeutische Maßnahmen, eine

Obstipationstherapie durch entsprechende Diät und abführende Maßnahmen sowie eine spezifische funktionelle Übungsbehandlung der Schließmuskulatur mit Biofeedback-Methodik. Dies ist ein Beispiel dafür, wie neuere diagnostische und differenzialdiagnostische Erkenntnisse, die durch neue technische Verfahren (Manometrie, bildgebende Verfahren) möglich wurden, die Entwicklung eines Therapieprogramms eingeleitet haben, das verschiedene Interventionsverfahren kombiniert.

Mit der ICD-10 [Remschmidt, Poustka und Schmidt, 2001] ist bewusst das Augenmerk auf die Möglichkeit gelenkt worden, dass mehrere psychische Krankheitsbilder gleichzeitig vorliegen können (z.B. Tic und hyperkinetisches Syndrom). Die Beachtung von Komorbidität wird auch das psychotherapeutische Vorgehen verändern. Zusätzlich sind assoziierte Störungen im Zusammenhang mit einem Krankheitsbild ins Blickfeld gerückt, wie etwa die Sprachentwicklungsstörung bei Legasthenie.

Ein weiteres Phänomen ist der Symptomwandel, die Metamorphose eines Störungsbildes. Beispiele dafür sind der Übergang des hyperkinetischen Syndroms in eine Störung des Sozialverhaltens [Schmidt, Esser und Moll, 1991] und von Anorexia nervosa in Bulimia nervosa, in eine Angststörung und Depression [Herpertz-Dahlmann et al., 1996]. Psychotherapeutisch relevant sind auch somatische Begleitstörungen, wie etwa die Osteoporose bei Anorexia nervosa [Schlamp et al., 1994] oder Nebenwirkungen von Neuroleptika. Die langfristigen psychosozialen Folgen eines Störungsbildes werden mit den wachsenden Erkenntnissen aus Längsschnittstudien auch die psychotherapeutischen Schwerpunkte verändern. Der Befund, dass ¼ der im Alter von 8 Jahren mit umschriebener Lese-Rechtschreib-Störung diagnostizierten Kinder im Jugendalter bereits strafrechtlich verurteilt sind, muss die Aufmerksamkeit darauf lenken, diese Kinder präventiv vor dissozialen Entwicklungen zu schützen. Dies wird ohne Änderung des schulischen Umgangs mit Schülern, die durch ihre Lese-Rechtschreib-Störung in ihrer schulischen und beruflichen und schließlich auch sozialen Eingliederung gefährdet sind, nicht zu lösen sein. Die Möglichkeit der Eingliederungshilfe gemäß § 35 a des Kinder- und Jugendhilfegesetzes (KJHG) zeigt, dass Erkenntnisse zu den psychosozialen Risiken psychischer Störungen auch zu sozialrechtlichen Hilfestellungen führen müssen. Neuerdings erst sind die Kinder ins Blickfeld gerückt, die mit chronisch kranken Eltern zusammenleben. Es ist davon auszugehen, dass über eine Million Kinder in der Bundesrepublik mit Eltern zusammenleben, die aus Gründen von Krankheit oder Behinderung der elterlichen Sorge nicht gewachsen sein können. Betroffen sind z.B. insbesondere die Kinder alkoholkranker Eltern [von Gontard, 1990]. Zukünftig wird es diesbezüglich zu einer verbesserten Kooperation kommen müssen. Das Beispiel der Folie à deux weist auf jene Kinder hin, die gemeinschaftlich mit psychotisch erkrankten Eltern aufwachsen [Zillessen, Trott und Warnke, 1996; Remschmidt und Mattejat, 1994].

Als weiteres Beispiel sei die „geistige Behinderung" erwähnt. Die positive ethische Hinwendung hat in den letzten Jahren die Voraussetzung dafür geschaffen, dass Menschen mit geistiger Behinderung, die psychisch erkrankt sind, auch Zugang zu einer psychotherapeutischen Behandlung haben. Hier wird es zukünftig einen wichtigen Forschungs- und Praxisbedarf geben.

4. These: Der psychotherapeutische Fortschritt ist gebunden an den technischen Fortschritt

Mit dem Aufkommen der Videotechnik in den 70er Jahren haben sich nicht nur neue interaktionsdiagnostische Möglichkeiten eröffnet, sondern auch psychotherapeutische, wie die videotechnisch gestützte Psychotherapie. Das Münchner Elterntraining ist dafür ein Beispiel [Innerhofer, 1977; Warnke, 1993 b, 1994, 1999]. Die mit dem Rechner gesteuerte funktionelle Übungsbehandlung mit Biofeedback über den PC-Bildschirm bei Enkopresis im Kindesalter zeigt den Gewinn, der mit der Entwicklung bildgebender und rechnergesteuerter Verfahren auch für die Psychotherapie möglich ist [Nissen et al., 1991].

Die Förderung von Schülern mit Legasthenie und von Kindern mit frühkindlichem Autismus ist durch rechnergesteuerte Programme bereichert worden. Inzwischen ist durch bildgebende Verfahren wie SPECT oder PET wahrscheinlich gemacht worden, dass verhaltenstherapeutische Maßnahmen und psychopharmakologische Behandlung gleichsinnige zentral-nervöse Stoffwechselprozesse auslösen können. Es dürfte nicht ausgeschlossen sein, dass zukünftig die Wirksamkeit auch psychotherapeutischer Maßnahmen durch bildgebende Verfahren kontrolliert werden kann, so dass eine neue Dimension, nämlich eine mit „bildgebenden Verfahren kontrollierte Biofeedback-Behandlung“ entstehen könnte. Noch nicht abzusehen sind die Möglichkeiten der Multi-Datenquelle, die sich mit den neuen Informationsübertragungssystemen zentral abrufen lassen und es ermöglichen könnten, sehr rasch differenzierte, individuelle Entscheidungsbäume zur Psychotherapie zu erstellen. Die Fortschritte in der Epilepsie-Chirurgie und allgemeinen Hirnchirurgie lassen es nicht mehr utopisch erscheinen, dass das Methodenspektrum der Psychotherapie um eine etablierte „Psychochirurgie“ erweitert wird.

5. These: Der psychotherapeutische Fortschritt ist gebunden an die Erweiterung der methodischen Vielfalt und an eine Kopplung von Therapietechnik und Therapiesetting

Die Variabilität der uns verfügbaren Techniken des Therapiesettings ist in der Abbildung 5.2 dargelegt.

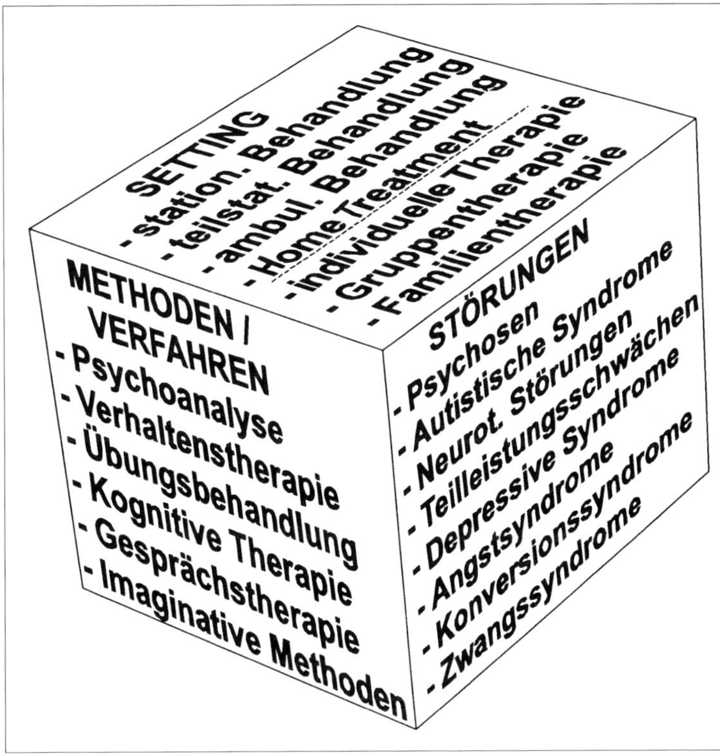

Abb. 5.2: Klassifikation der in der Kinder- und Jugendpsychiatrie gebräuchlichen Psychotherapiemethoden [nach Remschmidt, 1997]

Die Metaanalysen zur Wirksamkeit psychotherapeutischer Verfahren haben deutlich gemacht, dass es wichtig ist, Technik und Therapiesetting dem individuellen Problem anzupassen. Die Vielfalt der Therapiemethoden und der therapeutischen Situationen erlaubt eine individuelle Anpassung an die Problemstruktur. Dem muss auch eine differenzierte Versorgungsstruktur im Verbundsystem der psychosozialen Versorgung entsprechen. Der Profilstruktur der stationären, teilstationären sowie ambulant-mobilen Versorgung und des Home-Treatment entsprechen Schwerpunkte des psychotherapeutischen Vorgehens [Remschmidt und Mattejat, 2001 a, b]. Die Zusammenhänge zwischen Versorgungsleistung und Versorgungsstruktur gehen aus Tabelle 5.1 hervor.

Zukünftige psychotherapeutische Entwicklungen werden die Zusammenhänge zwischen spezifischer psychotherapeutischer Methode und strukturellen Voraussetzungen der Psychotherapie stärker zu beachten haben.

Tab. 5.1: Prozentsatz der Patienten in jeder Behandlungsart, aufgeschlüsselt nach Teileinrichtungen [nach Mattejat et al., 1994]

Behandlungsart	Teileinrichtung				
	Stationen	Tagesklinik	Poliklinik	Ambulanter Dienst	Erziehungs-berechtigte
Psychotherapie/einzeln	85,9%	97,8%	34,3%	42,0%	29,6%
Psychotherapie/Gruppe	35,2%	31,3%	0,8%	3,3%	5,6%
Übungsbehandlung/ einzeln	45,5%	75,2%	3,6%	13,0%	11,3%
Übungsbehandlung/ Gruppe	29,2%	77,4%	1,4%	5,5%	2,9%
Familienbezogene Interventionen	83,1%	93,9%	66,2%	68,7%	88,3%
Andere Interventionen	42,3%	42,8%	19,3%	45,3%	28,8%
Anzahl der Patienten absolut	1.553	182	1.059	915	1.748

6. These: Der psychotherapeutische Fortschritt ist gebunden an die Qualität der Ausbildung, Weiterbildung und Fortbildung

Seit 1993 ist der Facharzt für Kinder- und Jugendpsychiatrie durch die Bezeichnung „Psychotherapie" erweitert worden. Darin drückt sich die nun integrierte vollständige psychotherapeutische Ausbildung des Arztes für Kinder- und Jugendpsychiatrie und Psychotherapie in seiner 5-jährigen Facharztausbildung aus. Die Fachpflegeausbildung Psychiatrie wird im stationären Bereich selbstverständlich sein müssen. Durch die Psychiatriepersonalverordnung ist die Supervision zu einem integralen Teil der Qualitätssicherung kinder- und jugendpsychiatrischer Tätigkeit geworden. Zukünftig wird der Integration von Fort- und Weiterbildungsangeboten im Rahmen von Tagungen der wissenschaftlichen Gesellschaften und der berufsständigen Gesellschaften größere Bedeutung zukommen. Mit dem „Gesetz über die Berufe des Psychologischen Psychotherapeuten", das am 1. Januar 1999 in Kraft trat, sind zwei neue Berufsgruppen entstanden, die innerhalb des kassenärztlichen therapeutischen Versorgungssystems tätig sind. So liegt nun die therapeutische Versorgung in den Händen ärztlicher Psychotherapeuten, psychologischer Therapeuten und Kinder- und Jugendlichenpsychotherapeuten.

7. These: Der psychotherapeutische Fortschritt ist gebunden an den politischen Willen und gesellschaftliche Entwicklungen

Mit der Psychiatriepersonalverordnung ist die interdisziplinäre Konzeption und damit die individuelle psychotherapeutische und milieutherapeutische Betreuung der Kinder und Jugendlichen in kinder- und jugendpsychiatrischen Kliniken entscheidend gestärkt worden. Es besteht nun die Aufgabe, diese personelle Verstärkung durch ökonomische Dienstpläne und kooperative Therapieprogramme für eine Optimalisierung der Psychotherapiemaßnahmen zu nutzen. Mit der Sozialpsychiatrie-Vereinbarung ist es auch dem niedergelassenen Kollegen finanziell möglich geworden, eine interdisziplinäre kinder- und jugendpsychiatrische Versorgung familiennah umzusetzen. Gesundheitspolitisch gilt es durchzusetzen, dass die Verordnung von allen Krankenkassen in allen Bundesländern gleichermaßen anerkannt wird. Mit dem neuen Kinder- und Jugendhilfegesetz hat die Kooperation zwischen Kinder- und Jugendpsychiatrie und Jugendhilfe einen starken Impuls erhalten. Im Aufbau der Versorgungsstrukturen wird der Einrichtung weiterer teilstationärer, ambulanter und mobiler Einrichtungen große Bedeutung zukommen. Die gesellschaftlichen Entwicklungen, die zu einer Zunahme der allein erziehenden Eltern geführt haben, und die Tatsache, dass die Inanspruchnahme psychotherapeutischer Hilfe oft das Ergebnis familiärer Überforderungssituationen ist, lassen zukünftig Sozialarbeit und entlastende Dienste im Zusammenhang mit den psychotherapeutischen Maßnahmen wichtiger werden. Eine verstärkte Kooperation zwischen Kinder- und Jugendpsychiatrie und Jugendhilfe ist deshalb auch zu erwarten [s. weiterführend DGKJP et al., 2003 b].

8. These: Das Bewährte anzuwenden heißt Fortschritt

Unsere Erörterung zeigt, dass die Zukunft der Psychotherapie wesentlich aus dem Konservativen erwächst, indem man sich besinnt und konzentriert auf das, was sich bewährt hat.

Der technische Fortschritt wird zwar auch die Psychotherapie technisieren, Qualitätssicherung wird mehr Ordnung erzwingen – und doch wird die zukünftige Psychotherapie unverändert an „Humanität“ und Mitmenschlichkeit orientiert sein, und die Persönlichkeit des Psychotherapeuten wird die Behandlungsverläufe entscheidend beeinflussen.

Es ist zu wünschen, dass Kinder, Jugendliche und Familien unter psychotherapeutischem Schutz Mut und Vertrauen gewinnen, um sich zu verändern und sich schließlich selbst an einer Verbesserung der gesellschaftlichen Lebensqualität zu beteiligen.

Literatur

Baving L, Schmidt MH, Evaluierte Behandlungsansätze in der Kinder- und Jugendpsychiatrie. I. Z Kinder- und Jugendpsychiatrie und Psychotherapie (2001 a), 29 (3), 189–205

Baving L, Schmidt MH, Evaluierte Behandlungsansätze in der Kinder- und Jugendpsychiatrie. II. Z Kinder- und Jugendpsychiatrie und Psychotherapie (2001 b), 29 (3), 206–220

Borg-Laufs M (2001) Verhaltenstherapie mit Kindern und Jugendlichen. Bd. 2: Interventionsmethoden. dgvt, Tübingen

Borg-Laufs M (1999) Verhaltenstherapie mit Kindern und Jugendlichen: Grundlagen, Methoden, Entwicklungen. In: Reinecker H (Hrsg.), Lehrbuch der Verhaltenstherapie, 455–484. dgvt, Tübingen

Deutsche Gesellschaft für Kinder- und Jugendpsychiatrie und Psychotherapie (DGKJP) et al., Warnke A, Lehmkuhl G (Hrsg.) (2003) Kinder- und Jugendpsychiatrie und Psychotherapie in der Bundesrepublik Deutschland. Schattauer, Stuttgart

Deutsche Gesellschaft für Kinder- und Jugendpsychiatrie und Psychotherapie (DGKJP) et al. (2003) Leitlinien zu Diagnostik und Therapie von psychischen Störungen im Säuglings-, Kindes- und Jugendalter. Deutscher Ärzte-Verlag, Köln

Dührssen D (1988) Beratung von Eltern und Patienten. In: Remschmidt H, Schmidt M (Hrsg.), Kinder- und Jugendpsychiatrie in Klinik und Praxis, Bd. I, 658–664. Thieme, Stuttgart

Engeland H van (1989) Indication for and effectiveness of specific interventions in child psychiatry. In: Schmidt NH, Remschmidt H (Ed.), Needs and prospects of child and adolescent psychiatry, 135–144. Hogrefe & Huber, Toronto

Göbel CH et al., Behandlung hyperkinetischer Kinder im häuslichen Milieu. Zeitschrift für Kinder- und Jugendpsychiatrie (1996), 24, 192–202

Gontard A von, Kinder alkoholkranker Eltern. Zeitschrift für Kinder- und Jugendpsychiatrie (1990), 18, 87–98

Graf-Schimmelmann B, Schulte-Markwort M, Richter R, Die tagesklinische Behandlung in der Kinder- und Jugendpsychiatrie. Zeitschrift für Kinder- und Jugendpsychiatrie (2001), 21, 178–204

Grawe K, Donati R, Bernauer F (1994) Psychotherapie im Wandel. Hogrefe, Göttingen

Heekerens HP, Effektivität von Kinder- und Jungendlichenpsychotherapie im Spiegel von Meta-Analysen. Zeitschrift für Kinder- und Jugendpsychiatrie (1989),17, 150–157

Hemminger H, Becker V (1985) Wenn Therapien schaden. Rowohlt, Hamburg

Herpertz-Dahlmann B (2003) Entwicklungspsychiatrie. In: Herpertz-Dahlmann B, Resch R, Schulte-Markwort M, Warnke A (Hrsg.), Entwicklungspsychiatrie. Biopsychologische Grundlagen und die Entwicklung psychischer Störungen, 315–357. Schattauer, Stuttgart

Herpertz-Dahlmann B et al., Course and out-come in adolescent anorexia nervosa. International Journal of Eating Disorders (1996), 19, 335–345

Innerhofer P, Warnke A (1978) Eltern als Co-Therapeuten. Springer, Berlin, Heidelberg, New York

Innerhofer P (1977) Das Münchner Trainingsmodell. Springer, Berlin, Heidelberg, New York

Kuhn R (1993) Psychotherapie und Psychopharmakologie als ein Behandlungskonzept. In: Nissen G (Hrsg.), Psychotherapie und Psychopharmakologie, 13–18. Huber, Bern

Lauth GW, Brack UB, Linderkamp F (Hrsg.) (2001) Verhaltenstherapie mit Kindern und Jugendlichen. Beltz, Weinheim
Lay B, Blanz B, Schmidt MF, Effectiveness of home treatment in children and adolescents with externalizing psychiatric disorders. Eur Child Adolesc. Psychiatry (2001), 10 (Suppl. 1), 80–90
Lehmkuhl G, Lehmkuhl U, Döpfner M, Psychotherapie mit Jugendlichen. Zeitschrift für Kinder- und Jugendpsychiatrie (1992) 20, 169–184
Lehmkuhl U (Hrsg.) (1991) Therapeutische Aspekte und Möglichkeiten in der Kinder- und Jugendpsychiatrie. Springer, Berlin, Heidelberg, New York
Mattejat F (2002) Familientherapie. In: Esser G (Hrsg.), Lehrbuch der Klinischen Psychologie und Psychotherapie des Kindes- und Jugendalters, 488–512. Thieme, Stuttgart
Mattejat F et al., Efficacy of inpatient and home treatment in psychiatrically disturbed children and adolescents. Eur child Adolesc Psychiatry (2001), 10 (Suppl.), 71–9
Mattejat F, Remschmidt H, Zur Erfassung der Lebensqualität bei psychisch gestörten Kindern und Jugendlichen – eine Übersicht. Z Kinder- und Jugendpsychiatrie und Psychotherapie (1998), 26, 183–196
Mattejat F (1997) Qualitätssicherung. In: Remschmidt H (Hrsg.), Psychotherapie im Kindes- und Jugendalter, 69–77. Thieme, Stuttgart, New York
Mattejat F, Remschmidt H, Die Bedeutung der familialen Beziehungsdynamik für den Erfolg stationärer Behandlungen in der Kinder- und Jugendpsychiatrie. Z Kinder- und Jugendpsychiatrie und Psychotherapie (1995), 23, 71–83
Mattejat F, Gutenbrunner C, Remschmidt H, Therapeutische Leistungen einer kinder- und jugendpsychiatrischen Universitätsklinik mit regionalem Versorgungsauftrag und ihrer assoziierten Einrichtungen. Z Kinder- und Jugendpsychiatrie und Psychotherapie (1994), 22, 154–168
Nissen G (Hrsg.) (1993) Psychotherapie und Psychopharmakotherapie. Huber, Bern
Nissen G et al., Enkopresis bei Kindern. Vorläufige Mitteilung über neue therapeutische und diagnostische Aspekte. Zeitschrift für Kinder- und Jugendpsychiatrie (1991), 19, 170–174
Popper KR (1994) Alles Leben ist Problemlösen. Piper, München
Remschmidt H, Schmidt MH, Poustka F (2001) Multiaxiales Klassifikationsschema für psychische Störungen des Kindes- und Jugendalters nach ICD-10 der WHO. Huber, Bern
Remschmidt H, Mattejat F, The component model of treatment in child and adolescent psychiatry and psychotherapy. Eur Child Adolesc Psychiatry (2001 a), 9, 26–45
Remschmidt H, Mattejat F, Treatment evaluation in child and adolescent psychiatry. Eur Child Adolesc Psychiatry (2001 b), 10 (1) Suppl.
Remschmidt H (1997) Definition, Klassifikation und Anwendungsprinzipien. In: Remschmidt H (Hrsg.), Psychotherapie im Kindes- und Jugendalter, 4–9. Thieme, Stuttgart
Remschmidt H, Warnke A (1996) Mobiler kinder- und jugendpsychiatrischer Dienst. In: Remschmidt H (Hrsg.), Psychotherapie in der Kinder- und Jugenpsychiatrie. Enke, Stuttgart
Remschmidt H, Mattejat F (1994) Kinder psychotischer Eltern. Hogrefe, Göttingen
Remschmidt H, Schmidt M (1993) Therapieevaluation in der Kinder und Jugendpsychiatrie. Enke, Stuttgart
Remschmidt H, Walter R (1990) Psychische Auffälligkeiten bei Schulkindern. Hogrefe, Göttingen
Remschmidt H, Walter R, Warnke A, Konzeption und Versorgungsleistung eines mobilen kinder- und jugendpsychiatrischen Dienstes auf dem Land. Psychiatrische Praxis (1990), 17, 99–106

Rogers CR (1951) Client-centered therapy. Houghton Mifflin, Boston

Schlamp D et al.,Untersuchungen zur Knochendichte bei Anorexia nervosa – mit Anmerkungen zur Prophylaxe und Therapie der Osteoporose. Zeitschrift für Kinder- und Jugendpsychiatrie (1994), 22, 183–188

Schmidt MH, Esser G, Moll GH, Der Verlauf hyperkinetischer Syndrome in klinischen Feldstichproben. Zeitschrift für Kinder- und Jugendpsychiatrie (1991), 19, 78–85

Schulte D (1999) Verhaltenstherapeutische Diagnostik. In: Reinecker H (Hrsg.), Lehrbuch der Verhaltenstherapie. 45–86. dgvt, Tübingen

Schulte D (1996) Therapieplanung. Hogrefe, Göttingen

Schwab JJ (1993) Einige psychodynamische Aspekte der Pharmakotherapie. In: Nissen G (Hrsg.), Psychotherapie und Psychopharmakotherapie, 19–24. Huber, Bern

Steinhausen HC, von Aster M (Hrsg.) (1999) Handbuch Verhaltenstherapie und Verhaltensmedizin bei Kindern und Jugendlichen. Beltz Psychologie-Verlags-Union, Weinheim

Warnke A (2003) Entwicklungspsychiatrie. In: Herpertz-Dahlmann B, Resch R, Schulte-Markwort M, Warnke A (Hrsg.), Entwicklungspsychiatrie. Biopsychologische Grundlagen und die Entwicklung psychischer Störungen, 315–357. Schattauer, Stuttgart

Warnke A, Beck N, Hemminger U (2001) Elterntrainings. In: Borg-Laufs MH (Hrsg.), Lehrbuch der Verhaltenstherapie mit Kindern und Jugendlichen, 631–656. dgvt, Tübingen

Warnke A (1999) Elterntraining. In: Steinhausen HC, von Aster M (Hrsg.), Handbuch Verhaltenstherapie und Verhaltensmedizin bei Kindern und Jugendlichen. Beltz Psychologie-Verlags-Union, Weinheim

Warnke A, Beck N, Wewetzer C, Störungsspezifische Psychotherapie in der Kinder- und Jugendpsychiatrie. Z Kinder- und Jugendpsychiatrie und Psychotherapie (1998), 26, 197–210

Warnke A (1994) Diagnostische Konzepte in der Kinder- und Jugendpsychiatrie. In: Dilling H, Schulte-Markwort E, Feiberger HJ (Hrsg.), Von der ICD-9 zur ICD-10, 201–215. Huber, Bern

Warnke A (1993 a) Elterntraining. In: Steinhausen HC, von Aster M (Hrsg.), Handbuch Verhaltenstherapie und Verhaltensmedizin bei Kindern und Jugendlichen, 583–600. Beltz Psychologie-Verlags-Union, Weinheim

Warnke A (1993 b) Grundzüge der Elternberatung und Elterntherapie. In: Nissen G (Hrsg.), Psychotherapie und Psychopharmakotherapie, 82-–00. Huber, Bern

Warnke A, Entwicklungspsychopathologie – der Krankheitsbegriff in der Kinder- und Jugendpsychiatrie im Verhältnis zu psychosomatischer Sichtweise. Zeitschrift für Kinder- und Jugendpsychiatrie (1993c), 21, 163–179

Warnke A (1993 d) Subjektivität und Objektivität in der kinder- und jugendpsychiatrischen Klinik und Forschung. In: Knölker U, Schulte-Markwort M (Hrsg.), Subjektivität in der kinder- und jugendpsychiatrischen Diagnostik, Therapie und Forschung, 43–76. Häusel-Hohenhausen, Egelsbach

Warnke A (1989) Issues of diagnosis, intervention and outcome management in evaluation research. In: Schmidt NH, Remschmidt H (Ed.), Needs and prospects of child and adolescent psychiatry, 145–148. Hogrefe & Huber, Toronto

Zillessen KE, Trott GE, Warnke A, Induzierte wahnhafte Störungen im Kindes- und Jugendalter. Zeitschrift für Kinder- und Jugendpsychiatrie und Psychotherapie (1996), 24, 117–126

II Störungsspezifische Behandlungsformen

6 Hyperkinetische Störungen

K. Quaschner, G. Schulte-Körne

6.1 Einführung

Der besondere Stellenwert, der den hyperkinetischen Störungen im Bereich der psychischen Auffälligkeiten des Kindes- und Jugendalters zukommt, ergibt sich zunächst daraus, dass es sich um eine der häufigsten Störungsformen handelt. Epidemiologische Angaben schwanken zwar je nach den zu Grunde liegenden Diagnosekriterien, dem Alter der untersuchten Personen und den eingesetzten Erhebungsinstrumenten, meist werden aber Prävalenzraten von 3–5% für Kinder im Grundschulalter angegeben [Cantwell, 1996; Döpfner, 2002].

Es findet sich durchgängig ein erheblicher Geschlechtsunterschied in der Häufigkeit: Während in klinischen Stichproben neunmal mehr Jungen als Mädchen gefunden wurden, ist das Verhältnis in epidemiologischen Stichproben nicht so ausgeprägt; hier liegt es etwa bei 4:1 zu Ungunsten der Jungen. Der Unterschied in diesen Raten ist möglicherweise ein Beleg dafür, dass Mädchen mit diesem Störungsbild nicht so häufig auffallen und diagnostiziert werden, wie es ihrem Anteil in der Bevölkerung entspricht [Cantwell, 1996].

Ein weiterer Beleg für den besonderen Stellenwert der hyperkinetischen Störungen sind die z.T. ausgesprochen kontrovers geführten Diskussionen in Öffentlichkeit und Fachöffentlichkeit. Es sind zwar vor allem Fragen der medikamentösen Behandlung, die im Mittelpunkt dieser Auseinandersetzungen stehen, aber auch andere Aspekte wie Erscheinungsformen und Symptomatik, (mögliche) Ursachen, ja die Existenz einer eigenständigen diagnostischen Kategorie werden heftig diskutiert. Intensität, Inhalt und Ausmaß dieser Diskussionen haben neuerdings Formen angenommen, die die jeweiligen Fachgesellschaften in unterschiedlichen Ländern zu Stellungnahmen veranlassten, um Fehlinformationen und verzerrte Darstellungen zu korrigieren [s. z.B. International consensus statement on ADHD, 2002; Stellungnahmen von Bundesregierung, DGKJP und GKJ, 2003].

Terminologisch findet diese Entwicklung ihren Ausdruck in der zunehmenden Verbreitung des Begriffes „Aufmerksamkeits-Defizit-Syndrom“ (ADS), das von jedermann für nahezu jede Form von „irgendwie“ gearteter Aufmerksamkeits-„Störung“ verwendet wird, ohne dass auch nur ansatzweise eine fachgerechte diagnostische Abklärung stattgefunden hat. **Eine Konsequenz** dieser Ausweitung und Aufweichung des Begriffes besteht darin, dass sehr viele und sehr unterschiedliche Verhaltensweisen darunter fallen (können) und eine sachliche Verständigung darüber, welche die Probleme eines Kindes sind, nur noch schwer möglich ist.

Zu dieser Entwicklung haben sicher auch die Probleme mit beigetragen, die bei der sachgerechten Diagnostik des Störungsbildes auftreten. Vielgestaltigkeit und Wechselhaftigkeit der Symptome belegen eindrucksvoll, wie schwierig es ist, das Syndrom zu fassen und zu definieren.

6.2 Symptomatik, Definition und Klassifikation

Ein durchgehendes Muster dieser Symptome sollte situationsübergreifend auftreten, früh (meist vor dem 7. Lebensjahr) begonnen haben und sich in mind. zwei Lebensbereichen (z.B. Familie, Schule, Untersuchungssituation) manifestieren.

Klassifikatorisch werden im ICD-10 eine „Einfache Aktivitäts- und Aufmerksamkeitsstörung“ (F90.0) und eine „Hyperkinetische Störung des Sozialverhaltens“ (F90.1) unterschieden. Bei Letzterer müssen sowohl die Kriterien für eine hyperkinetische Störung als auch für eine Störung des Sozialverhaltens erfüllt sein [Remschmidt, Poustka und Schmidt, 2001].

Die in Tabelle 6.1 aufgeführten ICD-10-Forschungskriterien geben einen guten Überblick über die vielfältigen Facetten des Störungsbildes.

Die differenzialdiagnostische Abgrenzung des Störungsbildes ist deshalb nicht einfach, weil hyperkinetische Verhaltensweisen bei einer ganzen Reihe von anderen Störungen auftreten können. Die anfangs erwähnte Diskussion um das „ADS“ verdeutlicht, wie wichtig eine auf einer fachgerechten Diagnostik beruhende Abgrenzung und Einordnung von hyperkinetischen Symptomen ist.

Die wesentlichen Differenzialdiagnosen nach Döpfner sind in Tabelle 6.2 aufgeführt.

Komorbidität

Abgesehen von differenzialdiagnostischen Problemen wird die Diagnose zusätzlich dadurch erschwert, dass neben den Kernsymptomen ein sehr hoher Prozentsatz von komorbiden Störungen vorhanden ist. In klinischen Stichproben weisen bis zu zwei Drittel der untersuchten Kinder eine zusätzliche Störung auf [Döpfner, 2002]. Es sind vor allem Störungen des Sozialverhaltens und oppositionelle Störungen, die gemeinsam mit der hyperkinetischen Symptomatik auftreten; aber auch emotionale Probleme in Form von affektiven Störungen oder Angststörungen finden sich in nennenswertem Ausmaß. Häufig anzutreffende schulische Schwierigkeiten verweisen auf zusätzlich vorhandene Lern- und Leistungsstörungen oder Beeinträchtigungen in speziellen Funktionsbereichen. In Tabelle 6.3 werden Art und Häufigkeit der komorbiden Störungen zusammengefasst.

Tab. 6.1: ICD-10-Forschungskriterien für hyperkinetische Störungen [Remschmidt, Poustka und Schmidt, 2001, S. 35f.]

A. Unaufmerksamkeit: Die Kinder
sind häufig unaufmerksam gegenüber Details oder machen Sorgfaltsfehler bei den Schularbeiten und sonstigen Arbeiten und Aktivitäten;
sind häufig nicht in der Lage, die Aufmerksamkeit bei Aufgaben und Spielen aufrechtzuerhalten;
hören häufig scheinbar nicht, was ihnen gesagt wird;
können Erklärungen oft nicht folgen oder ihre Schularbeiten, Aufgaben oder Pflichten am Arbeitsplatz nicht erfüllen (nicht wegen oppositionellen Verhaltens, oder weil die Erklärungen nicht verstanden werden);
sind häufig beeinträchtigt, Aufgaben und Aktivitäten zu organisieren;
vermeiden ungeliebte Arbeiten wie Hausaufgaben, die häufig geistiges Durchhaltevermögen erfordern;
verlieren häufig Gegenstände, die für bestimmte Aufgaben wichtig sind, z.B. für Schularbeiten Bleistifte, Bücher, Spielsachen und Werkzeuge;
werden häufig von externen Stimuli abgelenkt;
sind im Verlauf der alltäglichen Aktivitäten oft vergesslich.
B. Überaktivität: Die Kinder
fuchteln häufig mit Händen und Füßen oder winden sich auf den Sitzen;
verlassen ihren Platz im Klassenraum oder in anderen Situationen, in denen Sitzenbleiben erwartet wird;
laufen häufig herum oder klettern exzessiv in Situationen, in denen dies unpassend ist (bei Jugendlichen oder Erwachsenen entspricht dies nur einem Unruhegefühl);
sind häufig unnötig laut beim Spielen oder haben Schwierigkeiten bei leisen Freizeitbeschäftigungen;
zeigen ein anhaltendes Muster exzessiv motorischer Aktivitäten, die durch den sozialen Kontext oder Verbote nicht durchgreifend beeinflussbar sind.
C. Impulsivität: Die Kinder
platzen häufig mit der Antwort heraus, bevor die Frage beendet ist;
können häufig nicht in einer Reihe warten oder warten, bis sie bei Spielen oder Gruppensituationen an die Reihe kommen;
unterbrechen und stören andere häufig (z.B. mischen sie sich ins Gespräch oder ins Spiel anderer ein);
reden häufig exzessiv unangemessen ohne auf soziale Beschränkungen zu reagieren.

Tab. 6.2: Differenzialdiagnose hyperkinetischer Störungen [nach Döpfner, 2002]

Hyperkinetische Symptome können auftreten bzw. bedingt sein durch
• als altersgemäße Verhaltensweisen bei aktiven Kindern
• Medikamente oder neurologische Störungen
• bei Intelligenzminderung
• bei schulischer Überforderung
• bei schulischer Unterforderung
• als Folge chaotischer psychosozialer Bedingungen
• als oppositionelle Verhaltensweisen
• bei psychomotorischer Erregung und als Konzentrationsstörungen bei affektiven Störungen und Angststörungen
• bei Autismus, Schizophrenie und Manie

Tab. 6.3: Art und Häufigkeit komorbider Störungen [nach Cantwell, 1996; Döpfner, 2002]

• Störungen des Sozialverhaltens (30–50%) bzw. oppositionelle Störungen (bis zu 50%)
• Affektive Störungen (15–20%)
• Angststörungen (20–25%)
• Lern- und Leistungsstörungen (10–25%)
• Tic-Störungen sowie Sprech- und Sprachstörungen (gehäuft)

6.3 Diagnostik

Die Diagnostik der hyperkinetischen Störung verlangt ein mehrdimensionales Vorgehen, das dem komplexen Erscheinungsbild Rechnung trägt. Nach Cantwell [1996] sollten die diagnostischen Maßnahmen eine ausführliche Exploration von erwachsenen Bezugspersonen, also vor allem der Eltern, aber auch der Lehrer, beinhalten. Neben der aktuellen Symptomatik sind dabei anamnestische Informationen der Eltern über den Entwicklungsgang von besonderer Bedeutung. Natürlich sollte auch der Patient selbst in altersangemessener Art und Weise zu seiner Symptomatik befragt werden. Die körperliche Untersuchung sollte nach den „Leitlinien“ der Fachgesellschaft [DGKJP, 2003] zunächst in einer orientierenden internistischen und neurologischen Untersuchung bestehen und – falls indiziert – durch weitergehende Untersuchungen, z.B. Hör- oder Sehtests, ergänzt werden. Bei der apparativen Labordiagnostik ist auf mögliche begleitende körperliche

Tab. 6.4: Diagnostische Maßnahmen [nach Cantwell, 1996]

- Umfassendes Erwachsenen-Interview (Eltern, Lehrer, u.a.)
- Altersangemessenes Interview mit dem Patienten
- Körperliche Untersuchung
- Testpsychologische Untersuchung des Leistungsbereiches (Intelligenz, Teilleistungsstörungen)
- Einsatz von Fragebogen-Verfahren und Rating-Skalen
- In bestimmten Fällen: Abklärung von Sprache und Motorik

Erkrankungen (z.B. Störungen des Schilddrüsenstoffwechsels) sowie auf akute und chronische zerebrale Erkrankungen zu achten, die durch eine EEG-Ableitung ausgeschlossen werden sollten [DGKJP, 2003].

Die Überprüfung des intellektuellen Leistungsvermögens sollte sowohl die Abklärung der allgemeinen Intelligenz wie auch die Prüfung auf spezifische Teilleistungsstörungen beinhalten.

Der Einsatz von Fragebogen-Verfahren zur Erfassung der allgemeinen Psychopathologie wird ebenso empfohlen wie derjenige von speziellen, störungsbezogenen Rating-Skalen. Als Beispiel für Erstere kann die „Child Behavior Checklist" (CBCL) von Achenbach dienen [Achenbach und Edelbrock, 1983], während bei Letzteren die in verschiedenen Versionen (z.B. Eltern, Lehrer) existierende Conners-Skala [Conners, 1973] weit verbreitet ist.

Je nach individueller Problematik kann auch die Abklärung von Sprache und Motorik erforderlich sein. In Tabelle 6.4 werden die von Cantwell [1996] aufgeführten diagnostischen Maßnahmen noch einmal zusammengefasst.

6.4 Ätiologie, Pathogenese und Verlauf

Für die Entstehung der Störung wird eine multifaktorielle Genese angenommen. Ganz allgemein scheint es sich um eine Interaktion von biologischen und psychosozialen Faktoren zu handeln, wobei in den letzten Jahren den biologischen Bedingungen größere Bedeutung beigemessen wird. Psychosoziale Faktoren dürften vor allem eine Rolle für den Verlauf, den Ausprägungsgrad und die Stabilität spielen.

Die wesentliche Ursache scheint in einer genetischen Disposition zu liegen, die eine Störung des Neurotransmitter-Stoffwechsels, vor allem des Dopamin-Stoffwechsels, hervorruft. Neuropsychologisch werden dadurch Veränderungen in der Selbstregulation verursacht, so dass insbesondere die exekutiven Funktionen beeinträchtigt werden. Psycho-

Tab. 6.5: Verlauf hyperkinetischer Störungen [nach Lehmkuhl und Döpfner, 2003]

Säuglings- und Kleinkindalter	• Sehr hohes, psychophysiologisches Aktivitätsniveau • Ungünstige Temperamentsmerkmale (Schlafprobleme, Essprobleme, gereizte Stimmung) und negative Eltern-Kind-Interaktion
Vorschulalter	• Hyperaktivität (ziellose Aktivität) • Geringe Spielintensität und -ausdauer • Entwicklungsdefizite • Oppositionelles Verhalten • Risikofaktoren für ungünstige Entwicklung: aversive Eltern-Kind-Interaktion, Aggressivität des Kindes, Entwicklungsdefizite
Grundschulalter (Schuleintritt)	• Unruhe, Ablenkbarkeit im Unterricht • Lernschwierigkeiten, Teilleistungsschwächen • Umschulungen, Klassenwiederholungen • Aggressives Verhalten (mind. 30–50%) • Ablehnung durch Gleichaltrige • Leistungsunsicherheit, Selbstwertprobleme
Jugendalter	• Verminderung der motorischen Unruhe • Aufmerksamkeitsstörung persistiert häufig • Aggressives Verhalten • Dissoziales Verhalten, Delinquenz (30%) • Alkohol/Drogenmissbrauch • Emotionale Auffälligkeiten
Erwachsenenalter	• Persistenz hyperkinetischer Symptome bei 30–60% • Ausgeprägte Symptomatik bei ca. 30% • Geringe Schulbildung • Delinquenz und dissoziale Persönlichkeitsstörung bei etwa 15–30%

soziale Faktoren wie etwa negative Interaktionen des Kindes mit seinen Bezugspersonen, ungünstige Bedingungen in Familie, Schule und sozialem Umfeld verschärfen die Symptomatik und begünstigen einen chronischen Verlauf [Lehmkuhl und Döpfner, 2003].

Hinsichtlich des Verlaufs ist anzumerken, dass es sich um ein chronisches Störungsbild handelt, das keineswegs – wie früher angenommen – mit der Adoleszenz endet. Längsschnittstudien zeigen, dass die Symptomatik bis in das Erwachsenenalter hinein besteht, wobei es alterstypische, entwicklungsabhängige Charakteristika im Erscheinungsbild gibt, die in Tabelle 6.5 als Übersicht dargestellt sind [nach Lehmkuhl und Döpfner, 2003].

6.5 Therapie und Prognose

Angesichts der Komplexität des Störungsbildes sind bei Indikationsstellung und Therapieplanung eine ganze Reihe von Kriterien zu berücksichtigen. Primäres Ziel der Behandlung sollten diejenigen Situationen und Lebensbereiche sein, in welchen die Symptome die größten Beeinträchtigungen hervorrufen. Weiterhin ist zu berücksichtigen, dass Behandlungseffekte über das Therapieende hinaus zumeist nicht lange anhalten und dass mit Generalisierungseffekten auf andere Lebensbereiche nicht zu rechnen ist [AACAP, 1997].

Neben diesen – eher die allgemeinen Rahmenbedingungen einer Behandlung betreffenden – Kriterien sind spezifischere Faktoren zu berücksichtigen. Dazu gehört das jeweilige Erscheinungsbild der Störung, d.h. ganz konkret die Frage, welches Symptom bzw. welche Symptome im Vordergrund stehen und welche komorbiden Symptome u.U. zu berücksichtigen sind. Alter und Entwicklungsstand, hier u.a. die kognitive Entwicklung, liefern wichtige Informationen darüber, wie die Kooperationsfähigkeit eines Patienten einzuschätzen ist und in welcher Form und in welchem Ausmaß er in die Behandlung miteinbezogen werden kann [Quaschner, 1997].

Die vielfältigen zu berücksichtigenden Kriterien verweisen darauf, dass eine Behandlungsmethode alleine nicht hinreichend ist, sondern dass mehrere Komponenten und Schritte in Behandlungsprogrammen zusammenzufassen und aufeinander abzustimmen sind. Diese – auch als multimodale Behandlung bezeichnete – Art des Vorgehens gilt schon seit längerem als die Erfolg versprechendste und am besten überprüfte Therapie [Döpfner, 2002; Quaschner, 1990; Cantwell, 1996]. Mittlerweile liegen derartige Behandlungsprogramme auch in manualisierter Form vor [s. z.B. Döpfner, Frölich und Schürmann, 1998].

Die einzelnen Komponenten der Behandlungsprogramme lassen sich nach den jeweiligen Ansatzpunkten als individuum- oder umfeldbezogene Maßnahmen einteilen, wobei wiederum im Umfeld einerseits den Eltern bzw. der Familie, andererseits dem jeweiligen institutionellen Rahmen, d.h. vor allem der Schule oder dem Kindergarten, zentrale Bedeutung zukommen [Quaschner, 1990].

6.5.1 Umfeldbezogene oder psychosoziale Maßnahmen

Eltern, Familie

Information und Beratung. Die Einbeziehung der Eltern gilt als unverzichtbarer Bestandteil der Behandlung [Cantwell, 1996]. Die Intensität dieser Zusammenarbeit reicht dabei von eher begleitenden Informations- und Beratungsgesprächen bis hin zu ausführlichen und hochstrukturierten Trainingsprogrammen, die auf eine Modifikation des elterlichen Erziehungsverhaltens abzielen.

Tab. 6.6: Allgemeine Regeln für den konsequenten Umgang mit hyperkinetischen Kindern [nach Barkley, 1990]

• Regeln, Instruktionen und Anweisungen für hyperaktive Kinder sollten klar und kurz formuliert sein sowie deutlich – d.h. unter Umständen sichtbar und hörbar – vorgetragen und veranschaulicht werden
• Konsequenzen sollten schnell und umgehend eingesetzt werden, d.h. möglichst zeitnah zum jeweiligen Zielverhalten
• Im Hinblick auf die motivationalen Probleme hyperaktiver Kinder sollten Konsequenzen wesentlich häufiger eingesetzt werden
• Die Reaktionen und Konsequenzen sollten intensiver, stärker, größer sein als im Umgang mit gesunden Kindern
• Konsequenzen mit bestrafendem Charakter wie „Response cost" oder „Time-out" sollten eingebettet sein in ein System von positiven Konsequenzen: „Positives before negatives" gilt stärker als bei gesunden Kindern
• Es sollte ein häufiger Wechsel von Verstärkern und Belohnern stattfinden, da bei hyperaktiven Kindern schneller Sättigungs- und Gewöhnungseffekte eintreten als bei gesunden Kindern
• Vorausschauende Planung und zeitliche Vorstrukturierung erleichtern es den betroffenen Kindern, sich auf veränderte Abläufe und Situationen, in denen andere Regeln gelten, umzustellen („Anticipation is the key with ADHD children")

Informationen über das Störungsbild zu vermitteln, ist nicht zuletzt deshalb von Bedeutung, weil die problematischen Verhaltensweisen eines Kindes – insbesondere von Personen aus dem Umfeld wie Verwandten oder Erziehern – häufig als Folge erzieherischen Versagens und Inkompetenz seitens der Eltern interpretiert werden. Neben einer veränderten Sichtweise im Hinblick auf Erscheinungsbild, Ursachen und Verlauf der Störung geht es im Kontakt mit den Eltern auch darum, die mit den erwähnten Schuldzuweisungen einhergehenden Schuldgefühle abzubauen bzw. zu relativieren.

Da nicht alle Eltern – aus welchen Gründen auch immer – an speziellen Trainings teilnehmen wollen oder können, gilt es für den Behandler, eine Form der Zusammenarbeit mit den Eltern zu finden, die dennoch gewisse Hilfestellungen bietet. Als hilfreich haben sich z.B. die „Regeln für den Umgang mit hyperaktiven Kindern" bewährt, wie sie von Barkley [1990] unter Anlehnung an verhaltenstherapeutische Prinzipien formuliert wurden (s. Tab 6.6).

Elterntrainings. Sehr viel strukturierter – und aufwändiger – sind spezielle Trainingsprogramme für Eltern. Dabei werden in regelmäßigen Sitzungen und in systematischer Weise über einen längeren Zeitraum hinweg bestimmte Verhaltensweisen im Umgang mit den Kindern aufgebaut und eingeübt. Natürlich setzt die Teilnahme an derartigen Programmen auf Seiten der Eltern eine Kooperationsbereitschaft und -fähigkeit voraus, die nicht bei allen Betroffenen gegeben ist.

Eines der bekanntesten Programme im deutschsprachigen Raum ist das „Therapieprogramm für Kinder mit hyperkinetischem und oppositionellem Verhalten (THOP)" von Döpfner, Frölich und Schürmann [1998], welches durch einen Elternratgeber [„Wackelpeter und Trotzkopf", Döpfner, Lehmkuhl und Schürmann, 2000] ergänzt wird. Auf verhaltenstherapeutischer Grundlage werden hier Themen behandelt wie „Problemdefinition und Störungskonzept", „Förderung positiver Eltern-Kind-Interaktionen", Interventionsmöglichkeiten bei verschiedenen Problemen bis hin zur Stabilisierung der erzielten Effekte.

Ganz allgemein bestehen die Trainingsprogramme für Eltern aus einer Kombination folgender Komponenten: Einsatz von schriftlichem Informationsmaterial, Einführung der Eltern in die Prinzipien des sozialen Lernens und des Kontingenzmanagements, Modell-Lernens und Einübung spezifischer Fertigkeiten [AACAP, 1997].

Was die Effektivität betrifft, so hat sich die Einbeziehung der Eltern in verschiedenen Studien als ein wirksames Mittel zur Veränderung hyperaktiven Verhaltens erwiesen [s. z.B. Döpfner, 2002].

Schule bzw. Einrichtungen

Neben dem familiären Bereich hat der jeweilige institutionelle Rahmen, in dem sich hyperaktive Kinder aufhalten, große Bedeutung für die Behandlung. Im Vordergrund stehen dabei natürlich Einrichtungen wie der Kindergarten oder die Schule. Aber auch Institutionen wie Heime oder klinische Stationen sind für einen bestimmten Anteil von (schwerer) Betroffenen von Relevanz [s. z.B. Warnke und Quaschner, 1997].

Ähnlich wie in der Zusammenarbeit mit den Eltern sind es auch hier vor allem operante Techniken der Verhaltenstherapie, die zum Einsatz kommen. Systematische Verstärkerprogramme werden als Kontingenzmanagement zum Aufbau erwünschten Verhaltens ebenso eingesetzt wie spezielle Techniken (z.B. Timeout) zur Unterbrechung bzw. zum Abbau unerwünschten Verhaltens [Quaschner, 1997].

In der Schule als der letztlich bedeutsamsten Institution zielen die Interventionen außer auf eine Verbesserung des Leistungsverhaltens auf eine Änderung des Sozialverhaltens in der Klasse wie im Kontakt mit Gleichaltrigen [Cantwell, 1996]. Die Zusammenarbeit zwischen Schule und Behandlern gestaltet sich dabei sehr unterschiedlich und scheint im angelsächsischen Raum selbstverständlicher und einfacher zu sein. Behandlungsprogramme vergleichbar denjenigen, die bei den Eltern zum Einsatz kommen, spielen dort eine größere Rolle [Pfifner und Barkley, 1990]. Im Kern handelt es sich dabei um

Programme, die ein strukturiertes, vorhersehbares Umfeld schaffen, in dem klare und bekannte Regeln sowie systematische Verstärkungsbedingungen gelten [s. die oben aufgeführten Regeln von Barkley, 1990].

6.5.2 Kindbezogene Maßnahmen

Medikamentöse Behandlung

Im Vordergrund der medikamentösen Behandlung stehen die Stimulanzien. Hinsichtlich seiner Wirksamkeit am besten untersucht ist die Substanz Methylphenidat (MPH; z.B. als Ritalin, Medikinet im Handel). Mehrfach repliziert und erst kürzlich durch eine amerikanische kollaborative Untersuchung an großen Stichproben belegt ist die Wirksamkeit des Methylphenidats bei der Behandlung der Hyperkinetischen Störung [MTA Cooperative Group, 1999 a, b]. Methylphenidat blockiert die Wiederaufnahme von Dopamin und Noradrenalin. Da Methylphenidat bereits nach ein bis zwei Stunden nach Einnahme einen maximalen Plasmaspiegel erreicht, führt es sehr schnell zu einer Symptomreduktion. Die Kurzzeitwirkung ist gut belegt, die Langzeitwirkung (> 12–24 Monate) zeigen einzelne Studien [Gillberg et al., 1997 Schachar et al. 1997]. MPH reduziert die Hyperaktivität und Impulsivität, verbessert die Aufmerksamkeit und wirkt sich somit auch positiv auf die Lern- und Leistungsfähigkeit aus.

Während bisher als relative Kontraindikation (zu Kontraindikationen, s. Tab. 6.7) des Einsatzes vorhandene Tic-Störungen (Empfehlung des Herstellers, beim Tourette-Syndrom MPH nicht einzusetzen) und Anfallsleiden gesehen wurden, zeigen aktuelle Studien, dass MPH bei bestehendem Anfallsleiden oder Tic-Störung, die entsprechend pharmakologisch behandelt werden, eingesetzt werden kann [Gross-Tsur et al., 2002; Gucuyener et al., 2003; Kurlan, 2003]. Auch die Befürchtung, dass MPH die Gefahr eines späteren Substanzmissbrauchs erhöhe, erscheint ungerechtfertigt [Resch und Rothenberger, 2002].

Abhängig von der Schwere der Symptomatik wird MPH einmal bzw. mehrmals pro Tag verabreicht. Durch die Entwicklung von Retardpräparaten mit verzögerter Freisetzung des MPH (z.B. Medikinet-Retard) und von Kombinationspräparaten mit schneller und verzögerter Freisetzung des MPH (z.B. Concerta) kann eine Wirkdauer bis zu 12 Stunden erreicht werden. Dadurch kann auch ein nicht selten beobachtetes Rebound-Phänomen vermieden werden. Dies tritt nach dem plötzlichen Nachlassen der MPH-Wirkung ein – z.B. am späten Vormittag und am Nachmittag – und ist durch überschießende Aktivität und Impulsivität gekennzeichnet. Außerdem können durch einen über den Tag anhaltenden Wirkspiegel schwierige Tagessituationen, in denen die Symptomatik der HKS häufig durch abklingende MPH-Wirkung besonders zum Tragen kommt, wie z.B. die Busfahrt von der Schule oder das Mittagessen, besser kontrolliert werden.

Tab. 6.7: Kontraindikationen für den Einsatz von MPH [nach AACAP 2002]

- Hypertonie
- Glaukom
- Hyperthyreodismus
- Herz-Kreislauferkrankung
- Akute Psychose
- Substanzmissbrauch

Tab. 6.9: Nebenwirkungsspektrum des MPH

Mögliche Nebenwirkungen
• Appetitstörungen
• Einschlafstörungen
• Bauch- und Magenbeschwerden
• Brechreiz
• Gewichtsabnahme
• Blutdruckanstieg
• Tachykardie
• Kopfschmerzen
• Psychotische Episode
• Tics
• Tagträumen
• Ängstlichkeit
• Nägelkauen

MPH wird mit einer Dosierung von 0,5–1,0 mg/kg Körpergewicht dosiert, die Maximaldosis sollte nach Herstellerangaben 60 mg nicht überschreiten (s. Tab. 6.8). Die Dosierung sollte individuell titriert werden; initial wird meistens mit 5 mg begonnen und dann wöchentlich ggf. um 5–10 mg gesteigert. MPH wird in Einzelfällen bereits im Vorschulalter als wirksam beschrieben [Musten et al., 1997] und kann bis ins Erwachsenenalter eingesetzt werden. Allerdings empfiehlt der Hersteller, MPH nicht bei Kindern jünger als 6 Jahre einzusetzen.

Medikamentenpausen wurden in der Vergangenheit u.a. wegen einer möglichen Störung des Längenwachstums empfohlen. Aktuelle Untersuchungen können diesen Zusammenhang jedoch nicht bestätigen [Biederman et al., 2003], so dass Medikamentenpausen dann empfohlen werden, wenn die Notwendigkeit des Einsatzes von MPH überprüft werden soll (Auslassversuche).

Tab. 6.8: Substanzen, Handelsnamen und Dosierungsempfehlungen zur Behandlung des HKS

Substanzgruppe	Handelsname	Halbwertzeit (Stunde)	Dosierungsbereich mg/kg KG
Methylphenidat	Ritalin, Medikinet Equasym	2,5	0,5–1,0
	Concerta (noch nicht eingeführt)		Tagesdosis 16 mg entspricht 3x5 mg nicht retardierten MPH
D-Amphetamin	Amphetaminsaft	5–8	0,1–0,5
Pemolin	Tradon	8–12	0,5–3,0

Tab. 6.10: Empfohlene Untersuchungen zu Beginn und während des Verlaufs der Behandlung der HKS (möglichst alle 3–6 Monate)

- Monitoring
- Differenzialblutbild (insbesondere beim Einsatz von Antidepressiva)
- Leberenzyme (insbesondere beim Einsatz von Pemolin)
- EKG
- Gewicht
- Körpergröße
- Blutdruck

MPH weist relativ wenige Nebenwirkungen auf (s. Tab. 6.9). Die häufigsten Nebenwirkungen, Einschlafstörungen und Appetitverlust, hängen häufig mit der Höhe der Dosierung und der zeitlichen Verabreichung von MPH zusammen. So führt eine Reduktion der Dosis nicht selten zu einer Zunahme des Appetits, und der Verzicht bzw. die Reduktion einer späten Medikamenteneinnahme (nach 16.00 Uhr) verbessert häufig die Einschlafproblematik.

Wichtig bei der pharmakologischen Behandlung der HKS ist das regelmäßige Überwachen der Behandlung durch Verlaufsdokumentation und ggf. Untersuchungen (s. Tab. 6.10).

Trotz der guten Wirksamkeit und Verträglichkeit des Methylphenidats wird der Einsatz dieser Substanz bedingt durch Voreingenommenheiten oder Unkenntnis z.T. heftig bekämpft. Die Gegner dieser Therapie bedenken dabei nicht, dass dadurch ca. 70% der Betroffenen eine der wirksamsten Interventionsformen verweigert wird. In Anbetracht des häufig sehr schlechten Langzeitverlaufs und der durch die Störung bedingten erheblichen psychosozialen Einschränkungen ist es unverständlich, diese evaluierte und wirksame Intervention nicht durchzuführen.

Ein großes Problem der letzten Jahre stellt die Zunahme der Verordnungszahlen des MPH dar [Schubert et al., 2001; von Ferber et al., 2003]. Dies ist sicherlich nicht nur auf die Zunahme der Inzidenz der Störung zurückzuführen, sondern hängt wesentlich mit der mangelnden Erfahrung in der Diagnostik und Behandlung der hyperkinetischen Störungen zusammen. Als Beispiel für die Unerfahrenheit ist, dass MPH häufig nur einmalig oder nur kurzfristig (für vier Monate) verschrieben wurde [von Ferber et al., 2003].

Medikament der zweiten Wahl ist Pemolin. Auf Grund der potenziellen hepatotoxischen Wirkung des Pemolins kann die Behandlung nur bei lebergesunden Patienten mit normalen Leberfunktionswerten begonnen werden. Es sollte eine engmaschige, mind. zweiwöchige Kontrolle von SGPT, SGOT und y-GT durchgeführt werden [Arzneimittelkommission der deutschen Ärzteschaft, 2000]. Insgesamt ist die Wirkung deutlich geringer im Vergleich zum MPH einzustufen. Eine Wirkung tritt oft erst nach zwei bis drei Wochen ein.

Bei HKS mit Vorliegen von depressiven Symptomen ist eine Behandlung mit trizyklischen Antidepressiva (Imipramin, Desipramin) sinnvoll. Bei HKS und depressiver Störung kann aber auch die Behandlung mit MPH und einem selektiven Serotonin-Reuptake-Hemmer sinnvoll sein [Pliszka et al., 2000]. MPH wirkt auch bei HKS mit komorbid auftretenden Angststörungen und Störungen des Sozialverhaltens.

In den USA wurde die neue Substanz Atomoxetin (Strattera) für die Behandlung der HKS eingesetzt und evaluiert. Zur Behandlung beim Aufmerksamkeitsdefizit/Hyperaktivitätsdefizit (ADHD) ist es in den USA bereits zugelassen. Das Medikament Atomoxetin hat sowohl die Zulassung bei Erwachsenen als auch bei Kindern und Jugendlichen erhalten. Der Wirkstoff Atomoxetin gehört zur Gruppe der selektiven Noradrenalin-Wiederaufnahmehemmer, nicht zur Gruppe der Psychostimulanzien. Erste Studien zur Wirksamkeit zeigen eine vergleichbar gute Wirkung wie MPH [Spencer et al., 2002]. Eine Zulassung in Europa wird in den nächsten zwei Jahren erwartet.

Verhaltenstherapeutische Maßnahmen

Verhaltenstherapeutische Techniken, die auf dem Prinzip des operanten Konditionierens beruhen, betonen sehr stark den Aspekt der Außen- bzw. Fremdkontrolle. Insofern sind sie gut geeignet für die Beratung von Bezugspersonen wie Eltern und Lehrer. Darüber hinaus werden an weiteren verhaltenstherapeutischen Maßnahmen eine Reihe von direkt auf den Patienten bezogenen Verfahren eingesetzt. Je nach Alter und individueller Problemlage zielen sie darauf ab, die Impulskontrolle zu verbessern, Gefühle wie Ärger und Wut zu regulieren und die soziale Kompetenz zu erhöhen [Cantwell, 1996].

Tab. 6.11: Schritte des Selbstinstruktionstrainings [nach Meichenbaum, 1979]

1.	Das Kind beobachtet zunächst ein selbstverbalisierendes Modell (in aller Regel der Therapeut, aber durchaus auch ein anderes Kind), wie es eine Aufgabe erfolgreich löst („Kognitives Modeling")
2.	Im Anschluss daran führt das Kind dieselbe Aufgabe durch, wobei es den verbalen Instruktionen des Modells folgt („Offene externale Führung")
3.	Dann wird dem Kind gesagt, dass es bei der Durchführung der Aufgabe selbst laut sprechen und dabei die Verbalisation des Modells möglichst nachahmen soll („Offene Selbstführung")
4.	Nun soll sich das Kind bei der Bearbeitung der Aufgabe die Instruktionen selbst zuflüstern („Ausgeblendete offene Selbstführung")
5.	Schließlich soll das Kind die Aufgabe ausführen und seine Handlung durch innere Sprache lenken („Verdeckte Selbstinstruktionen")

Spieltrainings für jüngere Kinder werden zur Steigerung von Intensität und Ausdauer des Spielverhaltens empfohlen, Selbstinstruktionstrainings zum Aufbau von reflexivem Arbeitsverhalten und Selbstmanagement-Methoden zur Einleitung von eigenständigen Verhaltensänderungen bei älteren Patienten [Döpfner, 2002].

Das Selbstinstruktionstraining nach Meichenbaum [1979] macht sich die handlungsleitende Funktion, die Selbstverbalisationen insbesondere für jüngere Kinder haben, zu Nutze. Im Einzelnen beinhaltet es die in Tabelle 6.11 aufgeführten Schritte.

Im deutschsprachigen Raum haben Lauth und Schlottke [Lauth und Schlottke, 1999] ein Selbstinstruktionsprogramm vorgelegt, das eine Verbesserung des Arbeitsverhaltens bzw. der Aufmerksamkeit zum Ziel hat.

Das beeinträchtigte Sozial- und Kontaktverhalten kann durch spezielle Trainings zum Aufbau sozialer Kompetenzen behandelt werden. Diese Programme sollen zum einen das Wissen der Kinder über soziale Zusammenhänge mehren, zum anderen sollen diejenigen sozialen Fertigkeiten aufgebaut werden, die im Verhaltensrepertoire des Kindes fehlen bzw. nur ansatzweise vorhanden sind. Ein Problem derartiger Trainingsprogramme besteht allerdings in der mangelhaften Generalisierung auf die natürliche Lebensumwelt der Kinder [Guevremont, 1990].

6.6 Wirksamkeit und Effektivität

Die Betonung eines multimodalen Behandlungsansatzes verweist bereits darauf, dass eine einzige Therapiemethode für die Behandlung hyperkinetischer Störungen nicht in Frage kommt. Insbesondere wird auch in den Leitlinien der Fachgesellschaft explizit formuliert, dass „die Wirksamkeit non-direktiver oder tiefenpsychologischer Therapie zur alleinigen Behandlung der hyperkinetischen Kernsymptomatik“ nicht belegt ist und dass es sich dabei um „entbehrliche Therapiemaßnahmen“ handelt [DGKJP, 2003]. Demgegenüber bewegt sich die Diskussion über wirksame Behandlungsformen überwiegend um Fragen, welchen Stellenwert die medikamentöse Behandlung oder verschiedene verhaltenstherapeutische Techniken haben bzw. wie beide zu kombinieren sind. Ohne auf Einzeltechniken näher einzugehen kann festgehalten werden, dass eine Kombination von medikamentöser Behandlung mit verschiedenen verhaltenstherapeutischen Techniken die vergleichsweise beste Wirksamkeit erzielt. Dies gilt insbesondere auch für die kritischen Bereiche der Dauerhaftigkeit und der Generalisierung von Therapieerfolgen [Döpfner, 2002; Cantwell, 1996; Lauth und Schlottke, 2001].

Literatur

AACAP (American Academy of Child and Adolescent Psychiatry), Practice parameters for the assessment and treatment of children, adolescents and adults with attention-deficit/hyperactivity disorder. J Am Acad Child Adolesc Psychiat (1997), 36, 85S–121

AACAP, Practice parameters for stimulant medicatins in the treatment of children, adolescents and adults (2002), 41, www.aacap.org/clinical/parameters/inolea.htm

Achenbach TM, Edelbrock C S (1983) Manual for the Child Behavior Checklist and Revised Child Behavior Profile. Queen City Printers, Burlington

Arzneimittelkommission der deutschen Ärzteschaft. Dtsch Ärztebl (2000), 97, A332

Barkley RA (1990) Attention-deficit hyperactivity disorder: A handbook for diagnosis and treatment. The Guilford Press, New York, London

Biederman J et al., Growth deficits and attention-deficit/hyperactivity disorder revisited: impact of gender, development and treatment. Pediatrics (2003), 111, 1010–1016.

Cantwell DP, Attention deficit disorder: A review of the past 10 years. J Am Acad Child Adolesc Psychiat (1996), 35, 978–987

Conners CK, Rating scales for use in drug studies with children. Psychopharmalogical Bull (1973), 9, 24–84

DGKJP (Deutsche Gesellschaft für Kinder- und Jugendpsychiatrie und Psychotherapie u.a.) (Hrsg.) (2003) Leitlinien zur Diagnostik und Therapie von psychischen Störungen im Säuglings-, Kindes- und Jugendalter, 2. Aufl. Deutscher Ärzte-Verlag, Köln

Döpfner M (2002) Hyperkinetische Störungen. In: Esser G (Hrsg.), Lehrbuch der Klinischen Psychologie und Psychotherapie des Kindes- und Jugendalters, 172–195. Thieme, Stuttgart

Döpfner M, Frölich J, Schürmann S (1998) Das Therapieprogramm für Kinder mit hyperkinetischem und oppositionellem Verhalten (THOP), 2. Aufl. Psychologie Verlags Union, Verlagsgruppe Beltz, Weinheim

Döpfner M, Lehmkuhl G, Schürmann S (2000). Wackelpeter und Trotzkopf. Hilfen für Eltern bei hyperkinetischem und oppositionellem Verhalten, 2. Aufl. Psychologie Verlags Union, Verlagsgruppe Beltz, Weinheim

Ferber von L et al., Methylphenidatgebrauch in Deutschland. Dtsch Ärztebl (2003), 100, A41–46

Gillberg C et al., Long-term central stimulant treatment of children with attention-deficit hyperactivity disorder. A randomized double-blind placebo-controlled trial. Arch Gen Psychiat (1997), 54, 857–864

Gross-Tsur V et al., Efficacy of methylphenidate in patients with cerebral palsy and attention-deficit hyperactivity disorder (ADHD). J Child Neurol (2002), 17, 863–866

Gucuyener K et al., Use of methylphenidate for attention-deficit hyperactivity disorder in patients with epilepsy or electroencephalographic abnormalities. J Child Neurol (2003), 18, 109–112

Guevremont D (1990) Social skills and peer relationship training. In: Barkley RA (Ed), Attention-deficit hyperactivity disorder, 540–572. The Guilford Press, New York, London

International consensus statement on ADHD. Clin Child Family Psychol Rev (2002), 5, 89–91

Kurlan R, Tourette's syndrome: are stimulants safe? Curr Neurol Rep (2003), 3, 285–288

Lauth GW, Schlottke PF (2001) Hyperkinetische Störungen. In: Lauth GW, Brack UB, Linderkamp F (Hrsg.), Verhaltenstherapie mit Kindern und Jugendlichen, 202–211. Psychologie Verlags Union, Verlagsgruppe Beltz, Weinheim

Lauth GW, Schlottke PF (1999) Training mit aufmerksamkeitsgestörten Kindern, 4. Aufl. Psychologie Verlags Union, Verlagsgruppe Beltz, Weinheim

Lehmkuhl G, Döpfner M (2003) Aufmerksamkeitsdefizit-/Hyperaktivitätsstörungen (ADHS). In: Herpertz-Dahlmann B et al. (Hrsg.), Entwicklungspsychiatrie, 524–540. Schattauer, Stuttgart, New York

Meichenbaum D (1979) Kognitive Verhaltensmodifikation. Urban & Schwarzenberg, München

Musten LM et al., Effects of methylphenidate on preschool children with ADHD: cognitive and behavioral functions. J Am Acad Child Adolesc Psychiat (1997), 36, 1407–1415

MTA Cooperative Group, 14-month Randomized Clinical Trial of Treatment Strategies for Attention Deficit Hyperactivity Disorder. Arch Gen Psychiat (1999 a), 56, 1073–1086

MTA Cooperative Group, Moderators and mediators of treatment response for children with ADHD: The MTA Study. Arch Gen Psychiat (1999 b), 56, 1088–1096

Pfifner LJ, Barkley RA (1990) Educational placement and classroom management. In: Barkley RA (Ed.), Attention-deficit hyperactivity disorder: A handbook for diagnosis and treatment, 498–539. The Guilford Press, New York, London

Pliszka SR et al., Texas Consensus Conference Panel on Medication Treatment of Childhood attention deficit hyperactivity disorder. The Texas Children's Medication Algorithm Project: Report of the Texas Expert Consensus Conference Panel on Medication Treatment of Childhood Attention Deficit Hyperactivity Disorder, Part II. Tactics. J Am Acad Child Adolesc Psychiat (2000), 39, 920–927

Quaschner K (1997) Hyperkinetische Störungen. In: Remschmidt H (Hrsg.), Psychotherapie im Kindes- und Jugendalter, 343–355. Thieme, Stuttgart

Quaschner K, Die psychotherapeutische Behandlung und spezifische erzieherische Förderung von Vorschulkindern mit Hyperkinetischem Syndrom. Frühförderung interdisziplinär (1990), 9, 162–170

Remschmidt H, Poustka F, Schmidt MH (Hrsg.) (2001). Multiaxiales Klassifikationsschema für psychische Störungen des Kindes- und Jugendalters nach ICD-10 der WHO, 4. Aufl. Hans Huber, Bern

Resch F, Rothenberger A, Aufmerksamkeitsdefizit-Hyperaktivitätsstörung (ADHS) und Stimulantien. Z Kinder Jugendpsychiat (2002), 30, 159–161

Schachar R et al., Behavioral, situational, and temporal effects of treatment of ADHD with methylphenidate. J Am Acad Child Adolesc Psychiat (1997), 36, 754–763

Schubert I et al., Methyphenidat bei hyperkinetischen Störungen. Dtsch Ärztebl (2001), 98, A541–544

Spencer T et al., Results from 2 proof-of-concept, placebo-controlled studies of atomoxetine in children with attention-deficit/hyperactivity disorder. J Clin Psychiat (2002), 63, 1140–114788

Stellungnahmen von Bundesregierung, DGKJP und GKJ zur Aufmerksamkeitsdefizit-Hyperaktivitätsstörung (ADHS) (2003) Eckpunkte zur Versorgung von Kindern, Jugendlichen und Erwachsenen. In: Bundeskonferenz für Erziehungsberatung (Hrsg.), Informationen für Erziehungsberatungsstellen 1/03, 14–15

Warnke A, Quaschner K (1997) Psychotherapie im teilstationären Bereich. In: Remschmidt H (Hrsg.), Psychotherapie im Kindes- und Jugendalter, 439–450. Thieme, Stuttgart

7 Depressive Störungen

P.M. Wehmeier, K. Quaschner

7.1 Einführung

Depressive Störungen sind relativ häufige psychiatrische Krankheitsbilder in der Kinder- und Jugendpsychiatrie. Sie können bereits im Kindesalter auftreten, doch die Inzidenz depressiver Störungen ist in der Adoleszenz deutlich höher. Unter der Bezeichnung „Depression" werden verschiedene Störungsbilder zusammengefasst, die folgende Gemeinsamkeiten aufweisen:

- Ausgeprägte depressive Veränderungen der Stimmung und Verminderung des Antriebs,
- kognitive und körperliche Symptome und
- ein oft rezidivierender Verlauf mit dem Risiko der Chronifizierung.

7.2 Symptomatik, Definition und Klassifikation

Die klinische Symptomatik depressiver Zustandsbilder kann sehr vielgestaltig sein. **Emotional** zeigen die Patienten neben der traurigen Grundstimmung eine ausgeprägte Antriebshemmung, einen Verlust der Interessen, vermehrte Angst und Irritierbarkeit, manchmal auch über den Tag verteilte Stimmungsschwankungen und häufig Schuldgefühle. Im **kognitiven Bereich** überwiegen Denkhemmungen, Grübeln, Konzentrationsstörungen, das Gefühl der Hilf- und Machtlosigkeit, eine negative Zukunftserwartung und Suizidgedanken. Schließlich können **körperliche Symptome** wie Schlafstörungen, Appetit- und Gewichtsverlust, Müdigkeit, psychomotorische Verlangsamung oder auch Agitation, Libidoverlust, hypochondrische Beschwerden und verschiedene andere körperlich-vegetative Beschwerden wie Kopfschmerzen, Bauchschmerzen und Verdauungsstörungen auftreten. Tabelle 7.1 gibt eine zusammenfassende Übersicht über die vielfältige Symptomatik.

Die depressiven Störungen werden nach ICD-10 klassifiziert wie in Tabelle 7.2 dargestellt.

Tab. 7.1: Symptome der Depression [nach Remschmidt, 2000]

Emotionale Symptome	Kognitive Symptome	Körperliche Symptome
• Traurige Grundstimmung • Antriebsminderung • Interessenverlust • Schuldgefühle • Angst, Irritierbarkeit • Gefühl der Erschöpfung • Tageszeitliche Stimmungsschwankungen • Suizidalität	• Denkhemmung, Grübeln • Konzentrationsstörung • Selbstentwertung • Hilflosigkeit, Ohnmacht • Insuffizienzgefühle • Zukunftsängste, negative Zukunftserwartung • Gedanken an den Tod • Negative Einstellung zur eigenen Person • Versündigungsideen • Verarmungsideen • Orientierung am Misserfolg	• Schlafstörungen • Appetitverlust • Gewichtsverlust • Müdigkeit, Abgeschlagenheit • Libidoverlust • Psychomotorische Verlangsamung oder Agitation • Hypochondrische Beschwerden • Vegetative Beschwerden (z.B. Kopfschmerzen, Bauchschmerzen, Verdauungsstörungen)

Tab. 7.2: Klassifikation depressiver Störungen nach ICD-10 [WHO, 1991]

- Bipolare affektive Störung (F31)
- Depressive Episode (F32)
- Rezidivierende depressive Störung (F33)
- Anhaltende affektive Störungen (F34)
- Zyklothymie (F34.0)
- Dysthymie (F34.1)
- Störung des Sozialverhaltens mit depressiver Störung (F92.0)

7.2.1 Bipolare Störung

Diese Störung ist definiert durch den Wechsel von depressiven und manischen Episoden, die zwischenzeitlich durch Phasen normalen psychischen Befindens (Remission) unterbrochen sind. Die manischen Episoden sind durch Antriebssteigerung, Distanzlosigkeit, Umtriebigkeit und vermehrte Aktivität, gesteigertes Selbstwertgefühl und überhöhte Selbsteinschätzung charakterisiert. Oft haben die Patienten auch ausgeprägte Größenideen und völlig unrealistische Zukunftspläne. In diesen Phasen benötigen sie kaum Schlaf und sind ständig in Bewegung. Da manische Episoden auch mit Symptomen einhergehen können, die an Schizophrenie denken lassen (z.B. Wahn, Halluzinationen), besteht eine gewisse Verwechslungsgefahr. Die bipolare Störung ist im Kindesalter außerordentlich selten.

7.2.2 Depressive Episode

Beim erstmaligen Auftreten dieser Störung ist meist nicht klar, ob sie Bestandteil einer umfassenderen Störung ist, beispielsweise einer manisch-depressiven Erkrankung (Zyklothymie). Charakteristisch für die depressive Episode sind die Hauptsymptome depressiver Störungen wie traurige oder gedrückte Grundstimmung, Antriebsminderung, Verlust der normalen Interessen, Schlafstörungen sowie erhöhte Ermüdbarkeit. Hinzu treten als weitere Symptome häufig Konzentrationsstörungen, vermindertes Selbstwertgefühl und Verlust des Selbstvertrauens, Schuldgefühle, pessimistische Zukunftsperspektiven, Suizidgedanken oder -handlungen, Appetit- und Gewichtsverlust, diffuse Ängste und mitunter auch motorische Unruhe. Es wird zwischen verschiedenen Schweregraden der depressiven Episode unterschieden (leichte, mittelgradige oder schwere). Die schwere depressive Episode kann ohne oder mit psychotischen Symptomen einhergehen.

7.2.3 Rezidivierende depressive Störung

Die Symptomatik dieser Störung entspricht derjenigen der depressiven Episode, nur dass die depressiven Episoden **wiederholt** auftreten. Die erste depressive Episode kann in jedem Alter zwischen Kindheit und Erwachsenenalter auftreten.

7.2.4 Anhaltende affektive Störung

Unter dieser Bezeichnung fasst man anhaltende und meist fluktuierende Stimmungsstörungen zusammen, bei denen die einzelnen Episoden kaum jemals schwer genug sind, um eindeutig als depressive (oder manische) Episoden zu gelten. Diese Störungen dauern jahrelang an und betreffen eher Erwachsene.

7.2.5 Zyklothymie

Bei der Zyklothymie handelt es sich um eine andauernde Instabilität der Stimmungslage, die sowohl durch leichte depressive Episoden als auch durch Episoden mit gehobener Stimmung gekennzeichnet ist. Diese Störung kann bereits im Kindes- und Jugendalter auftreten, wenngleich die Diagnose in dieser Lebensphase außerordentlich schwer zu stellen ist.

7.2.6 Dysthymie

Die Dysthymie ist eine chronische depressive Verstimmung, die meist monatelang anhält, aber immer wieder durch kürzere Perioden (Tage oder Wochen) normaler Stimmung unterbrochen wird. Kennzeichnend ist ein ausgeprägtes depressives Zustandsbild, das oft einer traumatischen Erfahrung folgt. Die traumatisierende Erfahrung kann auch ein länger anhaltender Konflikt sein, mit dem sich das Kind oder der Jugendliche lang und kontinuierlich (oft auch unbewusst) beschäftigt hat. Die Symptomatik erreicht jedoch **nicht** den Schweregrad einer rezidivierenden depressiven Störung (s.o.).

7.2.7 Störung des Sozialverhaltens mit depressiver Störung

Bei dieser Störung liegen sowohl eine Störung des Sozialverhaltens als auch eine anhaltende Störung der Emotionen mit eindeutigen depressiven Symptomen vor. Die Symptomatik ist durch Traurigkeit, Interessenverlust, Freudlosigkeit bei den üblichen Aktivitäten sowie durch Schuldgefühle und Hoffnungslosigkeit gekennzeichnet. Schlafstörungen und Appetitverlust können ebenfalls vorhanden sein.

Die depressive Symptomatik zeigt zudem Veränderungen der Symptome im Entwicklungsverlauf, die in Tabelle 7.3 für verschiedene Altersstufen aufgeführt sind.

Tab. 7.3: Veränderung der Symptome im Entwicklungsverlauf [DGKJP, 2003]

Kleinkind (1–3 Jahre)	Vorschulalter (3–6 Jahren)	Schulkind	Pubertät/Jugend
• Wirkt traurig • Ausdrucksarmes Gesicht • Erhöhte Irritabilität • Gestörtes Essverhalten • Schlafstörungen • Selbststimulierendes Verhalten (Jactatio capitis, exzessives Daumenlutschen) • Genitale Manipulationen • Auffälliges Spielverhalten (reduzierte Kreativität und Ausdauer) • Spielunlust • Mangelnde Phantasie	• Trauriger Gesichtsausdruck • Verminderte Gestik und Mimik • Leicht irritierbar und äußerst stimmungslabil • Mangelnde Fähigkeit, sich zu freuen • Introvertiertes Verhalten • Aggressives Verhalten • Vermindertes Interesse an motorischen Aktivitäten • Essstörungen bis zu Gewichtsverlust, Zunahme • Schlafstörungen (Alpträume, Ein- und Durchschlaf-Störungen)	• Verbale Berichte über Traurigkeit • Suizidale Gedanken • Befürchtung, dass Eltern nicht genügend Beachtung schenken • Störungen bei den Schulleistungen	• Vermindertes Selbstvertrauen • Apathie • Angst • Konzentrationsmangel • Leistungsstörungen • Zirkadiane Schwankungen des Befindens • Psychosomatische Störungen • Kriterien der depressiven Episode

7.3 Ätiologie und Pathogenese

Als relevante Faktoren für die Ätiologie und Pathogenese der depressiven Störungen gelten die genetische Prädisposition, bestimmte Persönlichkeitsfaktoren (beispielsweise fördern Introversion, Angstbereitschaft und Neurotizismus die Manifestation depressiver Störungen), traumatische Erfahrungen (z.B. Verlusterlebnisse) sowie akute oder chronische psychosoziale Belastungen. Alle diese Faktoren führen letztendlich zu einer Veränderung der Neurotransmitter-Systeme im Gehirn. Nach der Theorie der „erlernten Hilflosigkeit" beispielsweise entwickelt jemand, der mit unkontrollierbaren Erlebnissen konfrontiert ist, aus dem subjektiven Gefühl der Hilflosigkeit heraus ein entsprechendes Denken und Verhalten. Eine solche Person erlebt sich als machtlos und erwartet auch für die Zukunft ein entsprechend hilfloses Ausgeliefertsein. So verfestigt sich das depressive Denken, bis es schließlich ganz im Zeichen negativer Selbsteinschätzung, negativer Weltsicht und negativer Zukunftserwartungen steht.

Abbildung 7.1 stellt in Anlehnung an Harrington [2001 b] eine Übersicht über die verschiedenen ursächlichen und auslösenden Faktoren für depressive Störungen dar.

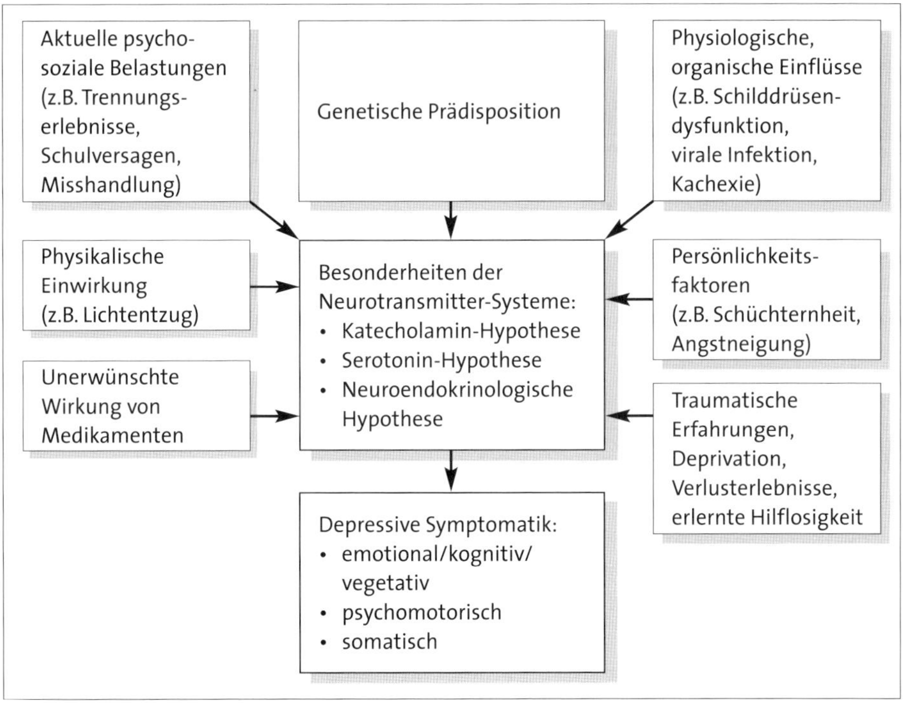

Abb. 7.1: Übersicht über die verschiedenen ursächlichen und auslösenden Faktoren für depressive Störungen [nach Harrington, 2001 b]

7.4 Diagnose und Differenzialdiagnose

Die Diagnose depressiver Störungen erfolgt auf Grund der Vorgeschichte und der klinischen Symptomatik (s. Tab. 7.1). Es existiert auch eine Reihe von strukturierten Interviews, Checklisten und standardisierten Skalen zur Objektivierung der Symptome. Die Differenzialdiagnose zielt einerseits auf die Abgrenzung depressiver Syndrome von anderen Störungen (z.B. Schizophrenie oder organische Erkrankungen), andererseits auf die Abgrenzung der verschiedenen depressiven Störungsbilder untereinander. Diejenigen psychiatrischen Störungen, bei welchen depressive Symptome auftreten können, sind in Tabelle 7.4 aufgelistet.

Tab. 7.4: Differenzialdiagnose der Depression [Harrington, 2001 b]

- Schizophrenie
- Anorexia nervosa und Bulimia nervosa
- Angststörungen
- Zwangsstörungen
- Aufmerksamkeits- und Konzentrationsstörungen
- Störungen im Sozialverhalten
- Entwicklungsstörungen (insbesondere Legasthenie)
- Persönlichkeitsstörungen
- Drogen und Alkoholabusus
- Hirnorganische Erkrankungen
- Chronische körperliche Erkrankungen
- Autistische Störungen bzw. Asperger-Syndrom

7.5 Therapie

Hinsichtlich des therapeutischen Vorgehens ist zunächst die Wahl eines geeigneten therapeutischen Settings vorzunehmen. Dabei geht es um die Frage, ob ambulante, teilstationäre oder vollstationäre Behandlung erforderlich ist. Insbesondere bei akuter Suizidalität ist eine vollstationäre Behandlung dringend geboten. Gleiches gilt bei entsprechend schwerwiegenden Begleitstörungen wie Störungen des Sozialverhaltens, Persönlichkeitsstörungen und schweren hyperkinetischen Syndromen sowie bei akuter körperlicher und sexueller Misshandlung. Des Weiteren ist sie indiziert bei schwerwiegender psychischer oder chronischer körperlicher Erkrankung der Eltern mit einhergehender erzieherischer Überforderung. Schließlich spielt auch der Schweregrad der Depression eine Rolle. Dann, wenn die Alltagsbewältigung – insbesondere im schulischen oder beruflichen Bereich – nicht mehr möglich ist, ist eine stationäre Behandlung angezeigt.

7.5.1 Psychotherapie

Als psychotherapeutischer Ansatz zur Behandlung der Depression im Kindes- und Jugendalter hat sich die kognitive Verhaltenstherapie – bei empirisch gut belegter Wirksamkeit – als besonders hilfreich erwiesen. Obwohl diese Form der Behandlung auf die meisten kinder- und jugendpsychiatrischen Störungsbilder angewandt worden ist, gehen die Ursprünge dieser Therapieform auf die Behandlung der Depression zurück [Harrington, 2001 a].

Lange bestand die Frage, ob Kinder und Jugendliche überhaupt die gleichen depressiven Symptome wie Erwachsene haben können. Doch spricht vieles dafür, dass Kinder bereits im Vorschulalter zwischen grundlegenden Emotionen unterscheiden und ihre Bedeutung verstehen können. Mit dem Beginn des operationellen Denkens (7–11 Jahre) lernt das Kind die Bedeutung von Veränderungen zu begreifen, entwickelt selbstreflexive Fähigkeiten und vergleicht eigene Kompetenzen mit denen anderer Kinder. In der frühen Adoleszenz beurteilt sich der Jugendliche zunehmend anhand psychischer Kategorien, und Gefühle wie Schuld oder Scham nehmen einen höheren Stellenwert ein. Die meisten Jugendlichen können negative Kognitionen reflektieren und meist auch darüber sprechen.

Untersuchungen haben gezeigt, dass depressive Kinder und Jugendliche Kognitionen aufweisen, die denen depressiver Erwachsener gleichen. Sie haben ein niedriges Selbstwertgefühl und weisen Kognitionen auf, die eine Depression häufig kennzeichnen, wie beispielsweise ein negatives Selbstbild, ein negatives Weltbild und negative Zukunftserwartungen. Entsprechend sind die Ziele, die bei dieser Art der Behandlung im Vordergrund stehen: Aufbau einer tragfähigen Beziehung, Abbau belastender Kognitionen (Gedanken und Einstellungen), Aufbau neuer Bewältigungsstrategien sowie Förderung positiver Lebensbezüge und sozialer Kontakte [Hautzinger, 1998].

Einen guten Einblick und Überblick über die Behandlung depressiver Kinder und Jugendlicher geben Behandlungsmanuale wie beispielsweise das von Harrington [2001 b], das mittlerweile auch in deutscher Fassung vorliegt. Das Behandlungsprogramm beinhaltet eine Reihe von Übungseinheiten, die so strukturiert sind, dass sie jeweils eine Therapiestunde gliedern. Dabei besteht aber so viel Flexibilität, dass ein individualisiertes Vorgehen ausdrücklich möglich ist.

Die Übungseinheiten gliedern sich folgendermaßen [Harrington, 2001 b]:

- Besprechung der Hausaufgaben, die am Ende der vorherigen Sitzung gegeben wurden
- Einführung in die Themen der Sitzung
- Aufgaben

Tab. 7.5: Therapeutische Techniken der Depressionsbehandlung, dargestellt anhand des Programms von Harrington [2001 b]

Erkennen von Emotionen	Das Kind unterscheidet zwischen verschiedenen emotionalen Zuständen. Es beginnt, Emotionen und Gedanken in Verbindung zu bringen
Selbstbeobachtung	Das Kind beginnt, seine Gedanken zu beobachten und direkte Zusammenhänge zwischen Ereignissen, Stimmung und Gedanken herzustellen
Selbstverstärkung und Aktivitätsaufbau	Das Kind wird zur Selbstverstärkung erwünschten Verhaltens angehalten und erreicht damit ein gewisses Ausmaß an internaler Kontrolle. Verstärkende Aktivitäten und/oder Gedanken werden vom Therapeuten gesammelt. Die Grundrate der Inaktivität wird festgehalten. Aktivitätsaufbau wird als Methode eingeführt. Oft wird das Mitwirken der Eltern bei diesen Aufgaben angestrebt
Kommunikation und interpersonale Fertigkeiten	Kommunikation und grundlegende soziale Fertigkeiten betreffender Schwierigkeiten werden erfasst und bearbeitet
Soziales Problemlösen	Das Kind wird ermutigt, sich weiter in Bezug auf soziale Aktivitäten zu engagieren und damit eine Steigerung seines Selbstwertgefühls zu erreichen. Eine vertiefende Bearbeitung dieses Bereichs, Rollenspiele eingeschlossen, zielt auf spezifische soziale und interpersonale Schwierigkeiten ab. Um erwünschte Aktivitäten zu steigern, können Selbstverstärkungstechniken angewendet werden
Kognitive Umstrukturierung I	Das Kind beobachtet und protokolliert seine Gedanken, insbesondere dann, wenn es sich deprimiert fühlt. Gedanken werden bewertet und hinsichtlich ihrer Angemessenheit hinterfragt. Verschiedene der von Beck et al. [1979] entwickelten Techniken werden angewendet („Und wie kann man das beweisen?“, „Und was wäre, wenn ...?“)
Kognitive Umstrukturierung II	Das Kind unterscheidet zwischen Ursachen und Konsequenzen von Ereignissen und bewertet deren Auswirkungen auf seine Stimmungslage. Durch positive Einflussnahme auf das Auftreten angenehmer Ereignisse und damit einhergehende Stimmungsveränderung wird die Selbstkontrolle des Kindes weiter gestärkt
Rückschauende Bewertung der Behandlung – letzte Sitzung	Die zurückliegenden Themen der Behandlung werden besprochen, der Therapeut legt besonderen Wert auf die Verbindung zwischen den Themen der Sitzung und den generellen Zielen der Behandlung. Die Mitarbeit des Kindes bei der Behandlung und Verbesserungen in bestimmten Bereichen werden anerkennend verstärkt

- Übungen dieser Aufgaben
- Materialien zu den jeweiligen Übungseinheiten

Einen Überblick über die in der Depressionstherapie eingesetzten therapeutischen Techniken geben die insgesamt acht Übungseinheiten des Programms von Harrington [2001 b], die in Tabelle 7.5 dargestellt sind.

Über die aufgeführten Verfahren hinaus werden noch andere Techniken eingesetzt. So können beispielsweise auch **Entspannungsübungen** eine hilfreiche Funktion haben. Bewährt haben sich die progressive Muskelentspannung wie auch das autogene Training. Bei jüngeren Kindern kann die **Spieltherapie** eine gute Behandlungsform sein [Nevermann und Reicher, 2001]. Alle diese Therapiemöglichkeiten lassen sich auch kombinieren, um eine auf den jeweiligen Patienten optimal zugeschnittene Behandlung zu gewährleisten.

7.5.2 Medikamentöse Behandlung

Medikamente sollten nie die einzige Form der Behandlung darstellen. Neben der Pharmakotherapie ist bei der Behandlung der Depression im Kindes- und Jugendalter immer auch eine begleitende Psychotherapie erforderlich [Kutcher und Marton, 1996]. Dabei hat sich die Kombination einer medikamentösen Behandlung mit der kognitiven Verhaltenstherapie als besonders wirksam erwiesen [Wood et al., 1996]. Wegen ihrer guten Wirksamkeit und Verträglichkeit haben die selektiven Serotonin-Wiederaufnahmehemmer (SSRI) in der medikamentösen Behandlung der Depression bei Kindern und Jugendlichen einen hohen Stellenwert [Kutcher, 1997; Wehmeier und Remschmidt, 2001]. Hingegen nimmt die Bedeutung der klassischen tri- oder tetrazyklischen Antidepressiva (TZA) wegen möglicher kardiotoxischer Nebenwirkungen in dieser Altersgruppe ab. Bei den bipolaren Störungen wird Lithium zur Phasenprophylaxe mit Erfolg eingesetzt.

7.5.3 Suizidalität

Diese äußert sich im Kindes- und Jugendalter häufig in einem mehr oder weniger auffälligen Rückzug, einem Nachlassen der Interessen sowie in Form von Suizidgedanken, mitunter auch in Ankündigung von Suizidhandlungen. Es ist wichtig, suizidale Äußerungen stets ernst zu nehmen. Bei Verdacht auf Suizidalität sollten Kinder und Jugendliche zur stationären Behandlung aufgenommen werden [Herpertz-Dahlmann, 1997].

7.6 Verlauf und Prognose

Der Verlauf schwerer depressiver Störungen ist bei Kindern und Jugendlichen langwierig. Das zeigt sich an der durchschnittlichen Dauer der Episoden, die ca. sieben bis neun Monate beträgt. Nach neun Monaten haben lediglich 50% der Kinder und Jugendlichen keine Depression mehr [Goodyer et al., 1997 b]. Von den Kindern und Jugendlichen, die neben der Depression eine weitere psychiatrische Diagnose haben (z.B. eine Störung des Sozialverhaltens), ist nach neun Monaten in 25% der Fälle keine psychiatrische Störung nachweisbar, also weder eine Depression noch eine komorbide Störung [Goodyer et al., 1997 a]. Die Rückfallrate ist bei der Depression hoch; sie beträgt 40% innerhalb der ersten zwei Jahre nach Erkrankungsbeginn und 70% nach fünf Jahren. Noch höhere Rückfallraten zeigen jene Kinder und Jugendliche, die einem konfliktreichen Familienklima ausgesetzt sind. Prognostisch ungünstig wirken sich belastende Erlebnisse aus, die nach Beginn der Depression auftreten. Einen großen Einfluss auf die Prognose hat auch die Qualität der Freundschaft zu Gleichaltrigen [Goodyer et al., 1997 b]. Etwa 20–40% der mit einer schweren depressiven Episode diagnostizierten Jugendlichen entwickeln innerhalb von fünf Jahren eine bipolare Störung [Harrington, 1994; Goodyer, 1995].

Literatur

DGKJP (Deutsche Gesellschaft für Kinder- und Jugendpsychiatrie und Psychotherapie) (Hrsg.) (2003) Leitlinien zur Diagnostik und Therapie von psychischen Störungen im Säuglings-, Kindes- und Jugendalter. 2. Aufl. Deutscher Ärzte-Verlag, Köln

Goodyer IM et al., Short-term outcome of major depression: I. Comorbidity and severity at presentation as predictors of persistent disorder. J Am Acad Child Adolesc Psychiat (1997 a), 36, 179–187

Goodyer IM et al., Short-term outcome of major depression: II. Life events, family dysfunction and friendship difficulties as predictors of persistent disorder. J Am Acad Child Adolesc Psychiat (1997 b), 36, 474–480

Goodyer IM (Ed.) (1995) The depressed child and adolescent: Developmental and clinical perspectives. Cambridge University Press, Cambridge

Harrington R (2001 a) Cognitive behaviour therapy. In: Remschmidt H (Ed.), Psychotherapy with children and adolescents, 113–123. Cambridge University Press, Cambridge

Harrington R (2001 b) Kognitive Verhaltenstherapie bei depressiven Kindern und Jugendlichen. Hogrefe, Göttingen

Harrington R (1994) Affective Disorders. In: Rutter M, Hersov L, Taylor E (Eds.), Child and adolescent psychiatry: Modern approaches, 330–350. Blackwell, Oxford

Hautzinger M (1998) Kognitive Verhaltenstherapie bei Depressionen. Psychologie Verlags Union, Verlagsgruppe Beltz, Weinheim

Herpertz-Dahlmann B (1997) Depressive Syndrome und Suizidhandlungen. In: Remschmidt H (Hrsg.), Psychotherapie im Kindes- und Jugendalter, 232–242. Thieme, Stuttgart

Kutcher S, Practitioner review: The pharmacotherapy of adolescent depression. J Child Psychol Psychiat (1997), 38, 755–767

Kutcher S, Marton P (1996) Treatment of adolecent depression. In: Shulman K, Kutcher S, Tohen M (Eds.), Mood disorders across the life span, 101–126. Wiley, New York

Nevermann C; Reicher H (2001) Depressionen im Kindes- und Jugendalter: Erkennen, Verstehen, Helfen. Beck, München

Remschmidt H (2000) Affektive Störungen. In: Remschmidt H (Hrsg.), Kinder- und Jugendpsychiatrie: Eine praktische Einführung, 196–206. Thieme, Stuttgart

Stilke D, Selektive Serotonin-Wiederaufnahmehemmer (SSRI) im Kindes- und Jugendalter. Z Kinder Jugendpsychiat (1997), 25, 106–116

Wehmeier P M, Remschmidt H, Depressive Störungen bei Kindern und Jugendlichen. Versicherungsmedizin (2001), 53, 18–21

WHO (Weltgesundheitsorganisation) (1991) Internationale Klassifikation Psychischer Störungen: ICD-10, Kap. V (F). Hans Huber, Bern

Wood A, Harrington R, Moore A, Controlled trial of a cognitive-behavioural intervention in adolescent patients with depressive disorder. J Child Psychol Psychiat (1996), 37, 737–746

8 Sozialverhaltensstörungen

M. Schüler-Springorum

8.1 Einführung: ein Fallbeispiel

L., ein 15 Jahre altes Mädchen, wird von den Eltern zur stationären Aufnahme gebracht. Die Eltern berichten, L. sei zu Hause aggressiv, streite heftig mit ihren beiden jüngeren Geschwistern, schlage und beschimpfe sie und habe nun den Eltern gegenüber geäußert, sie bringe beim nächsten Streit die Geschwister um, denn sie wolle lieber Einzelkind sein. Die familiäre Atmosphäre sei wegen L. nun extrem angespannt.

In der Schule, 9. Klasse einer Realschule, sei L. eher in einer Außenseiterposition, fühle sich schnell von Mitschülern gehänselt, reagiere sofort gekränkt und vermeide Aktivitäten mit Gleichaltrigen. Den Sportunterricht verweigere sie schon seit mehreren Monaten, wohl weil sie befürchte, wegen ihres Übergewichtes geärgert zu werden. Auch sei es schon vorgekommen, dass sie ganze Tage den Unterricht geschwänzt habe. In ihrer Freizeit säße sie meistens zu Hause, sehe viel fern und langweile sich oft. Befreundet sei sie eigentlich nur mit einem jüngeren, wohl minderbegabten Nachbarjungen, mit dem sie sich manchmal abends auf der Straße treffe. L. habe schon mehrmals in Geschäften geklaut, einmal habe auch schon die Polizei gegen sie ermittelt. Sie belüge die Eltern und erzähle in der Schule Lügengeschichten, mit denen sie sich interessant machen wolle.

L. selber beschreibt sich als unglücklich wegen ihres Aussehens und ihrer Figur. Sie leide sehr unter der Situation zu Hause, wisse nicht, wie sie etwas an sich ändern könne. Sie hätte gerne Freunde, aber den anderen in ihrer Klasse habe sie so oft „Schläge angedroht", weil die sie „fertig machen wollten", dass jetzt alle gegen sie seien. Aber unterkriegen ließe sie sich nicht, da würde sie eher alle anderen „platt machen".

In der Anamnese wurde deutlich, dass L. bereits auf die Geburt beider jüngerer Geschwister mit starker Eifersucht reagiert hatte. Die jetzigen Schwierigkeiten hatten mit dem Wechsel auf die Realschule begonnen. Etwa zeitgleich habe L. auch begonnen, viel Süßigkeiten zu essen und dadurch zuzunehmen.

In der Verhaltensbeobachtung und den diagnostischen Einzelgesprächen zeigte sich die hohe Kränkbarkeit der Jugendlichen, die große Defizite im Selbstwertgefühl und in den sozialen Kompetenzen hatte. Auf Frustrationen, sei es Wunschversagen oder Kritik, reagierte das eigentlich sehr lebhafte agile Mädchen schnell impulsiv-aggressiv, wurde verbal ausfällig und geriet auch im stationären Setting mehrfach in tätliche Auseinandersetzungen mit Mitpatienten.

Die Diagnose lautet: Störung des Sozialverhaltens mit depressiver Störung.

8.2 Epidemiologie, Klassifikation, Diagnose

Sowohl in der kinder- und jugendpsychiatrischen Praxis wie auch im stationären Bereich gehören Sozialverhaltensstörungen – definiert als **persistierende und schwerwiegende Verhaltensweisen, die gegen Prinzipien und gültige soziale Normen einer Gesell-**

schaft verstoßen [Herperz-Dahlmann, 2000] – zu den häufigen Störungsbildern, die sich in unterschiedlichen entwicklungspsychopathologischen Formen in allen Altersgruppen von Kindheit bis Adoleszenz zeigen. Je nach Untersuchung werden Inzidenzen zwischen 5 und 25% [Malmquist, 1991] angegeben. Jungen sind wesentlich häufiger betroffen als Mädchen. In einer stationären bzw. teilstationären Inanspruchnahmepopulation der Marburger Universitätsklinik für Kinder- und Jugendpsychiatrie waren diese Störungsbilder im Zeitraum von 1992–2001 mit 22,4% der gestellten Diagnosen die am häufigsten behandelte Störung (gefolgt von Ess-Störungen und neurotischen Störungen mit je 15%).

Von der großen Gruppe der Sozialverhaltensstörungen begrifflich abzugrenzen ist die **Delinquenz**, ein Begriff, der einen **Gesetzesverstoß** definiert. Umstritten ist bei Laien wie Fachleuten, inwieweit es sich bei dissozialen Verhaltensweisen um psychiatrische Erkrankungen oder ein soziologisches, sozialpädagogisches oder strafrechtlich-kriminologisches Problem handelt. Doch sind in der ICD-10 [WHO, 1993] verschiedene Störungsbilder des Dissozialitätsspektrums klassifiziert. So unterscheidet das internationale Klassifikationssystem zunächst zwischen (hier nicht berücksichtigten) hyperkinetischen (F90.1) und „reinen" Störungen des Sozialverhaltens (F91), die in familiär zentrierte, kindliche („oppositionell-aufsässig") sowie sozialisierte und nicht sozialisierte Subgruppen unterschieden werden. Eine Übersicht hierzu bietet Tabelle 8.1.

Tab. 8.1: Klassifikation von Sozialverhaltensstörungen gemäß ICD-10

F90.1	Hyperkinetische Störung des Sozialverhaltens
F91.0	Auf den familiären Rahmen beschränkte Störung des Sozialverhaltens
F91.1	Störung des Sozialverhaltens bei fehlenden sozialen Bindungen
F91.2	Störung des Sozialverhaltens bei vorhandenen sozialen Bindungen
F91.3	Störung des Sozialverhaltens mit oppositionellem, aufsässigem Verhalten
F92	Kombinierte Störungen des Sozialverhaltens und der Emotionen
F92.0	Störung des Sozialverhaltens mit depressiver Störung

Neben diesen Diagnosen werden Sozialverhaltensstörungen auch im Rahmen von Anpassungsstörungen bei Jugendlichen genannt (ICD-10: F43.24 **Anpassungsstörung mit vorwiegender Störung des Sozialverhaltens** bzw. F43.25 **Anpassungsstörung mit gemischter Störung von Gefühlen und Sozialverhalten**), auf die aber in dieser Übersicht insofern nicht näher eingegangen werden soll, als die Abhandlung der therapeutischen Besonderheiten der Anpassungsstörung den Rahmen dieser Darstellung sprengen würde. Viele therapeutische Elemente werden jedoch bei dieser Sonderform der Sozialverhaltensstörung Anwendung finden können.

Schon anhand der internationalen Klassifikation zeigt sich die Komorbidität mit hyperkinetischen Störungen, mit Entwicklungskrisen (sog. Adoleszentenkrise) und neurotischen Störungen in Jugend und Adoleszenz. Zu ergänzen wären komorbide Suchterkrankungen (Drogenmissbrauch) sowie Minderbegabung und Teilleistungsstörungen.

Differenzialdiagnostisch müssen des Weiteren aggressive Verhaltensauffälligkeiten vor dem Hintergrund somatischer Erkrankungen (z.B. chronischer Krankheiten wie dem juvenilen Diabetes mellitus), organischer Psychosyndrome oder von psychotischen Erkrankungen abgegrenzt werden.

8.3 Symptomatologie

Klassische Symptome der Störung des Sozialverhaltens sind nach ICD-10 ein **extremes Maß an Streiten oder Tyrannisieren, Grausamkeit gegenüber Personen und Tieren, Zerstören von Gegenständen, Zündeln, Stehlen, übermäßiges Lügen, Schule Schwänzen, von zu Hause Weglaufen, heftige impulsive Wutanfälle und Ungehorsam**.

Unterschieden wird zwischen einer sog. sozialisierten Form von Dissozialität (Gruppendelinquenz, gemeinsames Vorgehen im Rahmen einer Peer-Group [Bandenkriminalität]) als sog. **Störung des Sozialverhaltens mit vorhandenen sozialen Bindungen** und einer nicht-sozialisierten Form als **Störung des Sozialverhaltens ohne soziale Bindungen**, die das Verhalten sozial ausgegrenzter, einzelgängerischer Kinder und Jugendlicher erfasst. Zu ergänzen sind die eher kindliche Form („**Störung des Sozialverhaltens mit Opposition und Trotz**") und die erwähnte rein auf den familiären Rahmen bezogene Untergruppe. Sozialverhaltensstörungen beschreiben ein überdauerndes, stabiles und häufig schwer zu beeinflussendes Verhalten, das nicht selten einen chronischen Verlauf nimmt, was sich im Erwachsenenalter dann in der antisozialen Persönlichkeitsstörung mit Kriminalität und Delinquenz fortsetzen kann. Sie müssen abgegrenzt werden von altersadäquatem Trotz oder einer bei fast allen Kindern vorkommenden gelegentlichen verbalen oder auch körperlichen Aggression.

8.4 Ätiologie und Pathogenese

Aggression wird seit jeher in verschiedenen Kontexten zu erklären versucht. So sahen Analytiker wie Freud [1920] und später Fromm [1977] in der Gewalttätigkeit eine Ableitung von Energien des Todestriebes, wodurch Autoaggression verhindert wird. Später postulierten Verhaltensbiologen wie Lorenz [1984], dass Aggression eine für die Arterhaltung und biologische Selektion wichtige Funktion sei. Wie auch bei vielen anderen kinder- und jugendpsychatrischen Störungen wird die Ätiologie der Sozialverhaltensstörung heute als multifaktoriell beschrieben und umfasst neben biologischen und (neuro-)psychologischen Aspekten auch familiäre und sozioökonomische Faktoren.

8.4.1 Biologische Einflüsse

Bei den biologischen Ursachen unterscheidet man genetische, geschlechtsabhängige, organische und neuropsychologische Faktoren. In Adoptionsstudien konnte gezeigt werden, dass Adoptierte, die ein delinquentes Elternteil hatten, später häufiger selber kriminell wurden als Kinder von nicht-delinquenten leiblichen Eltern [Cloninger et al., 1982]. Auch Zwillingsuntersuchungen konnten diese Ergebnisse untermauern [Herpertz-Dahlmann, 2000]. Des Weiteren scheinen Schwangerschafts- und Geburtskomplikationen eine Rolle zu spielen, wie auch die Tatsache der deutlichen Knabenwendigkeit der Störung für eine biologische Beeinflussung spricht. Hier konnte nachgewiesen werden, dass zwischen männlichen Sexualhormonen und aggressivem Verhalten ein Zusammenhang besteht. Weitere biologische Merkmale, die sich gehäuft bei Kindern und Jugendlichen mit aggressiv-dissozialem Verhalten zeigen, sind ein niedrigeres Aktivitätsniveau und eine reduzierte Serotonin-Aktivität [vgl. Coccaro und McNamee, 1997, 1998]. Allerdings können dies jeweils nur Mosaiksteine in einem multifaktoriellen Erklärungsmodell sein und keinesfalls als alleiniger Erklärungsansatz für aggressives Verhalten dienen, wie es früher beispielsweise für die Androgen- und die XYY-Theorie postuliert wurde, sich jedoch in größeren Untersuchungen nicht nachweisen ließ [Pretnky, 1985].

8.4.2 Psychologische Einflüsse

Hier sind bestimmte Temperamentsfaktoren (z.B. hohe Impulsivität, geringe Frustrationstoleranz), niedrige Intelligenz, unzureichende Gefühlsregulation, geringes Einfühlungsvermögen, Defizite bei den sozialen Kompetenzen bzw. Problemlösefertigkeiten zu nennen. Die Auswertung einschlägiger Forschungsarbeiten aus vier Jahrzehnten ergab, dass viele Straftäter Entwicklungsdefizite in einer Reihe von kognitiven Fähigkeiten haben, die für soziale Anpassung relevant sind. Sie werden als wenig abstraktionsfähig und reflektiert, stark handlungsorientiert und impulsiv beschrieben und haben Schwierigkeiten, das Verhalten, die Gefühle und Gedanken anderer zu verstehen. [Ross, Ewles und Fabiano, 1988]. Es lässt sich annehmen, dass ähnliche Defizite auch bei Kindern mit ausgeprägten Sozialverhaltensstörungen vorliegen und hier daher ein wesentlicher Ansatzpunkt für die frühe psychotherapeutische Intervention liegt, um spätere Delinquenz zu vermeiden.

8.4.3 Familiäre Einflüsse

Aus entwicklungspsychologischen Untersuchungen [Kratzer und Hodgins, 1996, Bender und Lösel 1998, Ullrich et al. 1999] konnten einige wichtige aggressionsfördernde Faktoren abgeleitet werden, wie z.B. „Broken-home"-Situation, sexueller Missbrauch, körperliche oder seelische Misshandlung des Kindes, aggressives oder kriminelles Verhalten und Alkoholabusus der Eltern. Der Erziehungsstil in solchen Familien soll häufig gekennzeichnet sein durch eine sowohl harte als auch inkonsistente Haltung der Eltern und eine wenig zuverlässige Mutter. Hinzu kommen eine unzureichende Beaufsichtigung und Steuerung des Kindes, nicht selten in Kombination mit einer weltanschaulichen Haltung der Eltern, die Aggression und Gewalttätigkeit als adäquates Mittel zur Konfliktbewältigung begreift.

8.4.4 Sozioökonomische und kulturelle Einflüsse

Weitere Faktoren für die Entstehung dissozialen Verhaltens sind ein niedriges Familieneinkommen, ein geringer sozialer Status, enge Wohnverhältnisse und eine hohe Kinderzahl [West und Ferrington, 1973]. In der psychologischen und tierphysiologischen Forschung wird dieser Befund mit dem sog. „Crowding" erklärt, einem Phänomen, welches aussagt, dass in Situationen, in denen der individuelle Bewegungsraum unter ein bestimmtes Maß sinkt, die Aggressivität des Einzelnen steigt.

Auch die Sozialisation in einer aggressiven oder dissozialen Peer-Group spielt eine wichtige Rolle, wobei dies anscheinend bei Mädchen stärker ausgeprägt ist als bei Jungen. Letztlich soll an dieser Stelle auch an die Bedeutung von Gewaltdarstellung in den Medien als Trigger für aggressives Verhalten erinnert werden, wobei es sich wohl eher um einen Kofaktor handelt, der sich bei entsprechend prädisponierten Jugendlichen zusätzlich äußert [Paik und Comstock, 1994].

8.5 Therapie

Im Folgenden sind die verschiedenen psychotherapeutischen Verfahren darzustellen, die sich in der Therapie von Sozialverhaltensstörungen bewährt haben. Nach Kazdin [Kazdin, 1987] lassen sich kindzentrierte Verfahren von den familienzentrierten und den lebensweltorientierten Interventionen unterscheiden, wobei auf Letztere explizit einzugehen den Rahmen dieses Kapitels sprengen würde. Die verschiedenen Therapieverfahren, hier unterteilt nach Einzel-, Gruppen- und Familienmaßnahmen, sollen nun kurz beschrieben und am Beispiel der zu Beginn beschriebenen Patientin veranschaulicht werden.

Zunächst jedoch sei ein kurzer Ausblick auf die Ergebnisse psychotherapeutischer Forschung zur Frage der Effizienz der verschiedener Therapieverfahren erlaubt: Kazdin [1987] und Lewis [1991] stellten übereinstimmend fest, dass keine der für dieses Störungsbild vorgeschlagenen Therapiemethoden für sich allein eindeutige Effizienz beanspruchen kann, was in Anbetracht der multifaktoriellen Genese und der Vielfältigkeit der Symptome leicht nachvollziehbar ist. Somit ist ebenso leicht erklärbar, dass gerade die im Folgenden vorgestellte Kombination verschiedener psychotherapeutischer Verfahren unter Berücksichtigung des Alters und Entwicklungsstandes des jeweiligen Kindes oder Jugendlichen vorrangig empfohlen wird. Die Effizienzstudien zeigen ferner, dass es vor allem die verhaltenstherapeutischen Methoden unterschiedlicher Art (operante Techniken, Problemlösetraining, Shaping, Modell-Lernen, Soziales Kompetenztraining etc.) sind, die die besten Ergebnisse zeigen, was sich auch in der Tatsache spiegelt, dass es gerade verhaltenstherapeutische Therapieprogramme sind, die als evaluierte Verfahren in der Behandlung von delinquenten Jugendlichen und jungen Erwachsenen eingesetzt werden [vgl. das „Reasoning and Rehabilitation Programm" (R&R) nach Ross, Ewles und Fabiano, 1988].

8.5.1 Kindzentrierte Maßnahmen

Die verhaltenstherapeutischen Verfahren, die sich als erfolgreich herausgestellt haben, basieren zum einen auf Techniken des operanten Konditionierens, zum anderen auf kognitiv-behavioralen Methoden.

Einzeltherapeutische Verfahren

Zu den operanten Techniken, die sich insbesondere für jüngere Kinder eignen, zählen der **Punkte- oder Belohnerplan und das Timeout-Verfahren**. Sie dienen der Modifikation aggressiven, problematischen Verhaltens, dem Erlernen von Regeln für das menschliche Zusammenleben (z.B. in der Familie oder auf einer kinder- und jugendpsychiatrischen Station) und dem Aufbau sozial erwünschten Verhaltens. Wichtig ist es, im Umgang mit dieser Patientengruppe auf klare, einfach verständliche Regeln, direkte regelmäßige Verstärkungen und einen ausreichend langen Zeitraum des Trainings vor dem langsamen Ausschleichen der Verstärkung, dem Fading, zu achten.

Timeout ist ein sehr effektives Verfahren im Umgang insbesondere mit aggressivem Verhalten und bedeutet, dass ein aggressives Kind oder Jugendlicher bei bestimmten aggressiven Handlungen für einen bestimmten Zeitraum aus der Gruppe/Familie ausgeschlossen wird, also z.B. für eine Stunde in sein Zimmer gehen muss, wenn es seinen kleinen Bruder geschlagen hat. Hierbei ist darauf zu achten, dass der Timeout-Raum reizarm ist und keine attraktiven Beschäftigungsmöglichkeiten erhält, im Gegensatz zu vielen der zu Hause als Timeout-Raum benutzten Kinderzimmer voller Spielzeug, Fernsehen und Computer.

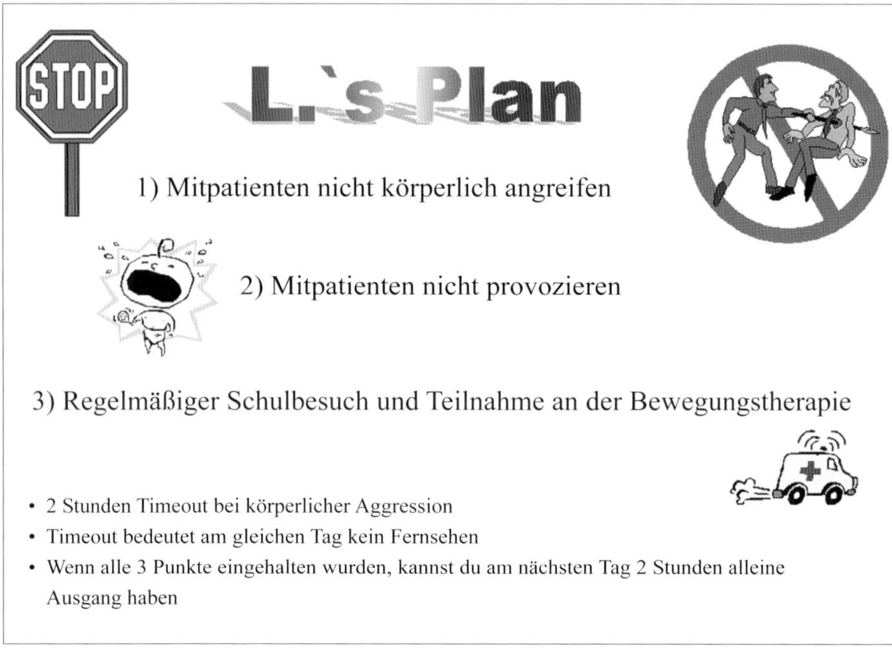

Abb. 8.1: Belohner-Plan für L.

Als Beispiel für einen Punkteplan sei auf Abbildung 8.1 verwiesen, der einen Plan für unsere Kasuistik-Patientin darstellt. Auf ihm sind auch die Bedingungen für ein Timeout genannt. Genau definiert ist hier, wieviele Punkte für welchen Belohner erreicht werden müssen und welche Konsequenzen das Nichteinhalten des Plans hat. Es hat sich als sinnvoll erwiesen, einen solchen Plan mit dem Kind oder Jugendlichen zusammen zu entwerfen und auch gemeinsam zu überlegen, welche Konsequenzen welches Verhalten nach sich ziehen soll. Hierbei ist darauf zu achten, dass einerseits Belohner attraktiv sind, sie realistischerweise auch durchgeführt werden können (keine Familie kann jeden Tag ins Kino gehen), und es sich insbesondere bei negativen Konsequenzen möglichst um sog. „natürliche" Konsequenzen handelt. So kann es durchaus sein, dass man vereinbart, dass ein Kind, das seinen Teller nicht abräumt, am Abend von dem schmutzigen Teller essen oder ein anderes, das morgens trödelt und sich nicht anzieht, im Schlafanzug in die (Klinik-)Schule gehen muss.

Der zweite Schwerpunkt verhaltenstherapeutischer Interventionen besteht in kognitiven Methoden wie Problemlöse- oder Selbstinstruktionstraining und in der Verbesserung sozialer Kompetenzen. Diesen Ansätzen liegt die Annahme zu Grunde, dass bei aggressiven Kindern Defizite in der sozialen Wahrnehmung und eine geringe Empathiefähigkeit vorliegen. Dies führt in Verbindung mit der meist erhöhten Impulsivität, der geringen Fähigkeit, adäquate Lösungsstrategien zu entwickeln, und letztlich auch einer starken Orientierung auf Handlungsziele bei einer in der Regel sehr geringen Frustrationstoleranz zu aggressivem Verhalten.

In einem Problemlösetraining kann erarbeitet werden, welche alternativen Verhaltensweisen in einem bestimmten Konflikt in Frage kommen könnten. Dabei lernt der Patient zunächst, das Problem zu definieren, verschiedene Lösungen zu erarbeiten, diese in einem zweiten Schritt zu bewerten, schließlich die beste Strategie auszuwählen und zu überprüfen [vgl. D'Zurilla und Goldfried, 1971]. Die so erkannten neuen, nicht aggressiven Verhaltensalternativen können dann mit Hilfe von Techniken wie Rollenspiel, Modelling und Shaping eingeübt werden. Im Selbstinstruktionstraining lernt das Kind darüber hinaus, sich Aufgaben zu strukturieren und erarbeitete Regeln auf neue Situationen anzuwenden. Mit älteren Kindern und Jugendlichen lassen sich auf diese Art und Weise auch Methoden der Introspektion erarbeiten, die dem Patienten erlauben, Frühwarnsymptome der eigenen Aggression an sich wahrzunehmen und rechtzeitig mit Hilfe der oben beschriebenen Techniken prosoziale Problemlösungen zu beginnen. Dies sei wiederum an unserer Patientin L. veranschaulicht:

L. neigte dazu, bei Langeweile oder wenn sie sich unsicher fühlte immer alberner und aufgedrehter zu werden. Auf entsprechende Hinweise der Eltern oder Erzieher reagierte sie nicht, sondern machte sich eher noch darüber lustig. Zu diesem Zeitpunkt war sie aber noch in der Lage, an sich selber sowohl die innere Unruhe wie auch ein „komisches Gefühl im Bauch" wahrzunehmen. Verpasste sie diesen Moment, entwickelte sich regelmäßig ein sich immer weiter aufschaukelnder Prozess von Albernheit, Frechheit und Aggressivität, bis sie erheblichen Ärger mit der Erwachsenen bekam oder aber die Situation mit den Gleichaltrigen eskalierte. Sie brach dann rasch frustriert in sich zusammen, empfand sich als immer ungeliebt und benachteiligt und zog sich von der Umwelt zurück.

Im therapeutischen Prozess konnte mit ihr das in Abbildung 8.2 dargestellte Schaubild erarbeitet werden, das ihr ermöglichte, die eigenen Veränderungen besser wahrzunehmen und sich früher aus den Situationen zurückzuziehen (möglichst zu dem mit dem schwarzen Balken markierten Moment), bevor es zu erheblichen Konflikten kam. Sie übte dies mit Hilfe des Selbstinstruktionstrainings zunächst im stationären Setting, dann in der Schule und später auch zu Hause.

Gruppentherapeutische Verfahren

Die o.g. Verfahren können insbesondere in der stationären Arbeit sehr gut mit gruppentherapeutischen Ansätzen verbunden werden. Der Vorteil der Gruppentherapie liegt darin, dass die Kinder oder Jugendlichen sich mit Gleichaltrigen austauschen können und es ihnen so leichter fällt, die Gefühle der anderen zu antizipieren. Darüber hinaus ermöglicht die Arbeit in der Gruppe das Lernen am gleichaltrigen Modell, also das Lernen am Beispiel des nicht aggressiv reagierenden, Konflikte sozial kompetent lösenden Kindes, sowie den Austausch mit Gleichaltrigen zur Überprüfung eigener Standpunkte und Verhaltensweisen. Vielen Jugendlichen fällt es zwar schwerer, Kritik Gleichaltriger zu akzeptieren; sie können aber Anregungen, Verbesserungsvorschläge und Verhaltensweisen der

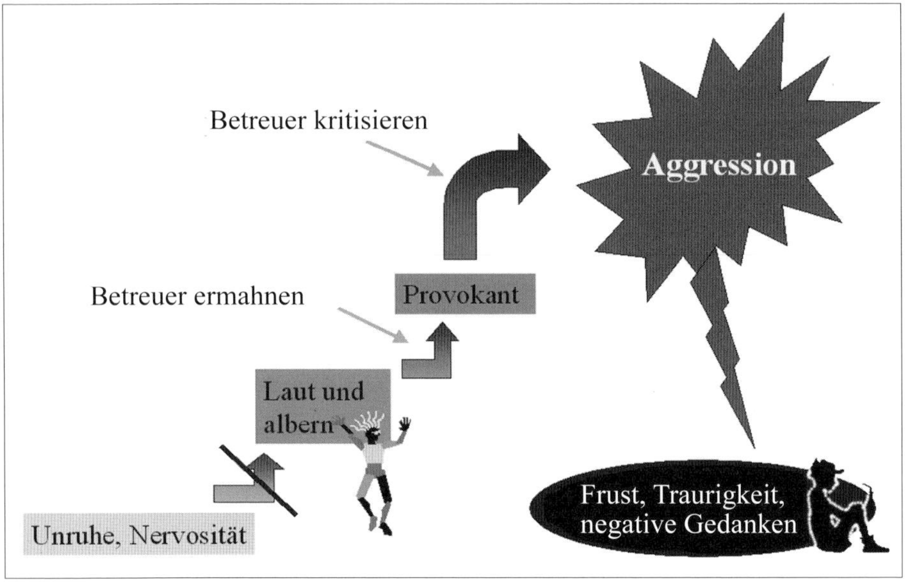

Abb. 8.2: Kognitives Modell aggressiven und depressiven Verhaltens am Beispiel von L.

Peer-Group besser übernehmen als die der Eltern, Erzieher oder Therapeuten. Bewährt haben sich hierbei eher gemischte Gruppen von Kindern oder Jugendlichen mit Sozialverhaltensstörungen und unauffälligen Gleichaltrigen.

8.5.2 Familienzentrierte Maßnahmen

Die Zusammenarbeit mit der Familie des betroffenen Kindes ergänzt die einzeltherapeutischen Maßnahmen. Wichtig ist dies natürlich u.a. bei auf den familiären Rahmen beschränkten oder oppositionell-trotzigen Sozialverhaltensstörungen, bei denen in der Familientherapie nach Ursachen, aufrechterhaltenden Faktoren und Lösungsmöglichkeiten für das problematische Verhalten gesucht werden muss. Aber auch bei den anderen, weiterreichenden Formen sollte die Familie in die Therapie mit einbezogen werden.

Mit jeder Familie sollte ein diagnostisches familientherapeutisches Gespräch geführt werden, um die Entstehung der Störung im familiären Kontext genauer zu verstehen. Darüber hinaus ist es für die betroffenen Familien entlastend, wenn sie in Eltern- oder Familiengesprächen über die Störung ihres Kindes und die therapeutischen Möglichkeiten umfassend informiert werden. Dabei erhält der Therapeut zugleich wichtige Informationen über die in der Familie bestehenden Krankheitsmodelle, die bereits (erfolglos) durchgeführten bisherigen Therapieansätze und die Vorstellungen der Eltern, wie mit dem Problem des Kindes umgegangen werden sollte. Am Ende eines solchen Prozesses steht dann in einer Art Therapiebündnis ein Therapieauftrag mit möglichst klar definierten Zielen, die immer auch die Ressourcen der Familie berücksichtigen müssen.

Einfachster Ansatzpunkt familienzentrierter Therapiemaßnahmen wird es oft sein, nach konkreten Problemen im familiären Alltag zu suchen und hierfür mit der Familie zusammen nach Lösungsansätzen zu suchen, die dann in konkreten „Hausaufgaben" geübt werden können. Hierbei haben sich Methoden wie die Erstellung von „Familienregeln" bewährt, die im „Familienrat" diskutiert und beschlossen und mit Hilfe einfacher operanter Prinzipien (klare Konsequenzen für unerwünschtes Verhalten und/oder Belohnungen für soizalverträgliches Verhalten) umgesetzt werden. Dabei müssen die Eltern vom Therapeuten behutsam angeleitet werden, denn vielen Eltern fällt es schwer, regelmäßig klare Konsequenzen zu ziehen und dem Kind nicht immer wieder nachzugeben, bis dann irgendwann die Situation so eskaliert, dass es zu heftigen und in manchen Familien dann auch körperlichen Auseinandersetzungen kommt. Oft ist eine Familie durch das auffällige Kind auch schon so beeinträchtigt, dass es den Eltern schwer fällt, im Rahmen eines solchen Therapieansatzes die zunächst wichtigsten und zugleich realistischerweise angehbaren Problembereiche auszusuchen. Stattdessen wird versucht, alle Probleme, also zu viele und dabei auch zu schwere Punkte, innerhalb kurzer Zeit in der Griff zu bekommen, was oft in Frustrationen endet; denn gerade für diese Kinder ist es wichtig, dass die Aufgaben in der Therapie überschaubar bleiben und in zunächst kurzer Zeit erste Erfolge erzielt, also erste Belohnungen erhalten werden können.

Ähnliches kann passieren, wenn Eltern selber ohne Hilfe beginnen, Punktepläne zu entwerfen, ohne die wichtigsten Grundregeln operanter Verfahren zu berücksichtigen: Hierbei entstehen dann bisweilen unüberschaubare komplizierte Pläne, die das Kind überfordern; oder aber man wundert sich, warum ein Jugendlicher sich für den Plan nicht interessiert, ohne sich zu fragen, ob die eingesetzten Verstärker überhaupt einen Anreiz darstellen. Als Beispiel für ein solches Vorgehen wollen wir uns wieder unserer Patientin zuwenden, deren Familienregeln in Abbildung 8.3 dargestellt sind.

Ein anderer Ansatzpunkt in der Arbeit mit Familien bzw. mit den Eltern ist ein Verhaltenstraining für Eltern, das sehr gut in Gruppen durchgeführt werden kann. Dieser Ansatz beruht auf der Theorie, dass Eltern unabsichtlich sozial adäquates Verhalten ihres Kindes zu wenig beachten und das Kind erst dann elterliche Zuwendung erfährt, wenn es ein sozial unerwünschtes Verhalten zeigt, da die Eltern dann mit Tadel und teilweise harten Strafen reagieren, sich aber gerade dadurch ja mit dem Kind beschäftigen. [vgl. Patterson, 1982: „Der Kampf um Aufmerksamkeit"; Kast-Zahn, 2000]. Dies sieht z.B. so aus: Eine Mutter wird froh sein, wenn das Kind eigenständig für sich seine Hausaufgaben macht und danach lieb mit dem Nachbarskind im Garten spielt, denn in dieser Zeit kann die Mutter den Haushalt machen, telefonieren, eigenen Arbeiten nachgehen etc. Aufmerksamkeit der Mutter erfährt dieses Kind jedoch nicht. Beginnt es aber, bei den Haus-

Unsere Familienregeln

1. Wir wollen als Familie folgende Regeln einhalten:
2. Jeder räumt seine Sachen selber weg, stellt seine Schuhe in das Schuhregal und sein Fahrrad in den Keller.
3. Am Wochenende helfen alle den Tisch decken, den Tisch abräumen und die Spülmaschine einräumen.
4. Unter der Woche geht jeder einmal mit dem Hund raus.

Jedes Kind kann beim Einhalten dieser Regeln pro Woche 3 Punkte bekommen. Jeder, der am Ende des Monats 10 Punkte hat, fährt dann mit auf einen Familienausflug. Wenn Mama oder Papa die Regeln nicht einhalten können, bekommen sie einen Minuspunkt. Pro Minuspunkt müssen sie beim Ausflug jedem Kind eine Kugel Eis kaufen. Das Ziel des Familienausflugs wird im Familienrat entschieden, das letzte Wort haben die Eltern.

Außerdem gilt:

1. Wer einen anderen mit Schimpfwörtern beschimpft, geht 15 Minuten in sein Zimmer.
2. Wer einen anderen körperlich bedroht, muß bis Ende der nächsten Mahlzeit in sein Zimmer gehen und verliert in dieser Woche einen Punkt.
3. Wer einen anderen schlägt, bleibt bis zum Abend in seinem Zimmer und verliert zwei Punkte.

Mama L Papa L L.L. A.L. M.L.

Abb. 8.3: „Familienregeln" der Familie L.

aufgaben Theater zu machen, so wird die Mutter ihre begonnenen Arbeiten unterbrechen und nach dem Kind gucken, evtl. auch mit dem Kind schimpfen oder auch irgendwann zu Strafen (Hausarrest) greifen, die ihrerseits wiederum die Aufmerksamkeit der Mutter einfordern. Das Kind lernt also: „Wenn ich bei den Hausaufgaben viel Theater mache, kommt Mama und macht mit mir Hausaufgaben." Es entsteht ein Teufelskreis, in dem irgendwann das Kind nur noch negative Zuwendung der Eltern kennt und diese ihr Kind nur noch als schwierig und anstrengend wahrnehmen.

Ein weiterer häufiger Mechanismus wird als „Verstärkerfalle“ [Kazdin, 1987] bezeichnet: Reagiert ein Kind in Situationen, in denen es seinen Willen nicht bekommt, aggressiv, und geben die Eltern dem Kind daraufhin nach, so entsteht zumindest kurzfristig für beide eine positive Verstärkung: die Eltern erfahren die Entlastung von dem unangenehmen Verhalten und das Kind konnte seinen Willen durchsetzen. Langfristig gesehen wird durch diesen Mechanismus aber das aggressive Verhalten verstärkt, also die Wahrscheinlichkeit seines Auftretens erhöht.

An diesen beiden Punkten ansetzend kann mit Eltern geübt werden, solche Interaktion grundsätzlich zu verändern; so lernen Eltern, Regeln zu etablieren (s.o.) und über die Prinzipien des operanten Konditionierens (z.B. auch Einsatz von Timeout, Verstärkerentzug durch Verlust von Privilegien) das Verhalten des Kindes zu modifizieren. Ergänzend kann mit den Eltern erarbeitet werden, wie sie auch positive Aspekte ihres Kindes wieder besser wahrnehmen und das Kind durch die Rückmeldung positiver Verhaltensweisen (Lob!) motivieren können. Den Kindern vermitteln Eltern so neue Erfahrungen jenseits des negativen Selbstkonzeptes, das für diese Kinder so typisch ist (s.o.).

Diese Methode hat sich in mehreren Evaluationsstudien bei Kindern und Jugendlichen verschiedener Altersgruppen als effektiv erwiesen [Patterson, 1982]. Ergänzend sei hier zu dieser Methode auf das „Münchner Trainingsmodell“ von Innerhofer und Warnke [1980] verwiesen.

8.5.3 Ergänzende Therapieformen

Eine sinnvolle Ergänzung zu den bisher beschriebenen Verfahren stellen beispielsweise das soziale Kompetenz-Training [vgl. Hinsch und Pfingsten, 1998] oder auch verschiedene Entspannungsverfahren dar, wobei hier die Einsatzmöglichkeiten klassischer Verfahren wie des Autogenen Training bei sozial sehr schwer auffälligen Kindern durch die oft geringe Compliance begrenzt sind. Es gibt aber eine Reihe kindgerechter Entspannungstechniken, wie z.B. die „Käpt'n Nemo-Geschichten“ [Petermann, 1993], von denen oft auch sehr unruhige Kinder, u.a. diejenigen mit depressiven Begleitreaktionen, gut profitieren können. Darüber hinaus seien als ergänzende Therapieverfahren unspezifische Verfahren wie Ergotherapie, Psychomotorik oder Motopädie genannt, die in einem multimodalen stationären Behandlungssetting die o.g. Verfahren ergänzen, den Patienten fördern, spezifische Teilleistungsschwächen (z.B. im Bereich der Motorik) trainieren und neue Fertigkeiten und Begabungen aufzeigen können.

8.5.4 Therapeutische Maßnahmen im Umfeld des Patienten, Möglichkeiten der Jugendhilfe

Hier ist zunächst an organisatorische Maßnahmen im Umfeld des Kindes oder Jugendlichen zu erinnern. Beispielsweise ist es oft hilfreich, besonders schwierige Situationen wie die Hausaufgaben, bei denen eine Mutter jeden Tag in heftige Konflikte mit ihrem Kind gerät, herauszunehmen, indem eine Hausaufgabenhilfe, die durchaus auch die pädagogisch erfahrene Nachbarin übernehmen kann, etabliert wird. Ggf. kann eine Umschulung auf eine einfachere Schulform ein kognitiv überfordertes Kind entlasten, ihm aus seiner Rolle als Klassenclown heraushelfen, ihm durch anschaulicheren Unterricht die Konzentration erleichtern und damit sein Sozialverhalten fördern. Bei in großen Gruppen nicht führbaren Kindern muss u.U. auch eine Umschulung in eine entsprechende Erziehungshilfeschule erwogen werden.

Scheint eine Familie sehr überfordert, so stehen dem Jugendamt Möglichkeiten der ambulanten Hilfe, wie die Einrichtung einer sozialpädagogischen Familienhilfe oder eines Betreuungshelfers für ältere Jugendliche, zur Verfügung. Die Erfahrung zeigt, dass die fachliche Qualität des Betreuers eine entscheidende Rolle für die Effektivität einer solchen Maßnahme spielt, was anscheinend oft zu wenig berücksichtigt wird oder mangels entsprechender Mitarbeiter nicht berücksichtigt werden kann.

Darüber hinaus seien gemeindenahe Maßnahmen erwähnt, in denen beispielsweise in einer Gruppe von Jugendlichen durch einen Therapeuten Verhaltenstherapieprogramme durchgeführt werden. Untersuchungen, z.B. von Feldman et al. [1983], konnten zeigen, dass hier insbesondere gemischte Gruppen aus dissozialen und unauffälligen Kindern und Jugendlichen die besten Behandlungserfolge zeigen. Dies lässt sich allein schon dadurch erklären, dass hier Techniken des Lernens am Modell des Gleichaltrigen in besonders direkter Art und Weise möglich sind. Erfahrungen im Umgang mit psychisch kranken Straftätern konnten jedoch zeigen, dass auch institutionalisierte Settings Möglichkeiten der Gruppentherapie bieten, wie es schon am Beipiel des „R&R-Trainings" nach Ross (s.o.), das sich jedoch nicht als Psychotherapieprogramm im engeren Sinne versteht, dargelegt wurde.

Dies mag überleiten zu stationären und teilstationären Formen der Jugendhilfe, bei der besonders schwierige Kinder und Jugendliche tage- oder wochenweise bzw. ganztägig in sozialpädagogischen Heimeinrichtungen bzw. anderen betreuten Wohnformen leben. Im Optimalfall können sie dort im permanenten Kontakt mit anderen Jugendlichen mit intensiver pädogagischer Unterstützung – am besten zusätzlich betreut oder supervidiert von einem Kinder- und Jugendlichenpsychotherapeuten oder Kinder- und Jugendpsychiater – im Alltag an der Veränderung dissozialer Verhaltensweisen arbeiten. Die Trennung des Patienten von seiner Familie bietet neben der Entlastung der anderen Familienmitglieder die Chance, eingefahrene Interaktionsmuster zu durchbrechen und somit dem Jugendlichen das Erlernen anderer Verhaltensmuster zu erleichtern.

Die stationäre Heimunterbringung ist letztlich auch dann indiziert, wenn das familiäre Umfeld als besonders ungünstig erachtet werden muss, beispielsweise weil es dem Betroffenen keine ausreichende Struktur und Orientierung ermöglicht, weil Eltern auf Grund ihrer eigenen Psychopathologie nicht in der Lage sind, dem Kind oder Jugendlichen die nötige Unterstützung zu bieten, oder aber weil das elterliche Erziehungsverhalten so schwierig und unkorrigierbar ist, dass elternzentrierte und wohnortnahe Interventionen keinerlei Veränderung herbeiführen konnten.

8.6 Zusammenfassung

Störungen des Sozialverhaltens stellen eine der häufigsten Störungsbilder im kinder- und jugendpsychiatrischen Alltag dar – sei es im ambulanten oder im stationären Setting. Für die Behandlung wichtig ist die Beachtung evtl. komorbider Störungen wie depressiver Symptome, Teilleistungsstörungen oder eines zusätzlichen Drogenmissbrauchs. Die Pathogenese dissozialen Verhaltens wird heute als ein multifaktorielles Geschehen mit biologischen, neurophysiologischen, psychologischen und soziokulturellen Faktoren gesehen. Psychotherapeutisch haben sich insbesondere Techniken aus dem verhaltenstherapeutischen Spektrum wie Techniken des operanten Konditionierens, des Modell-Lernens und kognitiver Methoden bewährt. Im Optimalfall entsteht ein multimodales Therapiesetting mit einzel-, gruppen- und familientherapeutischen Interventionen, die durch spezielles Elterntraining ergänzt werden können. Letztlich muss bei der eher weniger guten Prognose des Störungsbildes auch an die Möglichkeiten längerfristiger heilpädagogischer Maßnahmen in Kombination mit den psychotherapeutischen Verfahren gedacht werden.

Literatur

Bender D, Lösel F (1998) Aggressives und delinquentes Verhalten von Kindern und Jugendlichen: Kenntnisstand und Forschungsperspektiven. In: Kröber HL, Dahle KP (Hrsg.), Sexualstraftaten und Gewaltdelinquenz. Kriminalistik, Wissenschaft und Praxis, 12–38, Heidelberg

Cloninger CR et al., Predisposition to petty criminality in Swedish adoptees. II. Cross-fostering analysis of gene-environment interaction. Arch Gen Psychiat (1982), 39 (11), 1242–1247

Coccaro EF, Mc Namee B (1998) Biology of aggression: relevance to crime. In: Skodol AE (Ed.), Psychopathology and Violent Crime, Review of Psychiatry Series, 99–128. American Psychiatric Press, Washington, London

Coccaro EF et al., Serotonin function in human subjects: intercorrelations among central 5-HT indices and aggressiveness. Psychiatry Res (1997), 73, 1–14

Coccaro EF, Berman ME, Kavoussi RJ, Assessment of life history of aggression: development and psychometric characteristics. Psychiat Res (1997), 73 (3), 147–157
D'Zurilla TJ, Goldfried M R, Problem solving and behavior modifikation. J Abnormal Psychol (1971), 78, 107–126
Feldman RA, Caplinger TE, Wodarski JS (1983) The St. Louis Conundrum: The effective treatment of antisocial youths. Prentice Hall, Englewood Cliffs
Freud S (1920): Jenseits des Lustprinzips. In: Ges. Werke (1974), Bd. 13. Fischer, Frankfurt
Fromm E (1977) Anatomie der menschlichen Destruktivität. Rowohlt Taschenbuch, Reinbeck
Herpertz-Dahlmann B (2000) Störungen des Sozialverhaltens, Dissozialität und Delinquenz. In: Remschmidt H (Hrsg.), Kinder- und Jugendpsychiatrie: eine praktische Einführung, 3. Aufl., 278–284. Thieme, Stuttgart
Hinsch R, Pfingsten U (1998) Gruppentraining sozialer Kompetenzen – Grundlagen, Durchführung, Materialien. Psychologie Verlags Union, Verlagsgruppe Beltz, Weinheim
Innerhofer P, Warnke A (1980) Elterntrainingsprogramm nach dem Münchner Trainingsmodell – ein Erfahrungsbericht. In: Lukesch H, Perrez M, Schneewind K (Hrsg.), Familiäre Sozialisation und Intervention, 417–439. Hans Huber, Bern
Innerhofer P (1977) Das Münchner Trainingsmodell. Beobachtung, Interaktionsanalyse, Verhaltensänderung. Springer, Berlin, Heidelberg, New York
Kast-Zahn A (2000), Jedes Kind kann Regeln lernen: Vom Baby bis zum Schulkind: Wie Eltern Grenzen setzen und Verhaltensregeln vermitteln können; das Buch des positiven Lenkens, 7. Aufl. Oberstebrink, Ratingen
Kazdin AE, Treatment of antisocial behavior in children: current status and future directions. Psychol Bull (1987), 102 (2), 187–203
Kratzer L, Hodgins S (1996) Outcomes of Child Conduct Problems: A cohort Study. Manuscript.
Lewis DO (1991) Adolescent conduct and antisocial disorders. In: Wiener JM (Ed.), Textbook of Child and Adolescent Psychiatry, 293–308. American Psychiatric Press, Washington
Lorenz K (1984) Das sogenannte Böse. dtv Sachbuch, München
Malmquist CP (1991) Conduct disorder: Conceptual and diagnostic issues. In: Wiener JM (Ed.), Textbook of Child and Adolescent Psychiatry, 287–297. American Psychiatric Press, Washington.
Paik H, Comstock G, The effect of television violence on antisocial behavior: A meta-analysis. Communication Res (1994), 21, 516–546
Patterson GR (1982) Coercive Family Process. Eugene, Castilia
Petermann U (1993) Die Kapitän-Nemo-Geschichten, Teil 1 und 2. Elvikon, Essen
Prentky R (1985) The neurochemistry and neuroendocrinology of sexual aggression In: Ferrington DP, Gunn J, (Eds.), Aggression and dangerousness, 7–56. Wiley, Chichester, New York, Brisbane
Ross RR, Ewles CD, Fabiano EA, Reasoning and Rehabilitation. Int J Offender Therapy and Comparative Criminology (1988), 32, 29–36
Ullrich S et al., Täterpersönlichkeit und soziobiographischer Hintergrund. Monatsschrift für Kriminologie und Strafrechtsreform (1999), 82, 291–298
West DJ, Ferrington DP (1973) Who becomes delinquent? Heinemann Educational, London
WHO (Weltgesundheitsorganisation) (1993), Internationale Klassifikation psychischer Störungen: ICD-10, Kap. V (F): klinisch-diagnostische Leitlinien, 2. Aufl. Hans Huber, Bern

9 Psychotherapie bei Anorexia und Bulimia nervosa

B. Herpertz-Dahlmann, U. Hagenah

9.1 Einführung

„Als ich sie das letzte Mal sah, war sie total verändert: Ihr Gesicht war völlig reglos. Es wirkte wie die Schwärze der Nacht, so tot ... Es war, als ob eine fremde Macht versuchte, die Seele dieses kleinen Mädchens zu zerstören. Und ihre Augen ... Ihre Augen sahen aus wie Röhren, Röhren, die direkt ins Nichts führten ...

Gerade als sie sich und alles um sie herum aufgeben wollte, kam eine große, gewaltige Hand, welche sie von nun an leiten sollte. Trotzdem war der Weg nicht leicht. Sie musste immer höhere Hürden überwinden und tiefere Abgründe ... Auf einmal stolperte sie. Nachdem sie alles abgetastet hatte, merkte sie, dass der Weg hier zu Ende war. Eine Treppe führte nach oben. Die Stufen waren unregelmäßig, und immer wieder stürzte sie. Die Wunden, die ihr dabei zugefügt wurden, waren unendlich tief.

Ihr fiel auf, dass es, je höher sie stieg, immer heller wurde. Plötzlich versperrte ihr eine Falltür den Weg .... eine Tür! Sie stieß diese mit großer Anstrengung auf, und helles, warmes Licht flutete ihr entgegen. Mit letzter Kraft schob sie sich in die Freiheit.

Lange Zeit stand sie einfach nur da und merkte zum ersten Mal wieder, wie schön Leben sein kann!"
(15-jährige anorektische Patientin, Aufsatz in der Klinikschule)

In der Geschichte der Ess-Störungen sind viele Behandlungsarten verfochten worden: Verhaltensmodifikation, Isolation, Bettruhe, Medikamente, Akupunktur, Hormontherapie einschließlich der Hypophysentransplantation, Elektroschock, Lobotomie, Dialyse und Exorzismus sowie Psychotherapie. Die meisten dieser Therapieformen haben sich als unwirksam erwiesen.

Auch die Psychotherapie bei Anorexia und Bulimia nervosa hat viele Wandlungen erfahren, bis sie sich – auch bei einer größeren Gruppe von Patienten – als effektiv erwies. Immerhin konnte die Mortalität bei essgestörten Kindern und Jugendlichen erheblich gesenkt werden. Während in den 10-Jahres-Katamnesen von Theander [1985] und Tolstrup et al. [1985] jeweils eine Mortalität von 11,7 bzw. 6% gefunden wurde, trat in den jüngeren Studien kein Todesfall mehr auf [Strober, Freeman und Morrell, 1997; Wentz Nilsson et al., 1999; Herpertz-Dahlmann et al., 2001].

In dem vorliegenden Kapitel sollen einige neuere Erkenntnisse zur Behandlung bei den Ess-Störungen dargestellt werden, ohne die tägliche Praxis außer Acht zu lassen.

Anorexia und Bulimia nervosa sind durch die folgenden diagnostischen Kriterien definiert (s. Tab. 9.1 und 9.2):

Tab. 9.1: Definition der Anorexia nervosa nach ICD-10 [1991]

- Körpergewicht mind. 15% unterhalb der Norm, bzw. Body-Mass-Index ≤ 17,5
- Gewichtsverlust selbst verursacht
- Körperschemastörung und überwertige Idee, zu dick zu sein
- Endokrine Störung auf der Hypothalamus-Hypophysen-Gonadenachse
- Bei Erkrankungsbeginn vor der Pubertät Störung der pubertären Entwicklung einschließlich des Wachstums, die nach Remission häufig reversibel ist

Tab. 9.2: Definition der Bulimia nervosa nach ICD-10 [1991]

- Andauernde Beschäftigung mit Essen und Heißhungerattacken, bei denen große Mengen Nahrung in kurzer Zeit konsumiert werden
- Versuche, dem dick machenden Effekt des Essens durch verschiedene Verhaltensweisen entgegenzusteuern
- Krankhafte Furcht, dick zu werden
- Häufig Anorexia nervosa in der Vorgeschichte

Entsprechend den Definitionskriterien strebt die Therapie der Ess-Störungen eine „ganzheitliche", d.h. somatische und psychische Gesundung, an.

9.2 Therapiemaßnahmen

Die Therapie der Anorexia nervosa sollte grundsätzlich die folgenden Ziele beinhalten [APA, 2000; Leitlinien der DGKJP, 2003; Herpertz-Dahlmann und Remschmidt, 1994; Herpertz-Dahlmann, 2003]:

- Gewichtsrehabilitation mit Erreichen des Gewichtes, bei dem die Menstruation wieder eintritt
- Normalisierung des Essverhaltens
- Behandlung körperlicher Komplikationen
- Veränderung dysfunktionaler Gedanken und Gefühle, d.h. derjenigen Gedanken, die zur Aufrechterhaltung der Ess-Störung beitragen
- Verbesserung von Defiziten im Affekt und Verhalten, die dazu führen, in schwierigen Situationen mit Störungen des Essverhaltens und Gewichtsabnahme zu reagieren
- Verbesserung der die Ess-Störung begleitenden psychischen Probleme, z.B. Depressionen, Ängste, Zwänge
- Einbeziehung der Familie
- Verhinderung eines Rückfalls

Die therapeutischen Ziele bei der Bulimie sind:

- Normalisierung des Essverhaltens mit Unterbrechen des Teufelskreises von Heißhungerattacken und Erbrechen
- Veränderung dysfunktionaler Gedanken und Gefühle
- Verbesserung von Defiziten in Affekt und Verhalten
- Behandlung der die Ess-Störung begleitenden Probleme, insbesondere der Depression
- Altersabhängige Einbeziehung der Familie

Zu Beginn der Therapie bei Anorexia nervosa ist es notwendig, die Gewichtszunahme und eine Normalisierung des Essverhaltens als wesentliches Ziel im Auge zu behalten. Es hat sich vielfach gezeigt, dass psychotherapeutische Interventionen nur von begrenztem Nutzen sind, wenn sie in einem Zustand der Kachexie durchgeführt werden. Die Erforschung der Anorexia nervosa hat zahlreiche Erkenntnisse insofern gebracht, dass viele als typisch anorektisch angesehene psychische Veränderungen hungerbedingt sind und ebenfalls bei Menschen auftreten, die aus anderen Gründen fasten müssen. So zeigten Keys et al. [1950] in einem fragwürdigen Experiment an amerikanischen Kriegsdienstverweigerern, dass Fasten vielfältige psychische Auswirkungen hat: die ständige Beschäftigung mit Essen, das Horten von Nahrung, depressive Symptome, Zwanghaftigkeit, Apathie, erhöhte Reizbarkeit, Konzentrationsstörung, Anhedonie und Libidoverlust. Diese starvationsbedingten Phänomene bessern sich mit Gewichtsnormalisierung, und die Patienten können von einer psychotherapeutischen Behandlung mehr profitieren.

Die einzelnen Module unseres Behandlungskonzeptes gehen aus Abbildung 9.1 hervor.

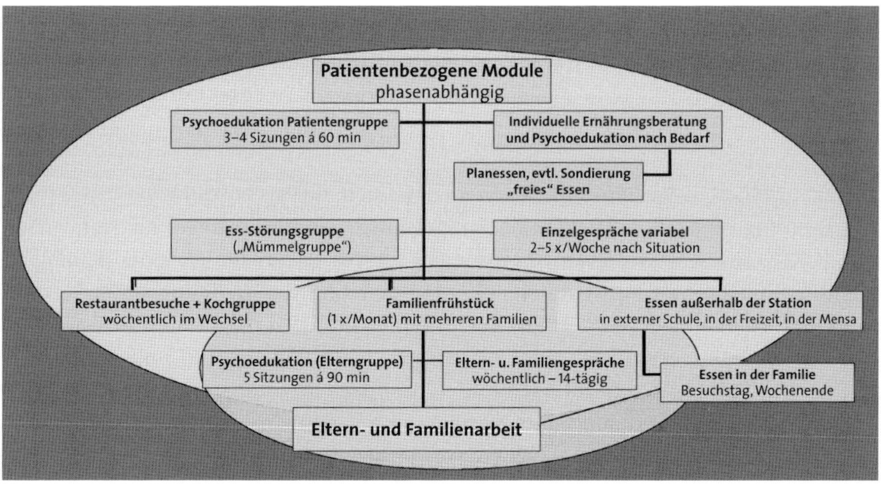

Abb. 9.1: Spezifische Ess-Störungstherapie

9.2.1 Somatische Rehabilitation, Ernährungstherapie und Psychoedukation

Auf die Behandlung somatischer Komplikationen soll nicht im Detail eingegangen werden, da die Problematik von Dehydratation, Elektrolytverschiebungen und Pankreasaffektionen bei Magersucht und Bulimie ausreichend bekannt ist. Bedeutsam erscheint die Behandlung der Osteoporose, die an den einzelnen Kliniken sehr unterschiedlich gehandhabt wird. In einer eigenen Untersuchung an 19 anorektischen Patientinnen konnten wir nachweisen, dass im Verlauf einer elfwöchigen Gewichtszunahme der für den Starvationsprozess bei Anorexia nervosa typische Knochenabbau abnimmt, wohingegen die Knochenmatrixproteine (Knochenaufbau) zunehmen [Heer et al., 2002]. Durch körperliche Inaktivität wird der durch die Gewichtsabnahme bedingte Knochenabbau erheblich verstärkt. Dies beinhaltet, dass Bettruhe im Rahmen der somatischen Therapie bei Anorexia nervosa allenfalls stundenweise, keinesfalls aber tage- oder wochenweise erfolgen darf. Neben der dringend notwendigen Gewichtszunahme empfiehlt sich die Gabe von Vitamin D und Kalzium, da der Kalziumbedarf in der Adoleszenz besonders hoch ist.

Die Gewichtsrehabilitation impliziert eine Auseinandersetzung mit Ernährung und Essverhalten, die für die Behandlung von Anorexia und Bulimia nervosa eine große Rolle spielt. Im Gegensatz zu der landläufigen Meinung, dass essgestörte Patienten über Ernährungsrichtlinien gut Bescheid wissen, hat sich in empirischen Untersuchungen herausgestellt, dass sie zwar Kalorien zählen können, ansonsten aber wenig Wissen über gesunde Ernährung und notwendige Nahrungsbestandteile aufweisen [Rock und Curran-Celentano, 1994]. Sehr hilfreich wird von den Patienten die Psychoedukation durch Stationsarzt und Ernährungsberaterin erlebt, in der sie über die somatischen Folgen der Ess-Störung und eine gesunde Ernährung informiert werden. In der Aachener Klinik trifft sich die Gruppe der essgestörten Patienten einmal wöchentlich zur Psychoedukation, bei der das notwendige Wissen in Form eines „Aufbaukurses“ angeboten wird. Daneben findet einmal in der Woche eine abendliche Kochgruppe im Wechsel mit Restaurantbesuchen statt, damit die Patientinnen lernen, auch in „sozial fremden Situationen“ ihre Mahlzeiten zu sich zu nehmen.

In kontrollierten Studien bei Erwachsenen hat sich die Psychoedukation bzw. Ernährungsberatung bei der Bulimie zwar als weniger effektiv als die kognitiv-behaviorale Therapie (CBT) erwiesen, führte aber bei weniger schwer Erkrankten zu einer deutlichen Reduktion der Ess-Störungssymptomatik (d.h. Senkung der Heißhungerattacken-Frequenz, Verminderung des Erbrechens) [Olmstedt et al., 1991]. Insofern ist die Mitarbeit einer Diätassistentin oder Ernährungsberaterin bei der stationären und ambulanten Therapie von Ess-Störungen sehr hilfreich und notwendig.

Voraussetzung einer stufenweisen Normalisierung des Essverhaltens ist die Erhebung einer Ernährungsanamnese. Sie soll die Art der bisher eingehaltenen Diät (einschließlich der erlaubten und verbotenen Speisen, kalorische Höchstmengen usw.), die Frequenz,

Tab. 9.3: Tagesplan für eine anorektische Patientin

Frühstück	1 Tasse Milch 3 Scheiben Vollkornbrot 1 Portion Margarine 2 Scheiben Käse 1 Portion vegetabile Pastete
Zwischenmahlzeit	1 Becher Fruchtjoghurt 1 Stück Obst
Mittag	1 Mittagessen nach Wahl
Zwischenmahlzeit	1 Becher Fruchtjoghurt 1 Portion Gebäck
Abend	3 Scheiben Vollkornbrot 1 Portion Margarine 2 Scheiben Käse 1 Portion vegetabile Pastete
Spät	1 Becher Fruchtjoghurt 1 Stück Obst

den Ablauf und situative Besonderheiten von Essanfällen, die Einstellung zum eigenen Körper und zur Figur sowie den üblichen Tagesablauf des Patienten erfassen. Dazu bietet sich das Führen eines Ernährungstagebuches an. In einem weiteren Schritt wird mit dem Patienten ein Essensplan erarbeitet, der fünf Haupt- und Zwischenmahlzeiten beinhaltet. Die Einhaltung der Zwischenmahlzeiten hat den Zweck, durch Hungergefühl provozierte Heißhungerattacken zu vermeiden (s. Tab. 9.3).

Sowohl für Anorexia als auch für Bulimia nervosa ist die Normalisierung des Essverhaltens ein wesentlicher Bestandteil der Therapie. Bei besonders langsamen und wählerischen Essern, aber auch wenn bulimische Patienten das Essen in sich hineinschlingen, empfiehlt sich ein Modell-Essen mit Betreuern.

Wichtig ist die stufenweise Einführung von „verbotenen" Speisen. Dies mindert Gefühle der Entbehrung und reduziert die Wahrscheinlichkeit von Kontrollverlusten. Die Patienten können erkennen, dass die normale Handhabung von Essen und Nahrungsmitteln nicht zu der gefürchteten übermäßigen Gewichtszunahme führt. Spezifische Diätspeisen oder kalorienreduzierte Nahrungsmittel sollen nicht in den Essensplan integriert werden; ebenso sollten die Patienten vermeiden, große Mengen an Flüssigkeit vor oder während des Essens zu sich zu nehmen, da dies ein falsches Gefühl der Sättigung verschafft und das Erbrechen erleichtert. Essensportionen können anhand von Mahlzeiten-Zusammenstellungen geübt werden [Herpertz-Dahlmann, 2003].

Mit Hilfe der sog. „Gewichtstreppe" wird eine Gewichtszunahme in der Form verstärkt, dass mit einer bestimmten Gewichtsmarke eine Erweiterung des Aktivitätsradius verbunden ist, z.B. Besuch der Klinikschule, Stadtbesuche, Besuch von Freunden und Wochenendbesuche zu Hause. Auch im ambulanten Rahmen können Verstärker berücksichtigt werden, wie z.B. der Besuch der Schule, die Teilnahme am Schul- und Freizeitsport usw. Die Gewichtszunahme sollte kontinuierlich und nicht zu schnell erfolgen. Im Zustand extremer Kachexie und bei drohenden körperlichen Komplikationen ist bei Nahrungsverweigerung manchmal eine Ernährung mit hochkalorischer flüssiger Kost durch eine Magensonde erforderlich.

Das beschriebene Vorgehen bedeutet eine hohe Belastung für die Mitarbeiter auf der Station, da es nicht selten zu Konflikten mit den Patienten führt und einen intensiven Austausch sowie funktionierende Kooperation untereinander voraussetzt.

Die Leitlinien zu der Behandlung von Ess-Störungen und die internationale Literatur empfehlen eine wöchentliche Gewichtszunahme von 500–1.000 g [Leitlinien, DGKJP 2003]. Bei der bisher durchgeführten Behandlung erfolgt die Gewichtsrehabilitation so lange, bis die Patienten ihr Zielgewicht, im Allgemeinen die 25. altersspezifische BMI-Perzentile, erreicht haben (s. Abb. 9.2).

In letzter Zeit sind Zweifel aufgekommen, ob diese Form der recht schnellen und kontinuierlichen Gewichtszunahme tatsächlich den Heilungsverlauf der Ess-Störung unterstützt. Bei einem vergleichsweise niedrigen BMI kommt es bei essgestörten Proban-

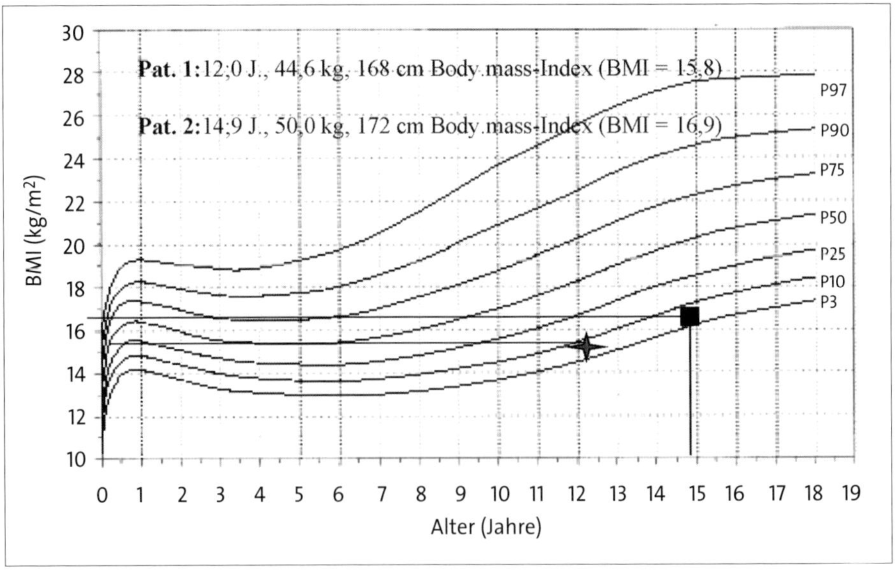

Abb. 9.2: Perzentilen für den Body-Mass-Index bei Mädchen von 0–18 Jahren (Kromeyer-Hauschild et al., 2001)

den während der Gewichtsrehabilitation zu einem ausgeprägten Anstieg von Leptin. Leptin ist ein wesentlicher Antagonist des NPY (Neuropeptid Y), welches appetitstimulierend wirkt. Es ist demnach nicht ausgeschlossen, dass der im Verhältnis hohe Leptinspiegel bei anorektischen Patienten die Stimulation des Appetits unterdrückt sowie die motorische Aktivität erhöht und damit den häufig nach Entlassung aus stationärer Behandlung zu beobachtenden Rückfall unterstützt. Hier wäre zu überlegen, ob sich eine stufenweise Gewichtszunahme – möglicherweise auch verteilt auf mehrere stationäre Aufenthalte – als effektiver erweist und ein regelmäßiges „Monitoring" des Leptinspiegels notwendig ist [Holtkamp et al., 2003; im Druck; Hebebrand et al., 1997; Monteleone et al., 2002].

9.2.2 Einzelpsychotherapie

Neben dem o.g. strukturierenden verhaltenstherapeutischen Programm sollte sowohl bei der Anorexia nervosa als auch bei der Bulimia nervosa eine Einzelpsychotherapie durchgeführt werden, die unterschiedlicher Natur sein kann. Beschrieben wurden psychoanalytische, tiefenpsychologische, verhaltenstherapeutische und kognitiv orientierte Vorgehensweisen.

In den letzten Jahren konnte die Effizienz von zwei Verfahren evaluiert werden, nämlich der kognitiven Verhaltenstherapie und der interpersonalen Therapie. Kontrollierte Studien zur kognitiv-behavioralen Therapie (CBT) wurden fast ausschließlich bei bulimischen Patienten durchgeführt, während für die Anorexia nervosa weniger Erfahrungen mit dieser Therapie vorliegen. Die meisten Untersuchungen überprüften die Effektivität der CBT nach Behandlungsabschluss im Vergleich zu Patienten auf einer Warteliste, in einigen Studien auch im Vergleich zu anderen Therapieformen. Studien zur interpersonalen Therapie (IPT) fanden kontrolliert ebenfalls bisher nur bei Bulimia nervosa statt, entsprechende Studien bei der Anorexia nervosa werden zzt. durchgeführt [MacIntosh et al., 2000]. Die genannten Studien beziehen sich vornehmlich auf Erwachsene (die jüngsten Patienten waren 17 Jahre alt), wohingegen für Kinder und jüngere Adoleszente kaum Erfahrungen vorliegen [s. auch Leitlinien der DGKJP, 2003].

Im Rahmen der kognitiv-behavioralen Therapie werden typische, mit einer Ess-Störung verbundene dysfunktionale Gedanken hinterfragt, die sich mit der zentralen Bedeutung von Figur und Gewicht für das Selbsterleben und das Selbstwertgefühl der Betroffenen beschäftigen. In einem ersten Schritt wird die Patientin ermutigt, eine Pro- und Kontraliste für die Aufrechterhaltung der Ess-Störung aufzustellen. Die Patientin wird gebeten, jeweils zwei Briefe zu schreiben, einen Brief mit der Anrede „Liebste Anorexie, du bist meine beste Freundin, weil ..." und den nächsten Brief mit der Anrede „Liebste Anorexie, du bist meine ärgste Feindin, weil ...", die im Folgenden aufgeführt sind:

Briefe „an die Magersucht":

„Du bist meine beste Freundin..."
Anorexia ist meine beste Freundin, weil sie immer für mich da ist, mich versteht, mir Kraft, Stärke und Mut gibt, mir immer wieder zeigt, dass ich doch wenigstens etwas kann.
Auf sie kann ich mich immer verlassen, in guten wie in schlechten Zeiten, für mich ist sie die Nummer 1. Mit ihr kann ich alles machen, wir sind immer für einander bestimmt, da es nicht so aussieht, als würde man uns trennen können. Und sie hergeben werde ich niemals.

„Du bist meine ärgste Feindin..."
Sie zerstört mein und das Leben meiner Familie.
Sie nimmt mir die Freude an allen Dingen, die ich gern habe, und sie nimmt mir Zeit, meinen Hobbys nachzugehen.
Sie vereinsamt mich, trennt mich von meinen Freunden.
Sie zerstört mein Aussehen und meinen Körper.

In einem zweiten Schritt wird die Patientin aufgefordert, ihre fixierten Denkschemata bezüglich Gewicht und Figur zu überprüfen und durch stärker an der Realität orientierte Gedanken zu ersetzen. Die ersten Gesprächsstunden dienen dazu, Informationen über zu Grunde liegende dysfunktionale Überzeugungen und Werthaltungen zu gewinnen. Hierzu ein Beispiel zur Erläuterung: Manche Patientin sagt: „Jeder glaubt, dass dünne Menschen attraktiver und kompetenter sind". Hieraus können verschiedene Hypothesen gebildet werden: Glauben andere Menschen wirklich, dass die dünneren Menschen interessanter sind? Handelt es sich dabei tatsächlich um ein lineares Verhältnis – je dünner jemand ist, desto liebenswerter und interessanter ist er? Trifft dies auf alle Menschen zu oder nur auf eine Subgruppe, die unkritisch einen Modetrend akzeptiert hat? Denken die meisten Menschen beim Gebrauch der Worte „interessant", „begehrenswert", „kompetent" gleichzeitig an Dünnsein?

Die kognitive Behandlung der Ess-Störung impliziert konkrete Übungsvorschläge in Form von Hausaufgaben, die vor allem bei jugendlichen Patienten im ambulanten Rahmen sehr hilfreich sind, da sie neue und andere Erfahrungen ermöglichen [s. auch Herpertz-Dahlmann, 2003].

Ziel der Behandlung ist es, dass die Patientin auf ihr eigentliches Problem, nämlich das der Selbstakzeptanz, stößt, was bei fast allen essgestörten Patienten das Kernproblem ist.

Sowohl im Einzel- als auch im Gruppensetting erwies sich die CBT als wirksam [Hay und Bacaltchuk, 2001].

Obwohl nur in wenigen Studien überprüft, waren auch andere Psychotherapieformen (vor allem die interpersonale Psychotherapie) effizient. Beim Vergleich der einzelnen Psychotherapiemethoden ließ sich eine Überlegenheit der CBT nicht eindeutig nachweisen, insbesondere nicht im Langzeitverlauf. Die Effizienz der CBT konnte durch zusätzliche **Exposition mit Reaktionsverhinderung** nicht gesteigert werden. Zwischen der Wirksamkeit von CBT, die durch Therapeuten **oder** in Form von hochstrukturierten CBT-Manualen in Selbsthilfegruppen vermittelt wurden, zeigte sich kein signifikanter

Unterschied. Allerdings handelte es sich nur um wenige Studien bei erwachsenen Probandinnen, die über Zeitungsannoncen gewonnen wurden, d.h., es handelte sich bei der Mehrzahl um nicht klinische Stichproben [Hay und Bacaltchuk, 2001].

Nach unserer Erfahrung und der von anderen Autoren eignet sich die kognitiv-behaviorale Therapie vornehmlich für die Behandlung älterer und motivierter Patienten. Jüngere Patientinnen und solche mit geringer Krankheitseinsicht – vor allem bei chronifizierter Magersucht – weigern sich vielfach, ihr Verhalten und ihre Überzeugungen in Frage zu stellen.

Die **interpersonale Therapie** der Ess-Störungen ist eine zeitlich limitierte und strukturierte Behandlung, die ursprünglich zur Therapie depressiver Störungen entwickelt wurde [Klerman et al., 1984]. Ziel ist die Auseinandersetzung mit den Folgen der Ess-Störung für das interpersonale Bezugssystem der Patientin. Das Vorgehen ist sehr konkret auf eine Verbesserung der gegenwärtigen Lebenssituation der Patientin ausgerichtet. Sie fokussiert auf:

- Aktuelle zwischenmenschliche Konflikte
- Probleme bei Übergängen zwischen sozialen Rollen
- Unzureichende Bewältigung von Verlust
- Bearbeitung interpersonaler Defizite

Kontrollierte Studien zur Effizienz dieser Behandlungsmethode bei der Anorexia nervosa liegen nicht vor.

Die meisten kontrollierten Studien überprüften bisher die Effektivität kognitiv-behavioraler Psychotherapie (CBT) bei Patientinnen mit Bulimie. Zur Beurteilung der Effektivität wurde die Reduktion der bulimischen Symptomatik (Heißhungerattacken und Purging-Verhalten) herangezogen.

Eher **psychodynamisch orientierte Vorgehensweisen** erscheinen bei nicht chronifizierten Ess-Störungen sinnvoll, die sich in einer Lebens- oder Reifungskrise der Patienten entwickelt haben. Sie helfen den Patienten, Konflikte zu erkennen oder zu bearbeiten, die zu ihren Symptomen beitragen. Patienten mit Ess-Störungen zeichnen sich vielfach durch ein überwältigendes Gefühl der eigenen Ineffektivität aus, welches dazu führt, Autonomie und Kontrolle auf den Bereich des eigenen Körpers zu verlagern.

Zusammenfassend muss zur psychotherapeutischen Behandlung der adoleszenten Anorexie und Bulimie gesagt werden, dass ein großer Forschungsbedarf besteht, da Behandlungserfolge bei erwachsenen Patienten nicht auf jugendliche Patienten ohne weiteres übertragen werden können und kontrollierte Studien bei der Anorexia nervosa fast völlig fehlen.

Aus eigener Erfahrung bietet sich bei der Behandlung von Anorexia und Bulimia nervosa ein multimodaler Ansatz an, der mehrere therapeutische Elemente, d.h. kognitiv-behaviorale Therapie, psychodynamische Elemente und die Einbeziehung der Familie, impliziert.

9.2.3 Einbeziehung der Familie

Die Einbeziehung der Familie erfolgt mehrdimensional in Form von Psychoedukation und Familienberatung und/oder Familientherapie.

Die Psychoedukation in der Elterngruppe wird in Aachen folgendermaßen durchgeführt: 3–8 Elternpaare oder Elternteile stationärer oder ambulanter Patientinnen nehmen an der Psychoedukation teil. Es finden fünf Sitzungen in jeweils wöchentlichem Abstand à 90 min statt. Dabei werden Folien und Handouts eingesetzt und die Gruppe für die Eltern als Nichttherapiegruppe definiert (s. Tab. 9.4) [Hagenah et al., 2003].

Beim ersten Termin werden Informationen zur Anorexia nervosa vermittelt, beim zweiten Termin Informationen zur Bulimie; außerdem wird das stationäre Behandlungskonzept vorgestellt. Beim dritten Termin findet eine Ernährungsberatung durch die Ökotrophologin oder Diätassistentin statt. Beim vierten Termin werden mit den Eltern Strategien zur Rückfallprophylaxe sowie ambulante Behandlungsprinzipien entwickelt. Beim fünften Termin werden typische Probleme der Eltern wie Schuldgefühle sowie problema-

Tab. 9.4: Themen der einzelnen Sitzungen [Hagenah et al., 2003]

1. Termin	2. Termin
• Vorstellung der Teilnehmer und Referenten • Informationen zur Anorexia nervosa: – Symptomatik – Medizinische Komplikationen (z.B. Osteoporose als Spätfolge) – Häufigkeit und Komorbidität – Ätiologie (Genetik, Serotoninsystem, individuelle Persönlichkeitsmerkmale, soziokulturelle Rahmenbedingungen – Auswirkungen auf die Eltern/Familie	• Informationen zur Bulimia nervosa („Teufelskreis der Bulimie", Komplikationen und Komorbidität) • Vorstellung des ambulanten und stationären Behandlungskonzepts • Indikation und Ziele der stationären Behandlung • Phasenmodell der Behandlung (I): – Körperliche Stabilisierung – Spezifische Ess-Störungstherapie (Sondenernährung, „Plan-Essen", „Modell-Essen", Gewichtskontrollen – Psychotherapie und unterstützende Therapiebausteine

tische Interaktionen in der Familie angesprochen und die Eltern angeregt, sich in einer Selbsthilfegruppe zusammenzuschließen.

In Aachen ist die Teilnahme an einer solchen Gruppe für die Eltern eine „Pflichtübung", d.h., sie werden mit Nachdruck dazu aufgefordert, an dieser Gruppe teilzunehmen. Die Eltern nehmen dieses Angebot im Allgemeinen sehr gerne an, und in einer Nachbefragung äußerten fast alle Eltern, dass ihnen die Maßnahme geholfen habe [Hagenah et al., 2003]. Inzwischen gibt es auch zwei Studien in der Literatur, die den Effekt von Psychoedukation bei der Magersucht evaluiert haben [Geist et al., 2000; Uehara et al., 2001].

Dabei zeigte sich, dass es keine signifikanten Unterschiede bezüglich einer Verbesserung der Symptomatik zwischen Psychoedukation bzw. Elternberatung und Familientherapie gab, wobei psychoedukative Maßnahmen in der Gruppe durchgeführt werden können und damit deutlich kostengünstiger sind. In einer weiteren Studie wurde gezeigt, dass „expressed emotions" durch Psychoedukation bei den Angehörigen vermindert werden konnten [Uehara et al., 2001].

3. Termin	4. Termin	5. Termin
• Ernährungsberatung durch die Ernährungswissenschaftlerin der Abteilung: – Zusammensetzung einer ausgewogenen Ernährung – Grundumsatz – Starvationsbedingte Veränderungen – Wachstumsspezifische Aspekte	• Aufgreifen von Fragen aus Teil 2 u. 3 • Phasenmodell (II): – Ergotherapie als Therapiebaustein – Psychosoziale Integration: Teilnahme an Aktivitäten, Essen in der Gruppe, außerhalb der Station, mit Familie auf der Station, bei Freizeitaktivitäten – Vorbereitung auf die Entlassung: zunehmende Förderung von Aktivitäten außerhalb der Station (externer Schulbesuch, Übernachtung zu Hause, Essen mit der Familie, bei Freizeitaktivitäten)	• Grundregeln im Umgang mit Problemen, z.B.: – Körperschemastörung – Gewichtsphobie – Restriktives Essen • Weiterbehandlung nach stationärer Entlassung: – Ambulant, Tagesklinik – Eingliederungshilfen nach § 35a KJHG – Dauer der Nachbehandlung – Wiederaufnahmekriterien • Feedback-Runde und Diskussion offener Fragen und Anregungen der Eltern

Eine der wenigen methodisch aussagekräftigen Evaluationsstudien zur Psychotherapie der Anorexia nervosa, die auch den Verlauf umfasst, konnte nachweisen, dass sich eine familienorientierte Behandlung bei jüngeren Patientinnen mit kurzer Erkrankungsdauer als effektiver erwies als eine Einzeltherapie [Russell et al., 1987]. Dies bestätigte sich auch in einer 5-Jahres-Katamnese [Eisler et al., 1997].

Eine verhaltenstherapeutisch orientierte Familientherapie mit regelmäßiger Gewichtskontrolle erwies sich wirksamer als eine Individualtherapie in Bezug auf die Einstellung zum Essen, depressive Symptomatik und familiäre Konflikte. Die Patientinnen, die familientherapeutisch behandelt wurden, zeigten allerdings eine bessere Gewichtszunahme und eine frühere Wiederkehr der Menstruation [Robin et al., 1999].

Auf Grund unserer Erfahrung und der von anderen [Vandereycken, 1995] sollte den Eltern vermittelt werden, dass die Familie nicht als Ursache der Erkrankung, wohl aber als wirksame Ressource für deren Überwindung angesehen wird.

9.2.4 Weitere Maßnahmen im Rahmen eines multimodalen Therapiekonzeptes

Im Rahmen eines interdisziplinären Teams sind zusätzlich körperorientierte Verfahren wie Entspannungstraining, Körpererfahrung, Ergo- bzw. Kunsttherapie sowie Musiktherapie hilfreich. Gerade bei sehr kachektischen, völlig auf Figur und Gewicht fixierten Patienten können gestaltende Therapien (Ergo- bzw. Kunsttherapie) eine wichtige Zugangsmöglichkeit sein.

9.2.5 Medikamentöse Therapie

Bei der Bulimia nervosa hat sich eine Behandlung mit selektiven Serotonin-Wiederaufnahmehemmern bei erwachsenen Patientinnen als wirksam erwiesen. Dabei ist ihre Wirkung unabhängig davon, ob eine depressive Symptomatik besteht oder nicht. Die Dosierung von SSRI bei der Bulimie entspricht etwa der bei der Zwangserkrankung, also z.B. 60 mg Fluoxetin oder 150 mg Fluvoxamin. Ein Vergleich von Psychotherapie versus Antidepressivum bei der Behandlung bulimischer Ess-Störungen ergab keine signifikanten Unterschiede [Bacaltchuk, Hay und Mari, 2000]. Dabei war die Abbruchrate bei den Patienten, die mit einem Antidepressivum behandelt wurden, höher als bei den psychotherapeutisch behandelten Patienten. Die Kombination von Psychotherapie und medikamentöser Behandlung ist der Behandlung mit jeweils einem therapeutischen Element bei der Bulimie überlegen. Allerdings zeigten sich deutlich höhere Abbruchraten bei der Kombinationsbehandlung im Vergleich zu ausschließlicher Psychotherapie.

Bei der medikamentösen Behandlung der Anorexia scheint eine Therapie mit Serotonin-Wiederaufnahmehemmern im Zustand der Untergewichtigkeit ohne Effekt zu sein [Ferguson et al., 1999]. Hingegen wird die Wirksamkeit von Serotonin-Wiederaufnahmehemmern als Rückfallprophylaxe diskutiert [Kaye et al., 2001, Strober et al. 1997]. Es liegen hierzu allerdings bisher nur wenige Studien in der Literatur mit kleinen Fallzahlen vor, die widersprüchliche Ergebnisse zeigen.

9.2.6 Behandlung der Komorbidität

Patienten mit Ess-Störungen weisen neben der Kernsymptomatik ein breites Spektrum weiterer psychiatrischer Erkrankungen auf. Die häufigsten komorbiden Störungen bei der Magersucht und Bulimie sind Zwangs- und Angsterkrankungen sowie die Depression. Bei all diesen Störungen stellt sich im Einzelfall die Frage, ob es sich um nosologisch eigenständige Erkrankungen oder um Folgezustände des Hungerns handelt. Bei einigen Individuen treten Zwangs- und Angsterkrankungen sowie affektive Störungen bereits vor der Magersucht bzw. Bulimie auf oder gehen in diese über; in anderen Fällen werden depressive Symptome oder Zwangsphänomene erst während des akuten Starvationsprozesses beobachtet (s. Tab. 9.5). Aus diesem Grund sollte der Effekt der Gewichtszunahme auf diese Symptome abgewartet werden. Insbesondere bei der depressiven Symptomatik zeigt sich mit zunehmender Gewichtsrehabilitation vielfach eine Besserung [Herpertz-Dahlmann, 2002]. Ähnliches gilt auch für zwanghafte Verhaltensweisen.

Tab. 9.5: Angst- und Zwangsstörungen bei Patientinnen mit adoleszenter Anorexia nervosa (AN) (n=21)

	> 12 Monate vor AN	Während AN	Gesamt
Zwangsstörung	2 (9,5%)	4 (19%)	28,5%
Angststörung	5 (23,8%)	1 (4,8%)	28,5%
Angst- und/oder Zwangsstörung (n=8)			38,0%

Die Behandlung der sozialen Phobie, die bei vielen essgestörten Patienten nachweisbar ist, sollte sich sowohl auf Situationen mit und ohne Essen beziehen. Dies beinhaltet, dass die Patienten einerseits lernen sollten, in einem Restaurant zu essen (wir schicken die Patientinnen häufig in die Mensa), andererseits die Bewältigung anderer sozialer – nicht auf das Essen bezogener – Situationen (z.B. den Besuch eines Tanzkurses oder ähnliches) zu vollziehen. Wird während der Therapie keine ausreichende Verbesserung der sozialen Ängste und des Selbstwertgefühls erzielt, kommt es unserer Erfahrung nach häufig zu einem Rückfall, da sich die Patienten auf Figur und Gewicht als einzige Ausdrucksmöglichkeit ihrer Selbstbehauptung und Akzeptanz verlegen.

Die Behandlung der Komorbidität muss zukünftig intensiviert werden, da zwar eine große Mehrheit der Patienten auf Dauer ihre Ess-Störung überwindet, aber mehr als die Hälfte der ehemaligen Patienten in späteren Lebensepisoden an einer Angststörung, Zwangserkrankung oder affektiven Störung leiden [Herpertz-Dahlmann et al., 2001].

9.3 Zusammenfassung

Zusammenfassend hat sich bei der Anorexia und Bulimia nervosa ein multimodales Behandlungskonzept bewährt, das gewichtsrehabilitative, psychoedukative und kognitiv-behaviorale Verfahren umfasst. Das wesentliche Ziel der psychotherapeutischen Behandlung bei den Ess-Störungen ist eine Verbesserung der Selbstakzeptanz. Bei adoleszenten Patientinnen sollten unbedingt die Eltern in Form von Psychoedukation und Familienberatung in die Therapie einbezogen werden. Die Wirksamkeit einer medikamentösen Therapie ist bei der Anorexia nervosa umstritten, empfiehlt sich aber für Patientinnen mit Bulimie, die nur unzureichend auf eine Psychotherapie ansprechen. Hier sind SSRI die Medikamente der Wahl. Wesentlich ist zudem die Behandlung komorbider Erkrankungen, vor allem von Angst-, Zwangs- und depressiven Störungen.

(Teile des Kapitels beruhen auf dem Vortrag „Multimodales Behandlungskonzept von Anorexia und Bulimia nervosa im Jugendalter", anlässlich der 27. Wissenschaftlichen Tagung der Deutschen Gesellschaft für Kinder- und Jugendpsychiatrie und -psychotherapie in Berlin, April 2002.)

Literatur

APA (American Psychiatric Association) Work Group on Eating Disorders, Practice guideline for the treatment of patients with eating disorders (revision). Am J Psychiat (2000), 157, 1–39

Bacaltchuk J, Hay P, Mari JJ, Antidepressants versus placebo for the treatment of bulimia nervosa: a systematic review. Aust NZJ Psychiat (2000), 34, 310–317

DGKJP (Deutsche Gesellschaft für Kinder- und Jugendpsychiatrie und Psychotherapie) (2003) Leitlinien zur Diagnostik und Therapie von psychischen Störungen im Säuglings-, Kindes- und Jugendalter. Essstörungen (F59), 117–130. Deutscher Ärzte-Verlag, Köln

Eisler I et al., Family and individual therapy in anorexia nervosa. A 5-year follow-up. Arch Gen Psychiat (1997), 54, 1025–1030

Ferguson CP et al., Are serotonin selective reuptake inhibitors effective in underweight anorexia nervosa? Int J Eat Disord (1999), 25, 11–17

Geist R et al., Comparison of family therapy and family group psychoeducation in adolescents with anorexia nervosa. Can J Psychiatry (2000), 45, 173–178

Hagenah U et al. Psychoedukation als Gruppenangebot für Eltern essgestörter Jugendlicher. Z Kinder Jugendpsychiat Psychother (2003), 31, 51–58

Hay PJ, Bacaltchuk J, Psychotherapy for bulimia nervosa and binging. Cochrane. Database. Syst Rev (2001), CD000562

Hebebrand J et al., Leptin levels in patients with anorexia nervosa are reduced in the acute stage and elevated upon short-term weight restoration. Mol Psychiat (1997), 2, 330–334

Heer M et al., Changes in bone turnover in patients with anorexia nervosa during eleven weeks of inpatient dietary treatment. Clin Chem (2002), 48, 754–760

Herpertz-Dahlmann B (2003) Essstörungen. In: Herpertz-Dahlmann B, Resch F, Schulte-Markwort M, Warnke A (Hrsg.), Entwicklungspsychiatrie, 668–692, Schattauer, Stuttgart, New York

Herpertz-Dahlmann B (2002) Essstörungen und Depression. In: Braun-Scharm H (Hrsg.), Depressionen bei Kindern und Jugendlichen, 125–141. Wissenschaftliche Verlagsgesellschaft, Stuttgart

Herpertz-Dahlmann B (2003) Anorexia und Bulimia nervosa. In: Esser G (Hrsg.), Lehrbuch der klinischen Psychologie und Psychotherapie des Kindes- und Jugendalters, 2. Aulf., 359–374. Thieme, Stuttgart

Herpertz-Dahlmann B et al., Prospective 10-year follow-up in adolescent anorexia nervosa – course, outcome, psychiatric comorbidity and psychosocial adaptation. J Child Psychol Psychiatry (2001 b), 42, 603–612

Herpertz-Dahlmann,B, Remschmidt, H, Anorexia und Bulimia nervosa im Jugendalter. Deutsches Ärzteblatt (1994), 91, 1210–1218

Holtkamp K et al., The effect of therapeutically induced weight gain on plasma leptin levels in patients with anorexia nervosa. Journal of Psychiatric Research (2003), 37, 165–169

Holtkamp K et al. (im Druck) High serum leptin levels subsequent to weight gain predict renewed weight loss in patients with anorexia nervosa

Kaye WH et al., Double-blind placebo-controlled administration of fluoxetine in restricting- and restricting-purging-type anorexia nervosa. Biol Psychiat (2001), 49, 644–652

Keys A et al. (1950) The biology of human starvation. University of Minneapolis Press, Minneapolis

Klerman GL et al. (1984) Interpersonal psychotherapy of depression. Basic Books, New York

Kromeyer-Hauschild K, Perzentile für den Body-mass-Index für das Kindes- und Jugendalter unter Heranziehung verschiedener deutscher Stichproben. Monatsschr Kinderheilkd (2001), 149, 807–818

McIntosh VV et al., Interpersonal psychotherapy for anorexia nervosa. Int J Eat Disord (2000), 27, 125–139

Monteleone P et al., Opposite modifications in circulating leptin and soluble leptin receptor across the eating disorder spectrum. Mol Psychiat (2002), 7, 641–646

Olmsted MP et al., Efficacy of a brief group psychoeducational intervention for bulimia nervosa. Behav Res Ther (1991), 29, 71–83

Robin AL et al., A controlled comparison of family versus individual therapy for adolescents with anorexia nervosa. J Am Acad Child Adolesc Psychiat (1999), 38, 1482–1489

Rock CL, Curran-Celentano J, Nutritional disorder of anorexia nervosa: a review. Int J Eat Disord (1994), 15, 187–203

Russell GF et al., An evaluation of family therapy in anorexia nervosa and bulimia nervosa. Arch Gen Psychiat (1987), 44, 1047–1056

Strober M, Freeman R, Morrell W, The long-term course of severe anorexia nervosa in adolescents: survival analysis of recovery, relapse, and outcome predictors over 10–15 years in a prospective study. Int J Eat Disord (1997), 22, 339–360

Strober M et al., Does adjunctive fluoxetine influence the post-hospital course of restrictor-type anorexia nervosa? A 24-month prospective, longitudinal followup and comparison with historical controls. Psychopharmacol Bull (1997), 33, 425–431

Theander S, Outcome and prognosis in anorexia nervosa and bulimia: some results of previous investigations, compared with those of a Swedish long-term study. J Psychiat Res (1985), 19, 493–508

Tolstrup K et al., Long-term outcome of 151 cases of anorexia nervosa. The Copenhagen Anorexia Nervosa Follow-Up Study. Acta Psychiat Scand (1985), 71, 380–387

Uehara T et al., Psychoeducation for the families of patients with eating disorders and changes in expressed emotion: A preliminary study. Compr Psychiat (2001), 42, 132–138

Vandereycken W (1995) The place of family therapy in the treatment of eating disorders. In: Steinhausen H (Ed.), Eating disorders in adolescence. Walter de Gruyter, Berlin, New York

Wentz Nilsson E et al., Ten-year follow-up of adolescent-onset anorexia nervosa: personality disorders. J Am Acad Child Adolesc Psychiat (1999), 38, 1389–1395

10 Psychotherapie bei Konversionsstörungen

M.E. von Aster

10.1 Definition und Symptomatik

Als Konversionsstörungen bezeichnet man körperliche Symptome psychischen Ursprungs, die in einem unwillkürlichen Verlust von Funktionen der Motorik, der Sinnesorgane oder des Bewusstseins bestehen. Der Patient bewertet seinen Zustand als organische Erkrankung. Entsprechende organmedizinische Befunde fehlen aber.

Auf die wechselvolle Geschichte des Hysterie- und Konversionsbegriffs soll hier nicht näher eingegangen werden. Heute finden wir dieses Krankheitsbild in der ICD-10 eigenständig unter den **dissoziativen Störungen**, im amerikanischen DSM-4 ist es den **Somatisierungsstörungen** zugeordnet. Die Definitionskriterien entsprechen sich weitgehend. Die Validität der Diagnose scheint trotz immer wieder geäußerter Zweifel recht gut zu sein. Der Verlauf zeigt zwar häufig kurzfristige Remissionen, langfristig aber hohe Wiedererkrankungs- und Komorbiditätsraten [Jans und Warnke, 1999].

10.2 Entwicklungspsychopathologische Aspekte und Pathogenese

Eine entwicklungspsychopathologisch interessante Differenzierung findet sich bei Shapiro und Rosenfeld [1987] (s. Tab. 10.1). Die Autoren stellen die Konversionsreaktion in

Tab. 10.1: Klassifikation [Shapiro und Rosenfeld 1987]

Normvariante	Stressvermeidung mit unspezifischen vorübergehenden Beschwerden
Typ 1	Leichte polysymptomatische Somatisierungsstörung
Typ 2	Monosymptomatische Somatisierungsstörung
Typ 3	Konversionsstörung des Kindesalters • Pseudoneurologischer Funktionsverlust • Akuter Beginn in zeitlichem Zusammenhang mit psychischer Belastung, häufig durch sexuellen Missbrauch • Symptomatik führt zu Entlastung und Stressvermeidung • Somatisierungsstörung in der Vorgeschichte und sekundärer Krankheitsgewinn müssen nicht vorliegen
Typ 4	Somatisierungsstörung des Jugendalters

den Kontext von vier voneinander abgrenzbaren Formen kindlicher Somatisierungsstörungen, denen sie die Beschreibung einer **Normvariante Stress vermeidenden Verhaltens** voranstellen.

Die Erfahrungen beim Durchmachen und Überwinden normaler Kinderkrankheiten können einem Kind auch die Aspekte des Krankheitsgewinns und die Möglichkeiten der Instrumentalisierung eröffnen. Man bezeichnet die krankheitsbedingte Entlastung von unangenehm erwarteten Aufgaben oder Situationen als primären Krankheitsgewinn im Sinne negativer Verstärkung und die mit der Pflege verbundene Zuwendung als sekundären Krankheitsgewinn im Sinne positiver Verstärkung der Krankenrolle. Natürlich gerät die Versuchung, Krankheit in diesem Sinne zu nutzen, in einen mehr oder weniger engen Bezug zur Moralentwicklung des Kindes, für deren Ausrichtung die elterlichen Modelle, Verhaltensweisen und Bewertungen ausschlaggebend sind. Wenn z.B. die Angst vor einer Klassenarbeit am nächsten Schultag zeitlich mit dem Auftreten eines fieberhaften Infektes zusammenfällt, so ist es für die Entwicklung des Kindes wesentlich, ob es die mit der Erkrankung und dem Zu-Hause-bleiben-müssen/dürfen verbundene Angstreduktion als unerlaubt empfinden und damit verschweigen muss, oder ob es das aufgeschobene schulische Problem und das eigene Krankheitserleben in einer hilfreichen und feinfühligen familiären Atmosphäre kommunizieren und abwägen kann. Wird die Ambivalenz des Kindes nicht wahrgenommen und die Krankheitsposition einseitig bekräftigt, kann es zur Ausbildung eines **polysymptomatischen Somatisierungssyndroms** kommen. Dabei treten im Zusammenhang mit psychosozialen Stressoren wechselnde körperliche Beschwerden über einen längeren Zeitraum hinweg auf. Sekundärer Krankheitsgewinn ist die wesentliche aufrechterhaltende Bedingung, und es bestehen gewöhnlich keine begleitenden psychischen Symptome. Erst wenn sich die Erkrankung nicht nur zu einem wesentlichen Bedürfnis des Kindes selbst, sondern auch seiner Familie im Sinne einer gemeinschaftlichen Angst- oder Depressionsabwehr entwickelt, sprechen Shapiro und Rosenfeld von einem **monosymptomatischen Somatisierungssyndrom**, bei dem in der Regel auch anderweitige psychische Symptome sichtbar werden und beides, primärer und sekundärer Krankheitsgewinn, wirksam werden.

Die **kindliche Konversionsstörung**, die Gegenstand dieses Kapitels ist, definieren die Autoren als pseudoneurologischen Funktionsverlust mit akutem Beginn und unmittelbarem zeitlichem Zusammenhang zu einem psychischen Konflikterleben. Die Häufigkeit einer sexuellen Thematik wird betont, und es ist für diese Störung nicht erforderlich, dass ein spezifisches Krankheitsverhalten zuvor systematisch bekräftigt wurde.

Schließlich wird mit Typ 4 der **Übergang zum Somatisierungssyndrom des Erwachsenenalters** mit einer Vielzahl wechselnder, auch cardiopulmunaler und gynäkologischer Beschwerden beschrieben, die länger als ein Jahr andauern und mit begleitenden psychischen Symptomen einhergehen.

10.3 Therapiemethoden

10.3.1 Verhaltensanalyse und Konfliktdynamik

Zu Beginn jeder Behandlung sollte im Rahmen einer sorgfältigen **Verhaltensanalyse** (s. Abb. 10.1) zunächst der Versuch gemacht werden, den Konflikt zu verstehen, in dem sich der Patient vor Ausbruch seiner Erkrankung befand. Die durch die Symptombildung oftmals eintretende Abwehr oder Schwächung der zugehörigen Angstaffekte erschwert zuweilen den verstehenden Zugang und verleitet zu tautologischen Deutungen. Wenn im Gespräch oder Spiel mit dem Patienten die Aktualisierung dieses Konflikterlebens gelingt, ist schon ein wesentlicher therapeutischer Zugang erreicht. Das Verständnis des dynamischen Prozesses von den vorausgehenden konflikthaften Bedingungen zur Symptomentwicklung und den aufrechterhaltenden, verstärkenden und Angst reduzierenden Bedingungen erschließt sich aber auch durch die Bewertung der dispositionellen Gege-

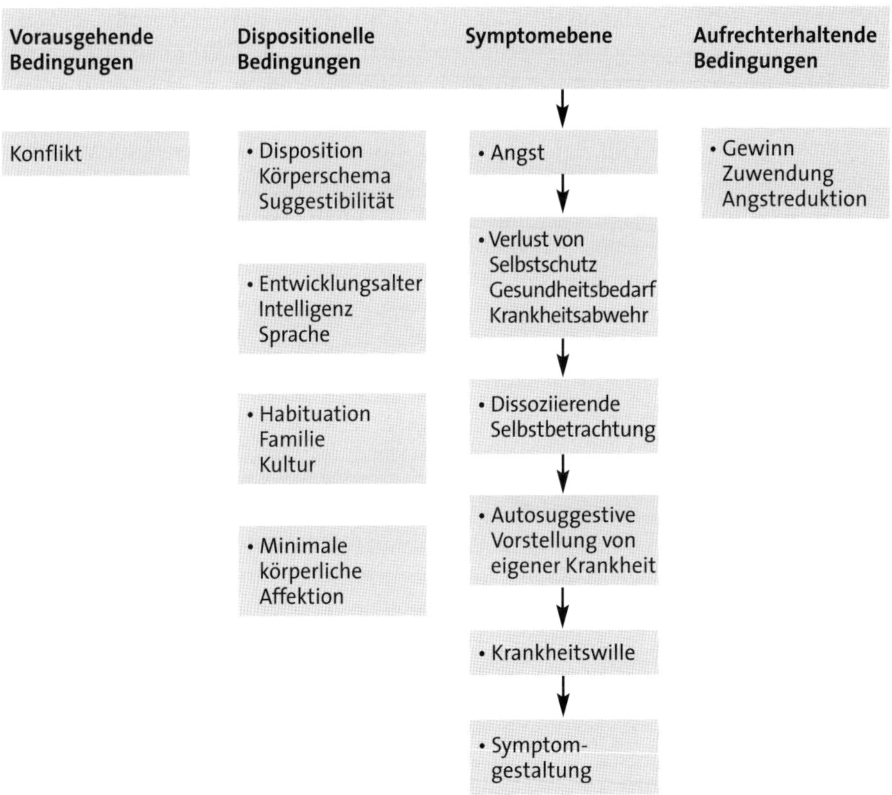

Abb 10.1: Verhaltensanalyse bei Konversionsstörungen im Kindes- und Jugendalter

benheiten. Dabei ist die Persönlichkeit des Kindes/Jugendlichen unter entwicklungsdynamischen Gesichtspunkten zu beurteilen. Die affektive Reife und suggestible Eigenschaften, die Wahrnehmungen und Vorstellungen von der eigenen Körperlichkeit, die Intelligenz, die Fähigkeit und Bereitschaft zur Selbstreflexion und Selbstverbalisation sollten ebenso Beachtung finden wie besondere familiäre Kommunikationsstile, z.B. habituiertes Krankheitsverhalten oder bestimmte, für das Verständnis wichtige kulturelle Rahmenbedingungen. In der aktuellen Situation ist häufig auch eine äußerlich verursachte körperliche Affektion prägend für die Krankheitsvorstellung des Patienten und die Ausgestaltung der Symptomatik im weiteren Verlauf.

Den Ablauf der Symptombildung kann man sich hypothetisch folgendermaßen vorstellen. Das Konflikt- und Angsterleben führt zunächst zum Nachlassen vitaler Kräfte der Gesunderhaltung. Die Aufmerksamkeit auf körperliche Missempfindungen wächst. Eine verstärkte und dissoziierende Selbstbetrachtung kann dann der Vorstellung von einer eigenen Erkrankung zunehmend Geltung verschaffen. In diese Vorstellung können sowohl Eindrücke des Konflikt- und Angsterlebens im Wege der Symbolisierung, wie auch vorgefundene Modelle aus dem familiären Umfeld oder somato-sensorische Wahrnehmungen einer tatsächlichen körperlichen Affektion eingehen. Die Krankheitsvorstellung kann sich schließlich mit der Aussicht auf Konfliktentlastung und Krankheitsgewinn zu einem nicht bewussten **Willen zur Krankheit** [Bonhoeffer, 1911] verbinden, der autosuggestive Kraft entfaltet und letztlich Ausmaß und Schweregrad, nicht aber so sehr die Dauer der Symptomatik bestimmt.

Das Bedürfnis des Arztes, die Symptomatik in einem psychodynamisch sinnhaften Zusammenhang mit der emotionalen Konfliktthematik oder der Erlebnisbiographie des Patienten zu verstehen, resultiert wohl nicht zuletzt aus der Tatsache, dass mit der Willkürmotorik und den Sinnen eben solche Funktionen verloren gehen, die aufs Engste mit elementaren Selbstempfindungen und Kontrollüberzeugungen verbunden sind. Obwohl auch bei der Erstmanifestation z.B. einer Diabetes mellitus häufig emotionale Stressoren im Vorfeld anzutreffen sind, kommen wir kaum auf die Idee, dem Versagen der bewusstseinsfernen Betazellen des Pankreas einen symbolischen Ausdrucksgehalt für diese emotionale Konfliktthematik zuzuschreiben. Bei Konversionsphänomenen ist das anders. Hier können wir uns die Abwesenheit eines gestaltenden, wenn auch unbewussten Willensanteils kaum vorstellen. Auf welche Weise die **Symptomwahl** diagnostische Hinweise geben kann, zeigt Tabelle 10.2.

Tab. 10.2: Symptomwahl bei Konversionsstörungen

Spezifisch	Unspezifisch
Eindruck äußerer Bedrohung vorherrschend	Identifikation und Modellvorgabe im Rahmen der familiären Interaktion
Symbolisierung von Schreck, Angst oder Fluchtimpuls	Hysterisierung einer körperlichen Affektion

Wenn wir uns fragen, in welchen Erlebniszuständen wir selbst zu solchen pseudoneurologischen Funktionsausfällen fähig sind, so müssen wir auf extreme Schreckzustände oder das Traumerleben zurückgreifen. Starke existenzielle Bedrohungen ohne ausreichende Möglichkeit, sich antizipierend auf sie einzustellen, wie dies auch im Alptraum der Fall ist, vermögen solche Funktionsausfälle quasi im Sinne akuter Überforderung zu erzeugen. In diesen Fällen ist das so überforderte Organsystem selbst betroffen und symbolisiert in spezifischer Weise Schreck, Angst oder Fluchtimpuls. Diese quasi impressionistische Darstellung des Konflikterlebens trifft für Fälle zu wie das von Nissen [1994] beschriebene Mädchen, das angesichts einer handgreiflichen Auseinandersetzung zwischen seinen Eltern erblindet. Gewiss zählen zu solchen Konflikten auch jene, in denen der Patient von Gewalt oder sexuellem Missbrauch bedroht oder betroffen ist.

Anhand einer Fallbeschreibung des britischen Internisten Reynolds, der 1869 erstmals eine psychogene Lähmung bei einem 14-jährigen Mädchen beschrieb, lassen sich neben dieser Art des Symptomverständnisses auch andere Möglichkeiten der Deutung exemplarisch aufzeigen:

Die Patientin stammte aus ärmlichsten sozialen Verhältnissen und musste nach dem Tod der Mutter den schwerkranken und gelähmten Vater allein versorgen. Auf dem Weg zu ihrer schweren körperlichen Arbeit begann sich das Mädchen immer wieder vorzustellen, was passieren würde, wenn sie selbst einmal nicht mehr laufen könnte, um die Kohlen zum Heizen und das Essen für den Vater herbeizuschaffen. Sie erlitt schließlich selbst eine Lähmung.

Der Autor begriff diese Erkrankung als Reaktion des Kindes auf die Belastungen der Lebenssituation und die überfordernde Verantwortung. Hier könnte also die Vorstellung von einer existenziellen äußeren Bedrohung zusammen mit der vom Modell des Vaters her bekannten Erkrankung einen solchen Funktionsverlust in der schon beschriebenen Weise suggeriert und hervorgebracht haben.

Einige Jahre später wäre ein Psychoanalytiker vielleicht auf die Idee gekommen, dass das Mädchen seinen eigentlichen Konflikt verschwiegen haben könnte. Auf der Suche nach einem unbewussten neurotischen Triebkonflikt hätte er in der Lähmung der Beine möglicherweise den abgewehrten Wunsch der Patientin erblickt, wegzulaufen, den Vater im Stich zu lassen und eigener Wege zu gehen. Eine solche Symptomdeutung entspräche einer quasi expressiven Darstellung gelungener Triebabwehr in einem Versuchungs-/Versagungskonflikt.

Der Einfluss vorgefundener Krankheitsmodelle im familiären Umfeld ist, bezogen auf das Konflikterleben, ebenso unspezifisch wie eine am Beginn des Geschehens stehende körperliche Affektion oder eine organische Vulnerabilität im Sinne eines Locus minoris resistentiae.

10.3.2 Therapeutisches Vorgehen

Die Therapie erfolgt in zwei Schritten (s. Tab. 10.3 und 10.4). Der erste gilt der Aufhebung des körperlichen Funktionsverlustes. Hierzu ist es in der Regel erforderlich, den Vermeidungswunsch zunächst anzunehmen und damit den primären Krankheitsgewinn vorläufig zu belassen. Die Veränderung der konflikthaften Bedingungen oder aber die Verbesserung der Bewältigungskompetenz erfordern Zeit. Die Wiederherstellung der körperlichen Funktionen sollte aber möglichst rasch erfolgen. Der sekundäre Krankheitsgewinn, die übermäßige Besorgnis, Pflege und Aufmerksamkeit durch die Familie, aber auch durch untersuchende und behandelnde Ärzte, sollte nach Möglichkeit minimiert werden. Hierzu ist die Wahl eines stationären Behandlungssettings durchaus geeignet.

Tab. 10.3: Therapieschritt 1 – Funktionsverlust aufheben

• Entlastung vom Ursprungskonflikt – primären Krankheitsgewinn zunächst belassen
• Minimierung sekundären Krankheitsgewinns
• Erarbeitung angemessener Krankheitssicht – akzeptierend, nicht demaskierend
• Aufbau von Kontrollüberzeugungen
• Suggestive Unterstützung

Tab. 10.4: Therapieschritt 2 – Grundstörung behandeln

Klärungs- und bewältigungsorientiertes Vorgehen
• Individuell
• Gruppenbezogen
• Familienorientiert
Zeitkontingente, nicht symptomkontingente Nachsorge

Die Arbeit mit dem Patienten muss sich auf die Erarbeitung einer angemessenen Krankheitssicht unter Einbeziehung auch innerer eigener Anteile konzentrieren. Dies muss in einer akzeptierenden, keinesfalls demaskierenden Art und Weise geschehen. Der Aufbau innerer Kontrollüberzeugungen und der Zuversicht, die erkrankten Funktionen (innerhalb des Schutzraumes, den die zunächst belassene Konfliktvermeidung ja gewährt) wiederzuerlangen, kann durch kognitive Vorgehensweisen und den Einsatz suggestiver Methoden Unterstützung finden [Gooch, Speed und Wolcott, 1997; Bloom, 2001].

Auf die Wiederherstellung der verloren gegangenen Körperfunktion sollte die Behandlung der Grundstörung folgen (s. Tab. 10.4). Neben der gemeinsamen Klärung der Konfliktdynamik gilt es, die Wahrnehmung sowie die Mitteilungs- und Ausdrucksmöglichkeiten für emotionale Befindlichkeiten zu verbessern und die problembewältigenden Handlungsmöglichkeiten zu erweitern. Dies sollte sowohl in einem individuellen wie in einem gruppenbezogenen und familienorientierten Setting erfolgen.

10.4 Kasuistik

10.4.1 Eigenanamnese (Symptomatik und Befunde)

Bei dem 14-jährigen Martin traten im Rahmen eines fieberhaften Infektes, der vom Hausarzt antibiotisch behandelt wurde, Schmerzen in den Kniegelenken auf, die auch nach Abklingen der allgemeinen Krankheitszeichen persistierten und zu einer Abasie und Astasie führten. Mehrere Arztkonsultationen hatten keine Diagnose oder Besserung erbracht, und so erfolgte nach vier Wochen die Aufnahme in die Kinderklinik. Martin konnte zu diesem Zeitpunkt die Beine noch gegen die Schwerkraft heben, aber kein Gewicht übernehmen. Dem untersuchenden Arzt fiel bei den Funktionsprüfungen auf, dass die Schmerzäußerungen im Verhältnis zu der wechselnden Intensität der Manipulationen eher gleichbleibend und wenig abgestuft waren. Die grobe Kraft war eingeschränkt, ansonsten ergaben sich keine pathologischen Befunde. Es erfolgten dann über acht Wochen intensive diagnostische und therapeutische Bemühungen. Martin wurde mit einem Rollstuhl versorgt, bekam mehrmals täglich krankengymnastische Übungen, seine Mutter war ständig präsent und übernahm weitgehend die Pflege. Immer wieder wurden Spezialisten zu Rate gezogen und aufwändige Untersuchungen durchgeführt. Der einzig objektivierbare Befund bestand in einer verlängerten Nervenleitgeschwindigkeit im Bereich des Nervus peronaeus und Nervus tibialis. Dieser Befund normalisierte sich im Verlauf, während sich die Symptomatik zum Leidwesen der Physiotherapeuten und vor allem der Mutter, nicht so sehr des Patienten selbst, erheblich verschlechterte. Es kam zu einer kompletten schlaffen Lähmung der Beine und zu einem Übergreifen der Lähmungserscheinungen auf die Rumpf- und Bauchmuskulatur. Es hatte sich schließlich auch eine Anästhesie der unteren Körperhälfte entwickelt unter Einschluss der Reithose und der Genitalien. Martin äußerte die Sorge, einnässen zu müssen, was aber nicht geschah. Schon recht frühzeitig hatte es eine psychiatrische Konsultation gegeben. Dabei waren keine Anzeichen für Krankheitsgewinn gesehen worden. Die Familie schien intakt, der Junge war vor Ausbruch der Erkrankung sportlich aktiv, zeigte gute soziale Anpassung und keine schulischen Leistungsbeeinträchtigungen.

10.4.2 Familienanamnese

Nach der Verlegung auf die psychosomatische Abteilung acht Wochen nach Aufnahme lernten wir im Rahmen der ausführlichen Familiendiagnostik den bis dahin nicht in Erscheinung getretenen psychisch kranken Vater kennen. Er litt an einer Reihe von phobischen Ängsten, die das Familienleben erheblich belasteten, zu Alkoholkonsum und depressiver Herabgestimmtheit geführt hatten und eine dauerhafte Konfliktspannung in der Familie erzeugten. Enge und weite Räume, Höhen und Tiefen, auch Begegnungen mit Menschen höheren Bildungsstandes führten zu Herzrasen und Kollapsneigung, auch mit dem Wegsacken der Beine. Der Vater stammte aus armen bäuerlichen Verhältnissen und hatte es als einziger aus einer großen Geschwisterreihe zu einem handwerklichen Beruf gebracht. Er arbeitete in seinem Betrieb in herausgehobener Position, hatte seiner Familie einen bescheidenen Wohlstand erarbeitet, jedoch in den letzten Jahren auf Grund seiner gesundheitlichen Probleme auch berufliche Schwierigkeiten hinnehmen müssen. Seine eigene Mutter hatte er als überstreng erlebt. Sie hatte die Familie weitgehend allein versorgt, da der Vater kriegsversehrt und auf Grund einer Gehbehinderung invalidisiert war.

Auch auf der Seite der Mutter, die jünger und vitaler war als ihr Mann, fanden sich Beschwerden, die dem Symptombild des Jungen ähnlich waren. Seit ihrer Kindheit litt sie an rezidivierenden rheumatischen Kniegelenksbeschwerden. Sie entstammte einer gebildeten Familie und verließ als älteste Tochter zuletzt den elterlichen Haushalt, nachdem sie den chronisch asthmakranken Vater bis zu seinem Tode gepflegt hatte. In den Herkunftsfamilien beider Eltern waren die Väter durch Krankheit geschwächt. Krankheit war zum vertrauten Element der familiären Interaktion geworden. Die Ehe der Eltern war durch ein Dominanzgefälle und den Unterschied in der sozialen Herkunft belastet. Sexuelle Funktionsstörungen wurden von beiden Eltern berichtet.

10.4.3 Entwicklung in der Schule

Mit der Geburt des Jungen erfüllte sich für die Mutter ein lange gehegter Kinderwunsch. Entsprechend behütet und abgeschirmt wuchs Martin in den ersten Lebensjahren heran. Erste Probleme zeigten sich beim Heraustreten in die soziale Gemeinschaft der Schule. Er reagierte mit Trennungsängsten und hatte vermutlich im Zuammenhang mit einer Infektartritis erstmals Schmerzen beim Gehen verspürt, die aber spontan remittierten. Er entwickelte sich dann in der Folgezeit zu einem guten Schüler, war Klassensprecher und bei den Mitschülern beliebt. Er galt auf Grund seiner fleißigen und hilfsbereiten Art als Vorbild. Im Alter von 12 Jahren wechselte er aufs Gymnasium und trat gleichzeitig in die sehr zügig verlaufene körperliche Reifungsphase ein. Mit den veränderten pubertären Verhaltensnormen und dem Erwachen der eigenen Sexualität war der anpassungswillige, sexuell aber nicht aufgeklärte Junge anscheinend überfordert.

In der neuen Schule fanden seine Bemühungen um Kameradschaftsgeist und Klassengemeinschaft bei den zunehmend an gegengeschlechtlichen Begegnungen interessierten Mitschülern kaum Beachtung. Er organisierte z.B. aufwändige Radtouren und Picknickfreizeiten, die nur mäßigen Anklang und kaum Beteiligung fanden. Auf einer Klassenfahrt übernahm er bereitwillig den Stubendienst und das Abwaschen, vermied aber die Schummerlichtatmosphäre erster Tanzabende. Trotz seiner Anpassungs- und Geltungswünsche geriet er zunehmend in eine peinigende Außenseiterrolle, die ihn vor ängstigenden sozialen Anforderungen vor allem auch in der Begegnung mit Mädchen schützte. Bis zur Manifestation seiner Erkrankung im Alter von 14 Jahren kam es nun zu einer Anhäufung von Fehlzeiten in der Schule. Neben häufigen Infekten und Bagatellverletzungen bei Sportunfällen waren sie durch zwei mehrwöchige Krankenhausaufenthalte bedingt. In einem Fall hatten unklare Bauchschmerzen zu einer fehlindizierten Appendektomie geführt. Postoperativ waren Kniegelenksbeschwerden mit Gangschwäche aufgetreten, die spontan remittierten, jedoch eine längere Behandlungsdauer notwendig machten.

10.4.4 Stationäre Behandlungsmaßnahmen

Auf der Station zeigte Martin eine freundliche Stimmung und angepasstes Verhalten. Er präsentierte sich als Musterpatient, der Anweisungen bereitwillig Folge leistete, Konflikte zwischen anderen schlichtete und eigene Verwicklungen in Auseinandersetzungen vermied. Er zeigte Interesse für alles Medizinische, äußerte den Wunsch, Arzt werden zu wollen und berichtete mit hypochondrischer Genauigkeit über alle Veränderungen seiner körperlichen Befindlichkeit. Dabei fiel das völlige Fehlen echter Sorge oder Verzweiflung über das Ausmaß der eingetretenen Behinderung im Sinne der Belle Indifference auf. Zu seiner überdurchschnittlichen allgemeinen Intelligenz kontrastierte eine Schwäche im Bereich symbolisch-metaphorischen Denkens, die es Thomas schwer machte, vage sprachliche Andeutungen, Metaphern, ironische Übertreibungen oder auch Witze zu verstehen. Mit dieser Schwerfälligkeit war er auch jüngeren Kindern unterlegen und deren Spott häufig preisgegeben.

Martins Haltung gegenüber seiner Erkrankung war, verstärkt durch den Charakter der medizinischen Vorbehandlung, passiv und schicksalsergeben. Dennoch beunruhigte ihn die vergebliche Suche nach einer Ursache und die Verlegung auf die psychosomatische Abteilung, so dass er begann, nach der Art seiner Erkrankung zu fragen. In den ersten Gesprächen versuchten wir zunächst sein Vertrauen zu gewinnen und seine Krankheitsauffassung allmählich der Wahrnehmung und Einbeziehung innerer Vorgänge zu öffnen. Vorgegebene Sätze wie „Du kannst laufen, es ist Dir nur im Augenblick nicht möglich“ sollten ihm Raum geben, eigenes noch unbewusstes Erleben in größere Bewusstseinsnähe zu bringen.

Martins Befinden verschlechterte sich zunächst. Der Nachtschlaf war oberflächlich und unterbrochen, er wirkte angespannt, klagte vermehrt über Schmerzen und ließ sich zum Trinken Strohhalme geben, da er nicht mehr die Kraft fand, eine Tasse zum Mund zu führen. Wir deuteten diese Verschlechterung auch als Widerstand gegen die Bedrohung seines inneren Gleichgewichtes und die Aktivierung andrängender, zuvor isolierter und abgewehrter Affekte. Am Ende der ersten Behandungswoche überraschte uns Martin, als er im Gespräch spontan sagen konnte, dass er Angst habe zu laufen. Wir bemühten uns, diese Affektäußerung des Patienten anzunehmen, beruhigten ihn und verwiesen darauf, dass die Überwindung solcher Ängste viel Geduld erfordere und er einstweilen nicht zu laufen brauche. Die verbale Äußerung seiner Angst führte aber nicht zur Aufhebung der körperlichen Funktionsblockaden. Beides, das Erleben der Angst und die dissoziative Störung bestanden nebeneinander fort.

In diesem Abschnitt der Behandlung war die Haltung der Mitarbeiter der Station besonders wichtig. Martins Symptome sollten ernst genommen und als echtes Unvermögen akzeptiert werden. In den Teambesprechungen wurden die Hypothesen der Krankheitsentstehung erörtert. Der Umgang mit den häufigen Klagen des Patienten sollte in freundlicher und sorgsamer Weise ohne Bewertungen oder bekräftigendes Mitleid erfolgen. Ein weiterer Behandlungsschritt sollte Martin nun die natürlichen Konsequenzen der Lähmung erfahrbar machen. Er hatte sich schnell daran gewöhnt, seine Behinderung mit Hilfe des Rollstuhls zu kompensieren und weiter am sozialen Leben teilzuhaben. Der Entzug dieses Hilfsmittels machte ihm die Fortbewegung unmöglich und führte zu vollständiger Bettpflege. Die Mitarbeiter betraten sein Zimmer nur noch, um ihn umzulagern, ihm die Mahlzeiten zu verabreichen und ihm bei der Verrichtung der Notdurft zu helfen. Die intensive krankengymnastische Betreuung wurde auf wenige notwendige Übungen zur Verhütung von Kontrakturen beschränkt. Durch die geöffnete Tür konnte Martin die anderen Kinder hören und im Spiel vorüberlaufen sehen.

10.4.5 Einzeltherapeutische Behandlungsmaßnahmen

An den folgenden Tagen befand sich Martin in ständiger ängstlicher Anspannung und brauchte oft stützenden und beruhigenden Zuspruch durch den Therapeuten. Seine häufige Frage, ob er jemals wieder werde laufen können, beantworteten wir mit ruhiger suggestiver Gewissheit. Zur Bahnung eines möglichen Rückzuges aus der Symptomatik teilten wir ihm mit, dass nach unseren Erfahrungen mit anderen Patienten sich das Empfinden zuerst in den Zehen wieder einstellen werde. Der zunehmende Leidensdruck, der sich in häufigem Klingeln, Fragen und wehklagenden Befürchtungen, etwa einnässen zu müssen, zeigte, veranlasste uns schließlich, am elften Behandlungstag ein Neuroleptikum in niedriger Dosierung (Haldol, 4 mg/Tag) zu verabreichen, auch um einer zunehmenden Desintegration vorzubeugen. Nach 15 Behandungstagen, von denen er die letzten acht im Bett verbracht hatte, kippte die Symptomatik unter heftigen emotionalen Reaktionen um. Wörtlich vermerkte die Mitarbeiterin im Beobachtungsprotokoll, Zitat: „Es wurde geklingelt, Martin lag, ohne zu stöhnen, ganz still im Bett, kämpfte mit den Tränen und wiederholte immer wieder, ich kann es nicht fassen, ich kann es nicht glauben, ich habe meine Zehen bewegt, ich spüre meine Zehen – im Ausdrucksverhalten heftige emotionale Bewegung und dann hemmungsloses Weinen.“

Martin hatte die von uns suggerierte Krankheitsbesserung angenommen und erlangte binnen weniger Stunden vollständig das taktile Empfinden und die willkürliche Bewegungskontrolle zurück. Beim ersten Versuch aufzustehen, versagten Kreislauf und Muskulatur, diesmal auf Grund organischer Schwäche. Am selben Tag bewältigte er mit freudiger Anstrengung und mit Hilfe unterwegs aufgestellter Stühle zum Ausruhen erstmals auf wackeligen Beinen allein den Weg zur Toilette. Die folgenden drei Monate galten dem Wiederaufbau der Bewegungsfunktionen und erheblich athrophierten Muskulatur.

Seiner Schwierigkeit, sich verbal gefühlshaften Inhalten zu nähern, begegneten wir u.a. durch die Vorgabe von Themen im Rahmen einer Maltherapie, die es ihm gestattete, bildhafte Ausdrucksmöglichkeiten zu Hilfe zu nehmen. In den Gesprächen, auch über seine Bilder, lagen die Akzente u.a. auf eingehender sexueller Aufklärung und Annäherung an entsprechende Entwicklungsprozesse sowie auf der Klärung der familiären Beziehungen und der allmählichen inneren Ablösung von den Eltern.

10.4.6 Katamnese

Es kann zusammenfassend davon ausgegangen werden, dass eine passagere myositische Affektion im Rahmen des initialen Infektes das dissoziative Krankheitsgeschehen gebahnt hat. Die äußere Einwirkung fand bei dem Patienten ein Entgegenkommen in seiner Vermeidungstendenz gegenüber ängstigenden sozialen Anforderungen, die freilich mit dem Selbstideal eines normangepassten guten Jungen unvereinbar war. Im Laufe seiner Entwicklung hatte Martin die Krankenrolle als sozial akzeptierten Schutzraum kennen und nutzen gelernt. Wesentlich für das Verständnis der psychischen Konfliktsituation war die Diskrepanz zwischen körperlicher und affektiver Reifung. Vor allem die emotionalen Reifungsschritte der Pubertät gelangten in der familiären Beziehungsstruktur nicht zur Entfaltung und konnten nicht durchlaufen werden. Die infantile Bindung entsprach dabei auch einem kompensatorischen Bedürfnis der Mutter angesichts der Enttäuschungen, die sie in ihrer Ehe erfuhr. Die bejahende Übernahme spezifisch männlichen Rollenverhaltens war gehemmt, der Patient geriet in eine schwere pubertäre Orientierungskrise, sowohl was die Wahrnehmung der eigenen körperlichen Wandlungen wie auch die Veränderung der sozialen Rollenerwartungen betraf.

In dem geschützten, auch hinsichtlich der sozialen Anforderungen wenig ängstigenden Stationsmilieu richtete sich die Behandlung zunächst auf die Wiederherstellung der gestörten Funktionen. Für die weitere Entwicklung des Jungen haben wir angesichts der festgefügten neurotischen Familienstruktur nachstationär einen Milieuwechsel in ein heilpädagogisches Heim empfohlen. Die Eltern wurden längere Zeit nachbetreut. Die Mutter nahm eine berufliche Tätigkeit als Sprechstundenhilfe in einer Krankengymnastikpraxis auf, der Vater konnte zu einer eigenen Behandlung motiviert werden. Die Entwicklung des Jungen konnte in größeren Abständen verfolgt werden. Er ist inzwischen 24 Jahre alt. Nach Abschluss des Gymnasiums erlernte er den Beruf des MTLA und arbeitet jetzt in einem Universitätsklinikum. Er lebt in einer eigenen Wohnung, besucht alle paar Wochen seine Eltern und geht sportlichen Hobbys nach. Bei der Musterung fiel er auf Grund von Schultergelenksbeschwerden durch. Nach Angaben der Mutter habe er immer wieder mal eine Freundin, die Richtige sei aber wohl noch nicht gefunden.

Literatur

Bloom PB, Treating adolescent conversion disorders: are hypnotic techniques reusable? Int J Clin Exp Hypn (2001), 49 (3), 243–256

Bonhoeffer K, Wie weit kommen psychogene Krankheitszustände und Krankheitsprozesse vor, die nicht der Hysterie zuzurechnen sind? Allg Z Psychiat (1911), 68, 371–386

Gooch JL, Speed J, Wolcott R, Behavioral management of conversion disorder in children. Arch Phys Med Rehabil (1997), 78 (3), 264–268

Jans T, Warnke A, Der Verlauf dissoziativer Störungen im Kindes- und Jugendalter. Z Kinder Jugendpsychiat Psychother (1999), 27 (2), 139–150

Nissen G (1994) Emotionale Störungen mit vorwiegend psychischer Symptomatik, Konversionssyndrom. In: Eggers C et al., Kinder- und Jugendpsychiatrie, 7. Aufl. Springer, Berlin, Heidelberg, New York

Reynolds JR, Remarks on paralysis, and other disorders of motion and sensation, dependent on idea. Br med J (1869), 6, 483–484

Shapiro E, Rosenfeld A (1987) The somatizing child, Springer, New York, Berlin, Heidelberg

11 Psychotherapie bei Angststörungen

F. Mattejat

11.1 Einführung

Begriffsbestimmung: Angst ist eine Grundform menschlichen Erlebens und Verhaltens. Sie gehört zum biologisch verankerten menschlichen Verhaltensrepertoire und hat für das einzelne Individuum eine bedeutsame Schutzfunktion. Gleichzeitig ist die Angst ein zentrales Phänomen bei vielen psychischen Störungen. Zwischen normaler Angst und pathologischer Angst bestehen fließende Übergänge; die wichtigsten Kriterien, nach denen pathologische Ängste von normalen Ängsten unterschieden werden können, sind nach Remschmidt [1992]:

- Übermäßig ausgeprägte Angstintensität (quantitativer Aspekt)
- Ungewöhnliche Inhalte bzw. Objekte der Angst (qualitativer Aspekt)
- Unangemessenheit der Angstreaktion im Verhältnis zur Situation, in der sie auftritt
- Chronifizierung der Angstreaktionen
- Fehlen von Möglichkeiten des Individuums zur Reduktion bzw. Bewältigung der Angst
- Spürbare Beeinträchtigung der alterstypischen Lebensvollzüge durch den Angstzustand

Tab. 11.1: Einteilung der Angststörungen in Hauptgruppen

Hauptgruppen	Zugehörige ICD-Klassifikation
1. Umgrenzte Phobien	F40.2 Spezifische (isolierte) Phobien F93.1 Phobische Störung des Kindesalters
2. Panikstörungen und Agoraphobien	F41.0 Panikstörung F40.0 Agoraphobie
3. Generalisierte Angststörungen	F41.1 Generalisierte Angststörung F93.80 Generalisierte Angststörung des Kindesalters (Überängstlichkeit)
4. Trennungsangst und Schulphobie	F93.0 Störung mit Trennungsangst des Kindesalters
5. Soziale Ängste (Ängstlichkeit, Überempfindlichkeit und soziale Phobien)	F40.1 Soziale Phobien F93.2 Störung mit sozialer Ängstlichkeit des Kindesalters (Überempfindlichkeit)

Pathologisch übersteigerte Ängste kommen bei sehr vielen psychiatrischen Erkrankungen vor. Bei einem Teil der psychischen Störungen steht die Angst und das mit ihr assoziierte Vermeidungsverhalten als Hauptsymptomatik im Vordergrund. Diese Störungen können unter dem Oberbegriff „Angstsyndrome“ zusammengefasst werden. Bei allen in Tabelle 11.1 angeführten Störungen stellt die pathologische Angst das Haupt- und Leitsymptom dar. Im vorliegenden Artikel wird die Therapie von Angststörungen dargestellt; dabei wird auf die Untergruppe der Panikstörungen nicht mehr ausführlich eingegangen, da der vorliegende Band ein von Walter verfasstes Kapitel (s. Kap. 12) zu diesem Störungsbild enthält.

11.2 Die wichtigsten Therapiemethoden und ihre Wirksamkeit

Für die Therapie von Angststörungen bei Kindern und Jugendlichen kommt ein sehr breites Spektrum an Therapiemethoden in Betracht. In Tabelle 11.2 sind die wichtigsten Therapiemethoden aufgeführt.

Zur Frage der Wirksamkeit verschiedener Therapieformen bei Angstsyndromen von Kindern und Jugendlichen sind auf Grund des heutigen Wissensstandes folgende vorläufige Aussagen gerechtfertigt [vgl. auch Roth und Fonagy, 1996]:

- Die bisher vorliegenden empirischen Befunde ebenso wie die klinischen Erfahrungen sprechen dafür, dass alle in der Tabelle 11.2 aufgeführten psychotherapeutischen

Tab. 11.2: Die wichtigsten Therapiemethoden bei Angststörungen von Kindern und Jugendlichen

- Entspannungsverfahren
- Systematische Desensibilisierung
- Massierte Konfrontation (Flooding)
- Modell-Lernen
- Kognitive Methoden (z.B. kognitive Umstrukturierung, Aufbau eines kognitiven Coping-Schemas, strukturierte Problemlösung)
- Operante Methoden (kontingente Verstärkung)
- Eltern- und familienorientierte Behandlungsansätze: Elternberatung, Elterntraining und Familientherapie
- Nicht behaviorale Therapieformen: klientenzentrierte oder psychodynamisch fundierte Spiel- oder Gesprächstherapie
- Pharmakotherapie

Methoden bei Angststörungen von Kindern und Jugendlichen im erwünschten Sinne wirksam sind, wobei die Wirksamkeit der Therapieverfahren aus dem Bereich der kognitiv-behavioralen Methoden am klarsten nachgewiesen ist. Diese weisen in einer Reihe von kontrollierten Therapiestudien die höchsten Effektivitätswerte. Damit zeigt sich auch bei den Angststörungen ein Trend, der bei nahezu allen psychischen Störungen aufgewiesen ist, dass nämlich die behavioral-kognitiven Methoden in Therapiestudien am besten abschneiden.

- Bei Angststörungen sind durch psychotherapeutische Methoden im Durchschnitt bessere Wirkungen zu erzielen als bei vielen anderen psychischen Störungen. Für diese Annahme sprechen auch die Ergebnisse von Casey und Berman [1985], die in ihrer Metaanalyse von Kinder- und Jugendlichentherapien zu dem Schluss kommen, dass Angstsymptome und phobische Symptome im Vergleich zu anderen Symptombereichen die günstigsten Werte bezüglich der Therapieeffektivität zeigen.
- Weitere vorläufige Hinweise zur Wirksamkeit psychotherapeutischer Verfahren bei Angststörungen von Kindern und Jugendlichen [vgl. Target und Fonagy, 1996] sind:
  - Bei Schulphobie ist eine schnelle Wiedereingliederung in die Schule – auch unter Ausübung von psychischem Druck – häufig effektiver als vorsichtigere Strategien, d.h., die Wirksamkeit von massierter Konfrontation bei Kindern und Jugendlichen ist insbesondere für die Schulphobie gut nachgewiesen.
  - Kognitiv-behaviorale Behandlungen zeigen bei umgrenzten phobischen Symptomen ebenso wie bei generalisierter Angst vermutlich gute Ergebnisse.
  - Die vorhandenen Ergebnisse sprechen auch für die Wirksamkeit von psychodynamischen und klientenzentrierten Therapieformen, die allerdings in der Regel längere Zeit als behaviorale Therapien in Anspruch nehmen. Diese Therapieformen scheinen bei generalisierten Angststörungen relativ gut geeignet zu sein.
- Hinsichtlich der pharmakotherapeutischen Behandlungsmöglichkeiten wurden bisher in kontrollierten Studien trizyklische Antidepressiva und Benzodiazepine auf ihre Wirksamkeit überprüft. In der Mehrzahl der Studien konnte eine Überlegenheit der Pharmakotherapie gegenüber Placebo nicht nachgewiesen werden, d.h., bisher ist die Wirksamkeit der pharmakotherapeutischen Behandlung nicht gesichert. Dabei ist jedoch zu berücksichtigen, dass alle vorhanden Studien gravierende methodische Mängel aufweisen, so dass eine abschließende Bewertung der Pharmakotherapie nicht möglich ist. Mit Benzodiazepinen und trizyklischen Antidepressiva wurden darüber hinaus bereits über viele Jahre klinische Erfahrungen gesammelt, die dafür sprechen, dass die Pharmakotherapie in manchen Fällen eine wichtige Ergänzung zur psychotherapeutischen Behandlung darstellen kann. Dennoch ist, bei empirisch nicht gesicherter Wirkung der Pharmakotherapie, Zurückhaltung beim Einsatz von Pharmaka in der Therapie kindlicher Angststörungen geboten, und die Indikation sollte eng gestellt werden.

11.3 Systematische Desensibilisierung

Alle Behandlungsformen, bei denen der Patient den Angst auslösenden Reizen oder Situationen ausgesetzt wird, um die Angstreaktion auf diesen Reiz und die Vermeidungsreaktionen zu vermindern bzw. abzubauen, können als Expositionsbehandlungen im weiteren Sinne bezeichnet werden. Expositionsbehandlungen können sich auf äußere (externe) oder innere (interne) Angst auslösende Stimuli beziehen. Sie können in der Vorstellung durchgeführt werden („In-sensu"-Behandlung) oder sich auf den realen äußeren Reiz beziehen („In-vivo"-Behandlung). Die Exposition kann schließlich graduell und verteilt oder plötzlich und massiert erfolgen. Anhand der zuletzt genannten Polaritäten können die beiden Grundformen der Expositionsbehandlung unterschieden werden: die systematische Desensibilisierung und die massierte Konfrontation.

Bei der systematischen Desensibilisierung erfolgt die Annäherung an den Angst auslösenden Reiz in kleinen Schritten (graduell und verteilt); darüber hinaus wird die Angst auslösende Situation mit positiven Körperzuständen (meist: angenehme Entspannung) oder Reaktionen/Verhaltensweisen (z.B. Essen) kombiniert, die mit der Angst inkompatibel sind. Die Annäherung in kleinen Schritten verbunden mit der Entspannung (oder eine sonstige angstantagonistische Reaktion) soll dazu führen, dass die **Angst nicht mehr oder in möglichst geringen Intensitätsgraden auftritt** und der Patient erfahren kann, dass er die gefürchteten Situationen ohne Angst erleben kann. Die systematische Desensibilisierung wird in drei Schritten durchgeführt:

- **1. Schritt: Entspannungstraining**
  Grundlage der Desensibilisierung ist das Entspannungstraining. Hierfür kommen verschiedene methodische Varianten in Betracht; die bekanntesten sind das autogene Training nach Schulz [1978] und die progressive Muskelentspannung nach Jacobson [1938]. Es können die Methoden des Biofeedbacks genutzt werden. Bei der Einübung von Entspannungstechniken empfiehlt es sich, Instruktionen zu nutzen, die speziell für Kinder bzw. Jugendliche in altersgerechter Sprache formuliert sind.
- **2. Schritt: Erstellung einer Angsthierarchie und Vorbereitung der Desensibilisierung**
  Parallel zur Einübung der Entspannung (die in der Regel mehrere Sitzungen dauert) wird gemeinsam mit dem Patienten eine Angsthierarchie erstellt, in der verschiedene Angstsituationen nach dem Schweregrad der Angst geordnet sind (s. Tab. 11.3). Hierzu wird dem Patienten zunächst die Skalierung der subjektiv empfundenen Angst erläutert. In der Regel ist es sinnvoll, eine 10-stufige Skala von „0 = überhaupt keine Angst" bis zu „10 = maximale Angst" vorzuschlagen. Manchmal ist es auch sinnvoller, das „Angstthermometer" von 0–100 (100 = maximale Angst) zu skalieren.
- **3. Schritt: Verbindung der Entspannung mit den Items der Angsthierarchie**
  Im dritten und letzten Schritt, der Desensibilisierung im eigentlichen Sinne, wird in den meisten Fällen zunächst eine Exposition in sensu durchgeführt, d.h., der Patient

Tab. 11.3: Beispiel für eine Angsthierarchie

Situation	Angstwert
In der Schule aufgerufen werden (wenn ich mich nicht gemeldet habe)	90
Auf eine Feier mit Klassenkameraden gehen	88
Den Klassenkameraden F. zu Hause besuchen	75
Turnunterricht	70
Ins Schwimmbad gehen	60
Pause auf dem Schulhof	30
In die Klasse gehen	15
Im Restaurant etwas bestellen	10

entspannt sich und stellt sich zuerst das Angst-Item mit den geringsten Angstwerten vor. Falls keine Angst (bzw. Anspannung) auftritt bzw. sich die Angst nur geringfügig erhöht, kann zum nächsten Item weitergegangen werden. Sobald die Angst deutlich auftritt, wird die Prozedur unterbrochen, die Entspannung vertieft und in der Angsthierarchie zunächst wieder bei „leichteren" Items begonnen und langsam gesteigert.

11.4 Massierte Konfrontation

Der Grundmechanismus der massierten Konfrontation (Synonyme: „Flooding", „massierte bzw. andauernde Exposition" „Implosionsbehandlung"; häufig wird auch nur der Ausdruck „Konfrontation" – im engeren Sinne – verwendet) besteht darin, dass der Patient der ängstigenden Situation ausgesetzt wird, bis er sich „akklimatisiert" hat. Ähnlich wie bei der Desensibilisierung kann die Konfrontation prinzipiell in vivo oder in sensu durchgeführt werden; in der Regel ist bei der massierten Konfrontation die In-vivo-Variante sinnvoller. Die Habituation an die Angst auslösende Situation und die „Erschöpfung" der Angstreaktion sind die grundlegenden Wirkmechanismen. Damit diese Habituation eintreten kann, ist es in der Konfrontationsbehandlung erwünscht, **dass die Angst möglichst deutlich auftritt** und Flucht- oder Vermeidungsreaktionen unterbunden werden. Dabei wird gelernt, dass die befürchteten Ereignisse oder Konsequenzen nicht eintreten (z.B. jemand stirbt) und die Angst sich aushalten lässt, mit der Zeit sogar abnimmt. Damit die Konfrontationsbehandlung im erwünschten Sinne wirksam werden kann, ist wesentlich, dass die Exposition durchgehalten und nicht abgebrochen wird. Dies setzt voraus, dass der Patient vom Behandlungskonzept überzeugt und entschlossen ist, die Behandlung durchzustehen, auch wenn sie unangenehm ist; dies wiederum erfordert eine sehr intensive und ausführliche Vorbereitung, in der das Behandlungskonzept, der erwartete und tatsächliche Angstverlauf und mögliche Schwierigkeiten genau erläutert werden. Voraussetzung dafür, dass eine massierte Konfrontationsbehandlung mit einem Kind oder Jugendlichen durchgeführt werden kann, ist eine sorgfältige Indikationsstellung. Einige Regeln, die dabei beachtet werden sollten, sind:

- Konfrontation soll nur in solchen Situationen durchgeführt werden, die nicht wirklich gefährlich sind, damit die befürchteten Konsequenzen nicht tatsächlich eintreten und zu einer weiteren Traumatisierung führen können. (Bei gefährlichen bzw. peinlichen Situationen ist die In-sensu-Variante vorzuziehen.)
- Auch dann, wenn nur ein mäßiges Risiko der weiteren Sensibilisierung besteht, sollte die Konfrontation bei Kindern nicht versucht werden.
- Je jünger das Kind ist, umso eher ist an Stelle der massierten Konfrontation die schrittweise Desensibilisierung angemessen.
- Wenn die Angst sehr extrem ist, ist zumindest bei Kindern die schrittweise Annäherung in der Regel sinnvoller.
- Wenn Expositionen bisher nicht erfolgreich waren und die Angst auslösenden Situationen breit gestreut sind (z.B. bei sozialen Ängsten oder generalisierten Angststörungen), sind an Stelle von massierter Konfrontation oder systematischer Desensibilisierung andere Methoden (z.B. Kompetenztraining) vorzuziehen.

11.5 Modell-Lernen

Modell-Lernen ist Lernen durch Beobachtung, wie sich eine andere Person (das Modell) in einer bestimmten – z.B. Angst auslösenden – Situation verhält. Prozesse des Modell-Lernens finden ständig statt; sie können z.B. in stationären Behandlungen, wenn die Patienten ihre Symptome voneinander übernehmen (z.B. Suiziddrohungen), von den Therapeuten als sehr störend erlebt werden. In gruppentherapeutischen Settings (mit Erwachsenen ebenso wie mit Kindern) können Prozesse des Modell-Lernens im positiven wie im negativen Sinne wirksam werden. Im Zentrum des therapeutischen Modell-Lernens steht die Beobachtung und Einübung eines positiven Bewältigungsverhaltens.

Besonders Kinder und Jugendliche sind darauf hin orientiert, durch Beobachtung von Vorbildern zu lernen [vgl. hierzu die Ausführungen im Familien-Identifikationstest bei Remschmidt und Mattejat, 1999]. Deshalb stellt das Modell-Lernen bei jungen Patienten eine sehr wichtige und effektive therapeutische Möglichkeit dar, die allerdings noch viel zu wenig in systematischer Weise genutzt wird. So können z.B. Desensibilisierung ebenso wie Konfrontationsbehandlung bei Kindern gut mit Modell-Lernen oder auch mit sozialer oder materieller Verstärkung kombiniert werden.

Beim direkten Modell-Lernen (auch „teilnehmendes Modell-Lernen") wird in folgenden Schritten vorgegangen:

- Das Modellverhalten wird dargestellt.
- Das Kind ahmt das gezeigte Verhalten nach.
- Andere (Therapeut, andere Kinder) vermitteln differenziertes Feedback; hierzu kann auch die Videotechnik gut genutzt werden.
- Das Kind erhält Instruktionen zur Übertragung des geübten Verhaltens auf reale Situationen.

Die verfügbaren empirischen Daten und klinischen Erfahrungen sprechen klar für eine gute Wirksamkeit von Ansätzen, in denen Modell-Lernen genutzt wird. Modell-Lernen ist sehr gut geeignet für spezifische Phobien und auf soziale Situationen bezogene Angststörungen sowie soziale Kontaktstörungen. In anderen Fällen (Panikstörungen, Trennungsangststörungen) kann es eine Ergänzung zur primären Strategie (Expositionsbehandlung) sein.

11.6 Kognitive Methoden

Kognitive Methoden sind Behandlungsformen, bei denen dysfunktionale kognitive Muster durch adaptive Kognitionen ersetzt werden. Beispiele für häufige kognitive Verzerrungen sind [vgl. Eisen und Kearney, 1995]:

- Polarisiertes Denken: Eine Tendenz, Ereignisse und Situationen in polarisierender Weise zu interpretieren und zu bewerten (Schwarz-Weiß-Denken oder Alles-oder-Nichts-Denken)
- Übergeneralisierung: Einzelne Ereignisse und Situationen werden unbegründet verallgemeinert („... ist immer so ..."; „... alle sind so ...")
- Arbiträre Schlussfolgerung: Es werden negative Schlussfolgerungen gezogen, ohne dass tatsächliche Erfahrungen diese Folgerung stützen (negative Interpretationen ohne Datenbasis)
- Selektiver Filter: Negative Ereignisse werden besonders herausgehoben und betont, positive Gegenbeispiele dagegen werden ignoriert
- Personalisierung: Tendenz, sich selbst als persönlich verantwortlich zu fühlen, obwohl die Daten dies nicht stützen
- Katastrophisieren: Tendenz, die Bedeutung von negativen Ereignissen zu amplifizieren und übertrieben zu bewerten

Bei der Therapie von Angstsyndromen umfassen kognitive Techniken (s. Tab. 11.4) mindestens folgende Schritte:

- Der Therapeut leitet das Kind an, dysfunktionale Kognitionen zu identifizieren und ihren negativen Einfluss auf das Verhalten zu erkennen. Hierzu vermittelt er Informationen über Angstentstehung, analysiert mit dem Kind die Angst fördernden Gedanken und überprüft gemeinsam mit ihm diese Gedanken an der Realität. Dysfunktionale kognitive Prozesse sind z.B. negative Glaubensüberzeugungen, Fehlwahrnehmungen (z.B. als bedrohlich oder gefährlich) und negative Selbstbewertungen.

- Der Therapeut leitet das Kind an, wie diese schädlichen Gedankenmuster durch andere angemessenere und nützlichere ersetzt werden können. Es werden Gedanken entwickelt, die realitätsangemessener sind und die einen angstfreien Umgang mit der Situation erlauben. Positive Selbstinstruktionen werden erlernt.
- Der Therapeut leitet das Kind zu Realitätstests durch Exposition an. In realen Situationen wird überprüft, ob die kognitiven Veränderungen tatsächlich eine bessere Bewältigung der angstbesetzten Situation ermöglichen. Dies dient dazu, das Erarbeitete durch die eigene Erfahrung zu bestätigen und führt außerdem zu einer positiven Verstärkung der neu entwickelten kognitiven Muster.

Tab. 11.4: Beispiel für kognitive Selbstkontrolle

Die „FEAR"-Methode [nach Kendall et al., 1991]	**Deutsche Version**
Feeling frightened? (recognizing physical symptoms of anxiety)	Zeichen von Angst?
Expecting bad things to happen? (recognizing self-talk and what you are worried about)	Erwartest Du, dass etwas Schlimmes passiert?
Actions and attitudes that will help (different behaviors and coping statements the child can use in the anxiety provoking situation based on problem-solving)	Handlungen und Einstellungen, die Dir helfen (andere Verhaltensweisen und positive Sätze, die das Kind nutzen kann)
Results and rewards (self-evaluation and self-rewards)	Ergebnisse und Belohnung

11.7 Operante Methoden

Angst und Vermeidungsreaktionen werden häufig durch die Reaktionen der Umwelt aufrechterhalten und verstärkt; ängstliches Verhalten wird z.B. häufig durch elterliche Zuwendung verstärkt (C+); Vermeidungsverhalten (z.B. sich weigern, weinen) wird – wenn das Kind sich damit durchsetzt – durch eine Rücknahme der Forderung an das Kind (z.B. Forderung, in die Schule zu gehen) negativ verstärkt (₵-). Hier liegt der Ansatzpunkt für operante Techniken, die darauf abzielen, an Stelle des symptomatischen Verhaltens alternative Verhaltensweisen, z.B. positive Bewältigungsstrategien, zu verstärken. Als Verstärker kommen bei Kindern sowohl materielle Verstärker (z.B. Spielsachen) wie auch soziale Verstärker (Zuwendung, gemeinsame Aktivitäten) in Betracht. Solche operante Methoden können auch zu „Belohnerplänen" ausgearbeitet werden, bei denen die Verstärkung durch „chips" erfolgt, die gesammelt und später in eine größere Belohnung eingetauscht werden können (token economy) oder bei denen die Verstärkung zunächst in einer Registrierung der Häufigkeit des erwünschten Verhaltens besteht, die später ausgewertet und in konkrete Belohnungen umgesetzt werden können. Häufig stellt die Registrierung positiven Verhaltens für das Kind schon ein Erfolgserlebnis und damit eine bedeutsame Verstärkung dar, so dass sich weitere Belohner erübrigen.

11.8 Eltern- und familienorientierte Ansätze

Die operanten Methoden können im stationären Setting eingesetzt werden; im ambulanten Bereich können sie im Rahmen der Elternarbeit genutzt werden (Eltern als Kotherapeuten). Grundlage der Arbeit mit Eltern sind eine ausführliche gemeinsame Diagnostik und Beratung (Aufklärung der Eltern), die Analyse der Zusammenhänge zwischen elterlichem und kindlichem Verhalten und die Ermutigung der Eltern, ihre eigenen positiven Einflussmöglichkeiten nicht zu unterschätzen [vgl. Warnke, 1997]. In der weiteren Arbeit mit den Eltern können dann unterschiedliche Aspekte im Vordergrund stehen, wie z.B.:

- Verbesserung der elterlichen Aufmerksamkeit und Beobachtungsfähigkeiten
- Training der Fähigkeiten, das Kind zu führen
- Differenzielle Verstärkung von angstinkompatiblen Verhaltensweisen oder alternativem Verhalten, ggf. durch Verstärkerpläne
- Sukzessive Annäherung an ein erwünschtes Verhalten durch operante Konditionierung (Shaping)
- Kommunikationstraining und gemeinsames Problemlösetraining mit Eltern und Kind

Schon im Schulkindalter können viele therapeutische Absprachen und Festlegungen auch in Form von Familienverträgen geschehen, die in gemeinsamen Familiensitzungen festgelegt werden. Eine möglichst enge Abstimmung mit den Eltern und ggf. weiteren Familienmitgliedern ist immer anzustreben; häufig wird eine Einzeltherapie für das Kind mit parallelen familientherapeutischen Sitzungen kombiniert. In vielen Fällen können Angstsyndrome bei Kindern und Jugendlichen primär oder ausschließlich familientherapeutisch behandelt werden. Dies gilt insbesondere für Angstsyndrome, die mit Beziehungsproblemen assoziiert sind, wie die Trennungsangst und die Schulphobie. Aber auch bei anderen Angstsyndromen können familientherapeutische Interventionen sehr hilfreich sein; dabei kann die ganze Palette der familientherapeutischen Interventionsmethoden genutzt werden. So ist z.B. die familientherapeutische Perspektive hilfreich, wenn erkennbar ist, dass die kindliche Angstsymptomatik von den Eltern direkt verstärkt wird, oder wenn die Angst in ähnlicher Weise bei einem Elternteil vorkommt (Modell-Lernen). In manchen Fällen stehen Angstsymptome im Zusammenhang mit einem ängstlich-misstrauischen Familienklima oder mit Ablösungskonflikten (Probleme von Eltern, ihren heranwachsenden Kindern mehr Unabhängigkeit und Autonomie zuzugestehen; Angst von Eltern, wenn ihre Kinder sich verselbstständigen). Schließlich ist immer mitzubedenken, dass kindliche Ängste auch eine reale Grundlage haben können, z.B. bei Trennungsängsten die reale und möglicherweise begründete Angst davor, dass die Familie zerbricht.

11.9 Nicht behaviorale Therapieformen: Spiel- oder Gesprächstherapie

Die bisher angeführten Therapiemöglichkeiten werden ergänzt durch die psychodynamische oder klientenzentrierte Gesprächstherapie oder Spieltherapie (nicht behaviorale Therapieformen). Angststörungen zählen zu den „klassischen" Indikationen der Spieltherapie. Die empirischen Daten sprechen für die Wirksamkeit dieser Therapieformen, die hier nicht ausführlich dargestellt werden sollen (s. hierzu die Darstellung dieser Therapieformen in den entsprechenden Kapiteln dieses Bandes). Auf Grund der empirischen Daten ebenso wie der klinischen Erfahrungen kann vorläufig festgehalten werden, dass diese Therapieformen dann besonders in Erwägung zu ziehen sind, wenn die Symptomatik breit, unspezifisch, fluktuierend und schwer fassbar ist und die emotionale Ausdrucksfähigkeit und die Persönlichkeit insgesamt gefördert werden sollten. Wenn dagegen echte Kompetenzdefizite vorliegen oder die Symptomatik klar umschreibbar und durch gezielte behavioral-kognitive Methoden gut behandelbar ist, sollten diese Methoden auch primär genutzt werden. Spiel- und gesprächstherapeutische Methoden können aber in solchen Fällen (ähnlich wie allgemeine Entspannungsmethoden) und als sekundäre Maßnahmen (z.B. zur Entwicklung und Verbesserung der therapeutischen Beziehung) erwogen werden. Darüber hinaus können in der Spieltherapie und Gesprächstherapie nicht direktive und direktive Aspekte in abgestufter Form genutzt werden und auf diese Weise sehr gut mit typischen verhaltenstherapeutischen Methoden kombiniert werden [vgl. Döpfner, 1993; Mattejat, 1997].

11.10 Pharmakotherapeutische Methoden

Pharmakotherapie bei Angststörungen von Kindern sollte äußerst zurückhaltend verwendet werden. Sie sollte nur von Kinder- und Jugendpsychiatern oder Ärzten, die eine vergleichbare Qualifikation im Hinblick auf psychisch gestörte Kinder bzw. Jugendliche haben, eingesetzt werden. Sie ist nur indiziert als Ergänzung der psychotherapeutischen Interventionen, nicht aber als Hauptbehandlung. Schließlich sollte ihr Einsatz zeitlich möglichst umgrenzt sein. Konkret ist eine pharmakotherapeutische Behandlung in Erwägung zu ziehen,

- wenn der Patient hochgradig gequält ist, eine relativ schnelle Hilfe notwendig ist (z.B. auch bei Selbst- oder Fremdgefährdung) und durch psychologische Mittel nicht erreicht werden kann,
- um durch die Medikamentengabe die Angstsymptomatik so weit zu reduzieren, dass der Patient für eine Psychotherapie „erreichbar" ist, d.h., dass er in der Lage ist, in der Psychotherapie mitzuarbeiten, und
- um Stockungen und Schwellensituationen in der Therapie zu überwinden.

11.11 Kombinierte Programme

In der klinischen Praxis werden sehr häufig mehrere Methoden miteinander kombiniert, um ein möglichst optimales Ergebnis erreichen zu können. Aus diesem Grund sind Behandlungsmodelle, in denen mehrere Komponenten (Methoden etc.) in ein störungsspezifisches Therapiekonzept integriert sind, für die praktische Arbeit von besonderem Interesse [Beispiele s. Maercker, 1997; Boerner et al., 1997; Petermann, 1986; Walter, 1998]. Solche Behandlungsmodelle können für die therapeutische Praxis als Vorbild und Anregung dienen, wobei das konkrete Behandlungsangebot natürlich immer auf den individuellen Patienten zugeschnitten sein sollte.

Als Beispiel für ein kombiniertes Programm sei das von Kendall et al. [1991] entwickelte Konzept zur Therapie von Angststörungen bei Kindern und Jugendlichen genannt [zu einem ähnlichen Programm vgl. Eisen und Kearney, 1995]. Zu den Komponenten des von Kendall et al. entwickelten Therapieprogramms zählen:

- Modell-Lernen von Bewältigungsstrategien (Therapeut als Modell)
- Kognitive Techniken, wie z.B. die Identifikation und Modifikation von ängstlichen Selbstgesprächen
- Exposition mit Angst auslösenden Situationen
- Rollenspiel und kontingente Belohnungsprozeduren
- Hausaufgaben („Zeigen, dass ich es kann"-Aufgaben)
- Entspannungstechniken

Tab. 11.5: Die wichtigsten Behandlungsziele bei der Schulphobie

Bereiche	Therapieziele
Symptomatik des Patienten	1. Stabiler Schulbesuch 2. Abbau psychosomatischer Symptome 3. Verminderung der Angstsymptomatik
Persönlichkeit und Sozialverhalten des Patienten	1. Verminderung der Abhängigkeit von den Eltern und Erhöhung der Selbstständigkeit 2. Verminderung der allgemeinen sozialen Angst und Erhöhung der Durchsetzungsfähigkeit gegenüber Gleichaltrigen
Familieninteraktion und Einstellung der Eltern	1. Verbesserung der emotionalen Abgrenzung zwischen Eltern und Kind; Abbau überprotektiv-symbiotischer Tendenzen der Eltern; Abbau von Ängsten und Trennungsproblemen der Eltern 2. Entwicklung klarer generationaler Grenzen in der Familie; Verbesserung der Durchsetzungs- und Führungsfähigkeit der Eltern gegenüber dem Patienten

Ein anderes Beispiel ist das von uns selbst entwickelte störungsspezifische Konzept zur Behandlung der Schulphobie [Remschmidt und Mattejat, 1990; Mattejat, 1981], dessen Zielsetzungen in Tabelle 11.5 dargestellt sind.

Literatur

Boerner RJ et al. (1997) Die Panikstörung. Diagnose und Behandlung. Schattauer, Lenzhalde, Stuttgart

Casey RJ, Berman JS, The outcome of psychotherapy with children. Psychol Bull (1985), 98, 388–400

Döpfner M (1993) Grundlegende Interventionsmethoden und ihre Integration. In: Döpfner M, Schmidt M H (Hrsg.), Kinderpsychiatrie. Vorschulalter, 65–94. Quintessenz, München

Eisen AR, Kearney CA (1995) Practitioner's Guide to Treating Fear and Anxiety in Children and Adolescents: A Cognitive-Behavioral Approach (Child Therapy Series). Jason Aronson, London

Jacobson E (1938) Progressive relaxation. University of Chicago Press, Chicago

Kendall PC et al. (1991) Treating anxiety disorders in children and adolescents. In: Kendall P C (Ed.), Child and adolescent therapy. Cognitive-behavioral procedures, 131–164. The Guilford Press, New York, London

Maercker A (Hrsg.) (1997) Therapie der posttraumatischen Belastungsstörungen. Springer. Berlin, Heidelberg, New York

Mattejat F (1997) Indikationsstellung und Therapieplanung. In: Remschmidt H (Hrsg.), Psychotherapie im Kindes- und Jugendalter, 18–44. Thieme, Stuttgart

Mattejat F, Schulphobie: Klinik und Therapie. Prax Kinderpsychol Kinderpsychiat (1981), 30, 286–297

Petermann U (1986) Training mit sozial unsicheren Kindern. Einzeltraining, Kindergruppen, Elternberatung, 2. Aufl. Psychologie Verlags Union, Verlagsgruppe Beltz, Urban & Schwarzenberg, Weinheim

Remschmidt H, Mattejat F (1999) Der Familien-Identifikations-Test (FIT). Hogrefe, Göttingen

Remschmidt H (1992) Psychiatrie der Adoleszenz. Thieme, Stuttgart

Remschmidt H, Mattejat F (1990) Treatment of school phobia in children and adolescents. In: Chiland C, Young J G (Eds.), Why children reject school, 123–144. Yale Univ. Press, New Haven

Roth A, Fonagy P (1996) What works for whom? The Guilford Press, New York, London

Schulz I H (1978) Das autogene Training. Thieme, Stuttgart

Target M, Fonagy P (1996) The psychological treatment of child and adolescent psychiatric disorders. In: Roth A, Fonagy P (1996), What works for whom? 263–320. The Guilford Press, New York, London

Walter R (1998) Psychotherapie bei Panikstörungen. In: Remschmidt H (Hrsg.), Praxis der Psychotherapie mit Kindern und Jugendlichen. Störungsspezifische Behandlungsformen und Qualitätssicherung, Deutscher Ärzte-Verlag, Köln

Warnke A (1997) Elterntraining. In: Remschmidt H (Hrsg), Psychotherapie im Kindes- und Jugendalter, 175–190. Thieme, Stuttgart

12 Psychotherapie bei Panikstörungen

R. Walter

12.1 Definition, Diagnose, Klassifikation

Klinische und epidemiologische Forschungsergebnisse der letzten 20–25 Jahre haben es erforderlich gemacht, die Diagnosegruppen der Angsterkrankungen bzw. -störungen neu zu definieren und eine neue diagnostische Kategorie, nämlich die der Panikstörung bzw. des Paniksyndroms, einzuführen. Das Krankheitsbild wurde erstmalig 1980 in ein internationales Klassifikationssystem, das DSM-III, aufgenommen.

Hauptmerkmale der Panikstörung sind wiederholt auftretende schwere Angstzustände, „die sich nicht auf eine spezifische Situation oder besondere Umstände beschränken und deshalb auch nicht vorhersehbar sind" (ICD-10). Charakteristisch ist das plötzliche Einsetzen der Angst, die von intensiven somatischen Symptomen wie starkem unregelmäßigen Herzschlag, Brustschmerz, Erstickungsgefühl, Übelkeit oder Magen-Darm-Beschwerden, Zittern usw. begleitet wird. Fast immer entstehen sekundär Angst vor Kontrollverlust, vor katastrophalen Konsequenzen (z.B. sich lächerlich zu machen oder einem Herzinfarkt zu erliegen) sowie Depersonalisations- und Derealisationserlebnisse. Bei starken Angstanfällen kommt es oft zu Flucht oder Hilfe suchendem Verhalten. Dies führt wiederum dazu, dass die Patienten Vermeidungsreaktionen ausbilden, wodurch ihr Alltagsleben entscheidend beeinflusst wird.

Die einzelnen Anfälle können nur einige Minuten, aber auch länger dauern. Neuere empirische Untersuchungen zeigen, dass die durchschnittliche Anfallsdauer bei knapp 30 min liegt, wobei die als Panik bezeichnete extreme Angst eher die Ausnahme zu sein scheint [Margraf et al., 1987; Taylor et al., 1986]. Ehlers und Margraf [1990] halten daher die Bezeichnung „Angstanfall" für angemessener als den Begriff „Panikanfall".

Nach der ICD-10-Klassifikation werden Angststörungen in zwei Hauptgruppen unterteilt, nämlich phobische Störungen und andere Angststörungen, zu denen neben der generalisierten Angststörung die Panikstörung gerechnet wird (s. Kap. 11 „Angststörungen").

Eine Panikstörung sollte nur dann diagnostiziert werden, wenn keine Anzeichen für eine der unter F40 genannten Phobien vorhanden sind. Einzig bei der Agoraphobie ist ein kombiniertes Auftreten mit einer Panikstörung möglich (F40.01). Nach den diagnostischen Leitlinien ist eine eindeutige Diagnose nur bei mehreren schweren vegetativen Angstanfällen zu stellen, die innerhalb eines Zeitraums von etwa einem Monat aufgetreten sind. Ferner müssen drei weitere Bedingungen erfüllt sein:

- Angstzustände dürfen nur in Situationen auftreten, in denen keine objektive Gefahr besteht
- Ihr Auftreten darf nicht auf bekannte oder vorhersehbare Situationen begrenzt sein
- Zwischen den Attacken müssen weitgehend angstfreie Zeiträume liegen

Differenzialdiagnostisch müssen Panikstörungen von Angstattacken bei bekannten Phobien unterschieden werden; ferner können ähnliche Zustände bei depressiven und Zwangserkrankungen, bei Psychosen und nicht zuletzt bei bestimmten körperlichen Erkrankungen auftreten. Die Komorbidität der Panikstörungen mit anderen Angststörungen sowie Depressionen, somatoformen Störungen und Abhängigkeitserkrankungen ist sehr hoch [Wittchen, 1991].

Im Gegensatz zu allen anderen Phobien, die meist in der Kindheit oder Jugend beginnen, setzen Panikstörungen in der Regel erst im frühen Erwachsenenalter zwischen 20 und 30 Jahren ein. Ein Beginn vor dem 16. oder nach dem 40. Lebensjahr ist selten (jeweils unter 10% aller Fälle). Die Erkrankungsrate in der Bevölkerung liegt – bezogen auf die Lebenszeit – zwischen 1,4 und 2,4% [Robins et al., 1984; Wittchen, 1986; Schneider und Margraf, 1998]. Es sind zwei- bis dreimal so viele Frauen wie Männer betroffen. Die Prognose der Panikstörungen – sofern sie gar nicht oder falsch behandelt werden – ist eher ungünstig [Wittchen, 1988, 1991], zumal sie häufig zu Folgeproblemen wie Depressionen, Alkohol- oder Medikamentenmissbrauch führen.

12.2 Ätiologie und Pathogenese

Die Entstehung der Störung wurde insbesondere aus biologischer, lerntheoretischer und kognitionspsychologischer Sicht zu erklären versucht. Der biologische Ansatz führt die Entstehung von Panikstörungen auf einen Fehlalarm des Kontrollsystems des Gehirns zurück, das fälschlicherweise Sauerstoffmangel und Erstickungsgefahr meldet [Klein, 1993]. Hiermit können jedoch nicht alle Phänomene der Panikstörung erklärt werden. Bisher empirisch nicht belegt werden konnte die Annahme, dass ein spezifisches genetisches Risiko für das Auftreten von Angstanfällen besteht. Was die Bedeutung psychosozialer Faktoren betrifft, so haben neuere Untersuchungen an Jugendlichen gezeigt, dass den Angstanfällen häufiger kritische Lebensereignisse (Auseinandersetzungen mit den Eltern oder Geschwistern, Verlust oder Trennung, schulische Probleme usw.) vorangegangen waren [s. Übersicht bei Essau und Petermann, 1995]. Diese Befunde finden sich jedoch bei fast allen psychischen Störungen im Kindes- und Jugendalter und können somit nicht als Beleg für einen spezifischen Risikofaktor herangezogen werden. Ein Zusammenhang zwischen sozialer Schicht und Panikstörung scheint nicht zu bestehen.

Nach lerntheoretischer Auffassung sind Ängste durch klassische und operante Konditionierungsprozesse sowie durch Lernen am Modell zu erklären. Das einfachste Beispiel wäre die Entstehung einer monosymptomatischen Phobie (z.B. einer Hundephobie), die durch die Koppelung eines ursprünglich neutralen Reizes (Hund) mit einem aversiven, schmerzhaften Reiz (Hundebiss) begründet wird. Zusätzlich zur Angst wird eine Vermeidungshaltung ausgebildet, bei dem operante Verstärker eine entscheidende Rolle spielen.

Ein derart simples Modell kann zur Erklärung von Panikstörungen freilich nicht herangezogen werden, zumal diese ja gerade dadurch definiert sind, dass sie keine externen Auslöser haben, sondern unspezifisch und unvorhersehbar sind, quasi „aus heiterem Himmel" auftreten. Auf Grund neuerer Forschungsergebnisse ist davon auszugehen, dass es bei den Panikpatienten vor allem die internen Reize sind, die Angst auslösen. Dies sind in der Regel körperliche Symptome (z.B. Herzklopfen oder Zittern), die als bedrohlich erlebt werden. Seltener können auch bloße Gedanken oder Vorstellungen Panik auslösen, z.B. die Vorstellung, sich zu blamieren oder die Schmerzen beim Zahnarzt nicht aushalten zu können.

Die negative Bewertung von körperlichen Symptomen ist ein wesentlicher Bestandteil des kognitiven Erklärungsansatzes, der die Interpretation von Reizen und Informationen, irrationale Gedanken und Erwartungen sowie Selbstaufmerksamkeitsprozesse in den Vordergrund stellt [Beck und Emery, 1985; Clark, 1996, 1997].

In den letzten Jahren haben psychophysiologische Modellvorstellungen sehr stark an Bedeutung gewonnen. Sie gehen alle davon aus, dass Angstanfälle durch ein Zusammenwirken zwischen körperlichen Symptomen und deren kognitiver Bewertung, die wiederum Angst auslöst, entstehen. Nach Art eines Regelkreises „schaukeln" sich somit körperliche Symptome und Angstreaktionen wechselseitig hoch. Als Angstauslöser werden vor allem interne Reize – insbesondere körperliche Veränderungen (beschleunigter Puls, Herzschlag, verstärk-

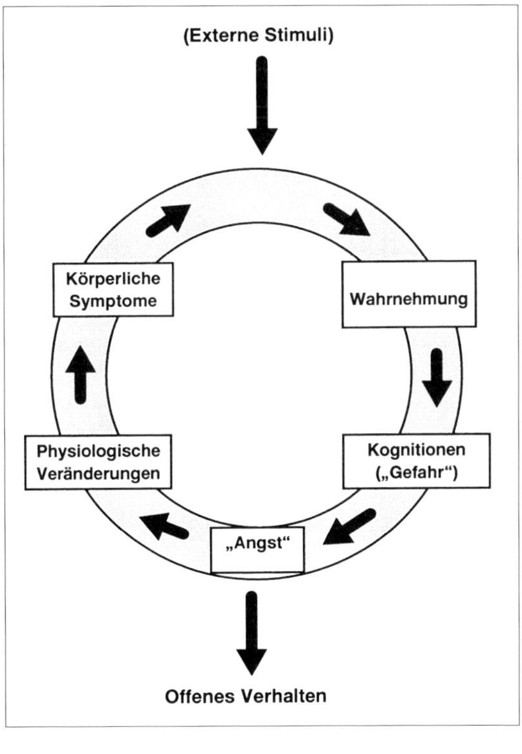

Abb. 12.1: Modell der positiven Rückkoppelung bei Panikanfällen [allgemeines Schema nach Margraf und Schneider, 1990 b]

te Atmung) – angesehen, die jedoch nicht per se, sondern erst durch die Interpretation des Patienten als „gefährlich" ihre Angst induzierende Wirkung erhalten. Abbildung 12.1 [aus Margraf und Schneider, 1990 a] zeigt ein solches Modell.

In dem Modell explizit enthalten sind die vier Ebenen, die bei jedem Problemverhalten zu beobachten sind:

- die emotional gefühlsmäßige,
- die gedanklich-kognitive,
- die physiologisch-körperliche sowie
- die motorische oder Verhaltensebene.

Sie sind Gegenstand einer ausführlichen Verhaltensanalyse, die Voraussetzungen für die Durchführung einer Verhaltenstherapie ist.

Das psychophysiologische Modell konnte durch die bisherigen empirischen Befunde gestützt werden [Ehlers und Margraf, 1990]. Es ist allerdings nicht in der Lage, das erstmalige Auftreten einer Panikstörung vorauszusagen oder nächtliche Panikanfälle zu erklären. Noch nicht geklärt ist auch die Frage, warum einige Menschen zur Überbewertung bzw. „Katastrophisierung" ihrer körperlichen Symptome neigen, während die große Mehrzahl sich hiervon weit weniger beeindruckt zeigt und keine Panikstörungen entwickelt.

12.3 Therapiemethoden

Die Behandlung von Panikstörungen war lange Zeit wenig erfolgreich. Erst in den letzten 20 Jahren gelang es, auf der Grundlage der Verhaltenstherapie Methoden zu entwickeln, die sich als wirksam erwiesen haben. Die meisten Programme wenden mehrere Methoden an: Konfrontation mit internen Reizen (körperliche Symptome), Erlernen des Umgangs mit Angst sowie kognitive Methoden, die zum Ziel haben, die „Gefährlichkeit" der körperlichen Symptome durch eine veränderte Interpretation zu entschärfen [z.B. Margraf und Schneider, 1990 a, b; Wells, 1997].

Allgemein bewährt hat sich ein therapeutisches Vorgehen in den nachfolgenden Schritten.

Diagnostische Phase

Schwerpunkt der diagnostischen Phase ist eine genaue Verhaltensanalyse der Symptomatik. Man bittet den Patienten, möglichst detailliert den Ablauf einer oder mehrerer Angstanfälle zu beschreiben, wobei Informationen zu jeder der genannten vier Ebenen eingeholt werden, also: „Was haben Sie konkret gedacht, was gefühlt, welche körperlichen Symptome traten auf und welches Verhalten haben Sie gezeigt?". Gleichzeitig werden Anhaltspunkte für mögliche interne Auslöser der Angstanfälle und Bedingungen, die die

Wahrscheinlichkeit ihres Auftretens erhöhen, gesucht. Es ist z.B. denkbar, dass bestimmte Befindlichkeiten des Patienten (z.B. Übermüdung, Stress, körperliche Erkrankungen) oder auch bestimmte Situationen die Anfallsbereitschaft erhöhen. Wichtig ist es auch, nach den unmittelbaren Konsequenzen der Angstanfälle für den Patienten zu fragen, um u.a. Aufschluss für operante Verstärker zu bekommen. Von Bedeutung sind hier Flucht- oder Vermeidungsverhalten. Sicherungsmaßnahmen, die der Patient selber trifft, bestimmte Strategien im Umgang mit der Angst (z.B. sich nur in der Nähe von Menschen aufzuhalten oder im Kino oder Theater immer am Rand zu sitzen, Einschränkung oder Verzicht auf Autofahrten usw.). Man muss hier sehr sorgfältig explorieren, da viele Patienten schon seit Jahren mit der Angst leben und ihre Gewohnheiten ihnen teilweise peinlich oder nicht mitteilenswert erscheinen.

Es gibt Patienten, die den Hergang eines Panikanfalls nicht detailliert genug beschreiben können, da sie vor lauter Angst nicht auf eine Selbstbeobachtung geachtet haben. In diesen Fällen ist es sinnvoll, den Patienten aufzufordern, willentlich einen Panikzustand herbeizuführen. Dies kann z.B. dadurch erreicht werden, dass man ihn bittet, zu hyperventilieren. Der Patient wird instruiert, sich dabei genau zu beobachten und darüber zu berichten. Diese geleitete Beobachtung kann bereits zur Folge haben, dass der bisherige Ablauf auf kognitiver und physiologischer Ebene verändert wird. Dem Patienten kann dabei auch verdeutlicht werden, dass dem Panikgefühl erste Anzeichen von Angst vorangehen. Ist er in der Lage, diese ersten Warnsignale wahrzunehmen, so kann er dazu angeleitet werden, geeignete Maßnahmen gegen die aufkommende Angst einzusetzen und damit dem gefürchteten Kontrollverlust entgegenzuwirken. Indem der Patient seine eigenen Ängste zum Objekt seiner Beobachtungen macht und hierbei gewisse Strukturen und Gesetzmäßigkeiten erkennt, erfolgt gleichzeitig eine gewisse Distanzierung von der Symptomatik, die einen ersten Schritt auf dem Weg zur Kontrolle seines Verhaltens darstellt. Insofern beginnt die Psychotherapie bereits in der diagnostischen Phase.

Aufklärung

Der Patient wird darüber aufgeklärt, dass Angst an sich eine normale lebenswichtige Funktion hat, die bei ihm jedoch überschießend und situationsunangemessen auftritt. Er wird darüber informiert, dass seine Ängste keine Anzeichen für eine bestehende oder drohende Geisteskrankheit sind sowie darüber, dass die Panikattacken keine organische Erkrankung auslösen können. Es wird ihm vermittelt, dass sie nur sehr unangenehm, jedoch nicht schädlich oder gefährlich sind und dass seine Angstzustände erlernte Reaktionen darstellen, die durch geeignete therapeutische Maßnahmen wieder gelöscht werden können. Dies leitet unmittelbar zur Erklärung des psychophysiologischen Modells über.

Erklärung des psychophysiologischen Modells

Dem Patienten werden die Entstehungsbedingungen seiner Ängste anhand des Modells erklärt. Die Anfälle werden als Ergebnis eines Teufelskreises zwischen körperlichen Symptomen, deren Bewertung und den daraus resultierenden Verhaltensweisen dargestellt. Die ausführliche Erläuterung des Modells, am besten am Beispiel der vom Patienten berichteten Beobachtungen, hat therapeutischen Nutzen, da die körperlichen Symptome ihrer Angst machenden Wirkung beraubt werden (Entkatastrophisierung). Gleichzeitig hilft es dem Patienten, seine Ängste als ein Geschehen zu betrachten, das nach gewissen Gesetzmäßigkeiten abläuft und damit grundsätzlich beeinflussbar ist.

Konfrontation mit internen Reizen und Anwendung kognitiver Methoden

Diese Phase stellt den wichtigsten Bestandteil in der Psychotherapie dar. Zunächst wird der Patient gezielt körperlichen Belastungen ausgesetzt, z.B. Treppensteigen, Kniebeugen, Laufen, Ergometer usw. Dem Patienten kann auf diese Weise demonstriert werden, dass die Symptome die gleichen sind, wie sie in Zusammenhang mit den Angstanfällen auch auftreten, also Herzklopfen, beschleunigter Puls, Kurzatmigkeit, weiche Knie usw. Dadurch wird eine Uminterpretation der sonst als gefährlich erlebten Symptome ermöglicht. Die vegetativen Symptome werden beschrieben bzw. physiologisch erklärt und damit aus ihrer bisherigen Verbindung mit dem Gefühl Angst gelöst. Der Patient macht auf diese Weise die Erfahrung, dass z.B. Herzklopfen eine normale Reaktion darstellt und nicht notwendigerweise Angst hervorruft. Falls die Patienten zu Hyperventilation neigen, ist es auch möglich, sie gezielt hyperventilieren zu lassen und dabei die körperlichen Symptome, Kognitionen und das Angstniveau sorgfältig zu beobachten. Dadurch wird erreicht, dass die somatischen Symptome als weniger gefährlich erlebt werden und sich die Angst allmählich abschwächt. Für die Patienten ist es sehr hilfreich, bestimmte Kognitionen, die die Angst verstärken, durch Gedanken entgegengesetzten Inhalts auszuwechseln, wie z.B.: „Ich könnte das Bewusstsein verlieren" durch „Angstanfälle sind nicht gefährlich".

Die Tatsache, dass nicht nur körperliche Symptome, sondern auch eigene Gedanken und Erwartungen Panikattacken auslösen können, haben die meisten Autoren veranlasst, zusätzlich Selbstinstruktionen bzw. Autosuggestionen einzusetzen oder gar Angst verstärkende Kognitionen zu unterbinden. Letzeres geschieht z.B. in der Weise, dass die Patienten dazu angeleitet werden, sich auf reale Aspekte der gegenwärtigen Situation oder auf die Atmung zu konzentrieren oder sich auf andere Weise abzulenken. In Anlehnung an die kognitive Theorie von Beck [Beck und Emery, 1985] wurde speziell für die Panikstörungen eine Reihe von therapeutischen Interventionstechniken entwickelt, auf die hier im Einzelnen nicht eingegangen werden kann. Ihnen gemeinsam ist das Erkennen und Verändern irrationaler Gedanken und Überzeugungen, wie z.B.: „Ich bin ein Angsthase, ein Versager; mit mir ist nichts mehr los; Angst ist lebensbedrohlich; es ist schlimm für mich, wenn andere sehen, dass ich einen roten Kopf bekomme". Solche oder ähnliche Kognitionen des Patienten gilt es, durch logische oder empirische Überprüfungen zu entkräften, da sie im Einzelfall Angstzustände verstärken oder sie auch hervorrufen können.

Bewältigungsstrategien

Ergänzend zu den Konfrontationsmethoden werden dem Patienten Bewältigungsstrategien vermittelt, mit deren Hilfe er Einfluss auf die Angstsymptome nehmen kann. Beherrscht er diese, so können die Angstanfälle abgebrochen oder zumindest abgekürzt werden. Es handelt sich hierbei um Entspannungsverfahren oder um Atemtechniken, die selbstverständlich vorher eingeübt werden müssen. Der Patient wird dann aufgefordert, über Selbstinstruktion die Entspannungszustände oder die Atemübungen bereits beim ersten geringsten Anzeichen von Angst einzusetzen, um eine Aufschaukelung im Sinne des beschriebenen Teufelskreises zu verhindern.

Expositionsübungen

Ausgestattet mit dem bisherigen Wissen und den neuen Erfahrungen, die der Patient in den Therapiestunden gemacht hat, sucht dieser in Begleitung des Therapeuten reale Situationen auf, in denen die Panikanfälle bisher aufgetreten sind. Dies können Kaufhäuser, Restaurants, Fahrten in der U-Bahn oder mit dem Auto, überfüllte Fußgängerzonen usw. sein. Die Konfrontationen sollten nicht zu kurz sein, sondern mind. einige Stunden dauern. Im Rahmen eines solchen Praxistrainings ist es eher die Regel, dass Angstzustände auftreten. Dies ist aus lerntheoretischer Sicht sogar erwünscht, da der Patient erst die Bewältigung von Angst erlernen soll. Bei auftretenden Angstanfällen, die vom Patienten nicht schon in statu nascendi entschärft werden können, ist es unbedingt erforderlich, dass er (mit Unterstützung des Therapeuten) die Situation so lange aushält, bis die Angst von selbst wieder abklingt. Dadurch wird eine Löschung der erlernten Angstreaktion erreicht: Der Patient macht die Erfahrung, dass keine aversiven Konsequenzen auftreten. Außerdem wird durch das Angsterleben die Erregbarkeit geschwächt, was eine allgemeine Reduzierung des Angstniveaus zur Folge hat. Eine vorzeitige Beendigung hätte zur Folge, dass das Vermeidungsverhalten (durch Angstfreiheit) belohnt wird, was längerfristig die Symptomatik verschlimmert. Auf dieses konfrontative Vorgehen muss der Patient vorher vorbereitet werden, da er ansonsten nicht den therapeutischen Sinn erkennt und ggf. die Behandlung abbricht.

In einem nächsten Schritt erhält der Patient als Hausaufgabe, allein, also ohne den Therapeuten, Alltagssituationen aufzusuchen und über seine Erfahrungen zu berichten.

12.4 Evaluation

Die Effektivität der kognitiv-behavioralen Behandlung von Patienten mit Panikstörungen konnte in den bisherigen empirischen Studien bestätigt werden. Es fanden sich deutliche und stabile Verbesserungen oder sogar vollständige Remissionen. Bei der großen Mehrheit der Patienten gelang es, Angstanfälle langfristig völlig zu eliminieren [s. Ehlers und Margraf, 1990; Emmelkamp, Bouman und Scholing, 1993; Essau und Petermann, 1995]. Die Dauer der Behandlung lag – und dies ist das Bemerkenswerte – meist bei etwa 15 Sitzungen [Schneider und Margraf, 1998]. In den Studien der letzten Jahre lag der Anteil der Patienten, bei denen nach Abschluss der Behandlung keine Panikattacken mehr auftraten, bei 80–90% [Rachman, 2000].

12.5 Medikamentöse Therapie

Die Wirksamkeit einer medikamentösen Behandlung von Panikstörungen ist unbestritten. Als wirksam haben sich erwiesen [Remschmidt, 1992]:

- Trizyklische Antidepressiva
- Mono-Amino-Oxydase-Hemmer
- Benzodiazepine

Ein wesentlicher Nachteil der Pharmakotherapie besteht in der hohen Rückfallquote nach Absetzen der Medikation (ca. 80%). Auch ist der Missbrauch von Medikamenten nicht selten.

Eine Kombination von Verhaltenstherapie und medikamentöser Behandlung ist möglich, doch hat sich in den meisten Studien gezeigt, dass die Kombinationsbehandlung weder einer ausschließlich medikamentösen noch einer ausschließlich psychologischen Behandlung überlegen ist [Otto, Gould und McLean, 1996]. Es wird sogar über negative Auswirkungen von Medikamenten auf die psychologische Behandlung berichtet [Rachman, 1998].

Medikamente sollten nur vorübergehend und sehr zurückhaltend verabreicht werden, da zum Erlernen des Umgangs mit Angst die Symptomatik geradezu erforderlich ist. Für den Patienten bedeutet es zudem einen enormen Zuwachs an Selbstvertrauen und Autonomie, wenn er seinen Erfolg ausschließlich sich selbst attribuieren kann und nicht auf die Wirkung eines Medikaments zurückzuführen braucht.

In zahlreichen Therapiekontrollstudien hat sich die kognitiv-verhaltenstherapeutische Methode als eindeutig überlegen erwiesen [Margraf und Schneider, 1998], so dass sie nach dem gegenwärtigen Wissensstand als Methode der Wahl bezeichnet werden kann.

Literatur

Beck AT, Emery G (1985) Anxiety disorders and phobias: a cognitive perspective. Basic Books, New York
Clark DM (1997) A cognitive approach to panic. In: Bachman S (Ed.), Best of behaviour research and therapy. A collection of landmark articles 1962–1997, 19–28. Elsevier Science Ltd., Oxford
Clark DM (1996) Panic disorder: from theory to therapy. In: Salkovskis P (Ed.), The frontiers of cognitive therapy, 318–344. The Guilford Press, New York, London
Ehlers A, Margraf J (1990) Agoraphobien und Panikanfälle. In: Reinecker H (Hrsg.), Lehrbuch der klinischen Psychologie, 74–106. Hogrefe, Göttingen
Emmelkamp PM G, Bouman TK, Scholing A (1993) Angst, Phobien und Zwang. Verlag für angewandte Psychologie, Göttingen
Essau CA, Petermann U (1995) Angststörungen. In: Petermann F (Hrsg.), Lehrbuch der klinischen Kinderpsychologie, 219–240. Hogrefe, Göttingen
Klein D, False suffocation alarms, spontaneous panics and related conditions: an integrative hypothesis. Arch Gen Psychiat (1993), 50, 306–317
Margraf J, Schneider S (1990 a) Panik, Angstanfälle und ihre Behandlung. Springer, Berlin, Heidelberg, New York
Margraf J, Schneider S (1990 b) Therapie und Verlaufsprognose von Panikanfällen. Zwischenbericht zum DFG-Projekt Ma 116/1-1–1-4. Universität Marburg, Fachbereich Psychologie
Margraf J et al., Panic attacks in the natural environment. J Nerv Ment Dis (1987), 175, 558–565
Otto M W, Gould R A, McLean R, The effectiveness of cognitive-behaviour therapy for panic disorder without concurrent medication treatment: A reply to Power and Sharp. J Psychopharmacol (1996), 10, 254–256
Rachman S (2000) Angst. Diagnose, Klassifikation und Therapie. Hans Huber, Bern
Rachman S (1998) Anxiety. Psychology Press, Hove (UK)
Remschmidt H (1992) Psychiatrie der Adoleszenz. Thieme, Stuttgart
Robins LN et al., Lifetime prevalence of specific psychiatric disorders in three sites. Arch Gen Psychiat (1984), 41, 949–958
Schneider S, Margraf J (1998) Agoraphobie und Panikstörung. Hogrefe, Göttingen
Taylor CB et al., Ambulatory heart rate changes in patients with panic attacks. Am J Psychiat (1986), 143, 478–482
Wells A (1997) Cognitive therapy of anxiety disorders. A practice manual and conceptual guide. Wiley & Sons, New York
Wittchen HU, Der Langzeitverlauf unbehandelter Angststörungen: Wie häufig sind Spontanremissionen? Verhaltenstherapie (1991), 1, 273–282
Wittchen HU (1988) The natural course and outcome of anxiety disorders. What cases remit without treatment? In: Hand I, Wittchen H U (Eds.), Panic and phobias. Springer, New York, Berlin, Heidelberg
Wittchen HU (1986) Epidemiology of panic attacks and panic disorder. In: Hand I, Wittchen HU (Eds.), Panic and phobias. Springer, New York, Berlin, Heidelberg

13 Zwangsstörungen

K. Quaschner

13.1 Einführung

Zwangsstörungen im Kindes- und Jugendalter wurden früher als ein eher seltenes Phänomen betrachtet. Diese Einschätzung hat sich deutlich gewandelt, da neuere epidemiologische Untersuchungen gezeigt haben, dass die Störung häufiger auftritt als lange Zeit angenommen. An Prävalenzraten werden je nach Studie zwischen ca. 0,4 und 3,5% angegeben. In den meisten Studien wird ein Geschlechterverhältnis von 2:1 zu Ungunsten der Jungen gefunden. Im Durchschnitt erkranken die Patienten zwischen 10 und 13 Jahren [Wewetzer et al., 2003 a].

13.2 Symptomatik, Definition und Klassifikation

Als wesentliche Kennzeichen dieser Störung gelten nach der ICD-10 der WHO wiederkehrende Zwangsgedanken und Zwangshandlungen [Remschmidt, Poustka und Schmidt, 2001].

Unter Zwangsgedanken werden dabei Ideen, Vorstellungen oder Impulse verstanden, die den Patienten immer wieder in stereotyper Weise beschäftigen. Sie werden fast immer als quälend empfunden, weil die Inhalte als sozial unangemessen (obszön oder gewalttätig) angesehen oder die Gedanken als sinnlos erlebt werden. Versuche der Betroffenen, diese Gedanken zu unterdrücken, beiseite zu schieben oder zu reduzieren, sind erfolglos bzw. nur sehr kurzfristig wirksam. Auch wenn die Gedanken unwillkürlich auftreten oder ihre Inhalte für die Betroffenen abstoßend sind, werden sie als Ich-synton, d.h. als eigene Gedanken, erlebt.

Als Zwangshandlungen oder auch Zwangsrituale werden sich ständig wiederholende Stereotypien bezeichnet. Diese werden weder als angenehm noch als sinnvoll oder nützlich empfunden. Vielmehr sehen die Patienten sie als Vorbeugung gegen ein objektiv unwahrscheinliches Ereignis an, das ihnen Schaden bringen könnte oder aber bei dem sie selbst Unheil anrichten könnten. Die emotionale Befindlichkeit wird als Angst oder häufiger als diffuses Unbehagen, als quälende innere Anspannung beschrieben. Die Durchführung der Zwangshandlungen bringt zwar eine kurzfristige emotionale Entlastung, wird aber im Allgemeinen als sinnlos und ineffektiv erlebt. Die betroffenen Personen versuchen immer wieder, dagegen anzugehen, wobei bei sehr lange andauernden Störungen der Widerstand schließlich minimal sein kann [Remschmidt, Poustka und Schmidt, 2001].

Klassifikatorisch werden die Zwangsstörungen in der ICD-10 in der Kategorie F42 verschlüsselt, wobei neben den oben beschriebenen Störungen – „vorwiegend Zwangsgedanken oder Grübelzwang" (F42.0) und „vorwiegend Zwangshandlungen (Zwangsrituale)" (F42.1) – auch noch eine gemischte Kategorie – „Zwangsgedanken und -handlungen, gemischt" (F42.2) – existiert [Remschmidt, Poustka und Schmidt, 2001].

Die diagnostischen Kriterien für die Zwangsstörung nach ICD-10 sind in Tabelle 13.1 aufgeführt.

Tab. 13.1: Diagnostische Kriterien für die Zwangsstörung nach ICD-10 [Remschmidt et al., 2001]

- Über einen Zeitraum von mind. 2 Wochen müssen an den meisten Tagen entweder Zwangsgedanken oder Zwangshandlungen (oder beides) auftreten
- Die Symptome (Zwangsgedanken und Zwangshandlungen) erfüllen sämtliche folgende Kriterien:
  - „Sie werden als eigene Gedanken/Handlungen von den Betroffenen angesehen und nicht als von den anderen Personen oder Einflüssen eingegeben.
  - Sie wiederholen sich dauernd und werden als unangenehm empfunden, und mind. 1 Zwangsgedanke oder Zwangshandlung wird als übertrieben und unsinnig anerkannt.
  - Die Betroffenen versuchen, Widerstand zu leisten (bei lange bestehenden Zwangsgedanken und Zwangshandlungen kann der Widerstand allerdings sehr gering sein). Gegen mind. 1 Zwangsgedanken oder Zwangshandlung wird gegenwärtig erfolglos Widerstand geleistet.
  - Die Ausführung eines Zwangsgedanken oder einer Zwangshandlung ist für sich genommen nicht angenehm (dies sollte von einer vorübergehenden Erleichterung von Spannung und Angst unterschieden werden)."
- Die Betroffenen leiden unter den Symptomen oder werden in ihrer sozialen oder individuellen Leistungsfähigkeit behindert
- Häufigste Ausschlusskriterien sind das Vorliegen einer Schizophrenie oder einer affektiven Störung

Zur Illustration des Erscheinungsbildes dieser vielgestaltigen Störung ist ein Blick auf Inhalte und Auftretenshäufigkeiten der Einzelsymptome hilfreich. Auch wenn derartige Angaben je nach herangezogener Untersuchung schwanken, vermitteln sie doch ein plastischeres Bild als die Auflistung der reinen diagnostischen Kriterien. Die in Tabelle 13.2 aufgeführte Übersicht stammt von Wewetzer, Hemminger und Warnke [1999].

Tab. 13.2: Inhalte und Häufigkeiten von Zwangsgedanken und Zwangshandlungen bei Kindern und Jugendlichen [Wewetzer et al., 1999]

Zwangsgedanken	Zwangshandlungen
• Verschmutzungsängste (47%)	• Reinigungs- und Waschzwänge (62%)
• Religiöse Inhalte (29%)	• Wiederholungszwänge (49%)
• Aggressive Impulse (27%)	• Ordnungszwänge (46%)
• Auf eigenen Körper bezogen (26%)	• Kontrollzwänge (36%)
• Schlechtes Gewissen erzeugen (22%)	• Zählzwänge (16%)
• Symmetriewünsche (15%)	• Sammel-/Aufbewahrungszwänge (15%)
• Sexuelle Inhalte (7%)	
• Sammelimpulse (6%)	

Über die verschiedenen Zwangssymptome hinaus zeigen die Patienten eine Reihe von komorbiden Störungen, unter denen Angststörungen und Depressionen (zwischen 20 und 40%) die häufigsten sind [Döpfner, 2002]. Auch Tic-Störungen weisen – je nach Studie – Häufigkeiten zwischen 17 und 40% der Fälle auf. Die eher selten auftretenden extraversiven Störungen, wie etwa Aufmerksamkeitsstörung, oppositionelle bzw. dissoziale Störungen (einschließlich Alkohol- bzw. Medikamentenmissbrauch), entwickeln sich dabei ausnahmslos bereits vor Beginn der Zwangssymptomatik. Sehr viel seltener als im Erwachsenenbereich wurden bei Jugendlichen zwanghafte Persönlichkeitsstörungen diagnostiziert (11–14%). Tabelle 13.3 fasst die im Anschluss an Döpfner [2002] aufgeführten komorbiden Störungen noch einmal zusammen.

Tab. 13.3: Komorbide Störungen bei Zwangsstörungen [nach Döpfner, 2002]

• Angststörungen und Depression/Dysthymie (20–40%)
• Tic-Störungen (17–40%)
• Aufmerksamkeitsstörung, oppositionelle bzw. dissoziale Störungen (einschließlich Alkohol- bzw. Medikamentenmissbrauch) (10–15%)
• Zwanghafte Persönlichkeitsstörungen (11–14%)

Die Einschätzung der Komorbidität fällt allerdings schwer, weil methodische Probleme die Vergleichbarkeit verschiedener Studien erschweren. Becker et al. [2003] weisen zudem darauf hin, dass das Auftreten komorbider Störungen leicht überschätzt werden kann, wenn die allgemeine Prävalenz psychischer Störungen im Hinblick auf die Variablen Alter und Geschlecht nicht berücksichtigt wird.

13.3 Diagnose und Differenzialdiagnose

Zwangsstörungen im Kindes- und Jugendalter variieren beträchtlich hinsichtlich ihres Erscheinungsbildes und des Ausmaßes an Beeinträchtigung. Hinzu kommt, dass in einer ganzen Reihe von Fällen komorbide Störungen bzw. Symptome eine diagnostische Einschätzung erschweren. Für die Diagnosestellung ist daher eine gründliche und ausführliche Anamnese und Exploration unabdingbar. Die Mannigfaltigkeit der Symptomatik und die häufig zu beobachtende Tendenz der Patienten, zumindest Teile der Symptomatik zu verschweigen, setzen in vielen Fällen einen erfahrenen Untersucher voraus. In der Exploration ist insbesondere auf eine Reihe von Detailmerkmalen der Zwänge zu achten, die in Anlehnung an Lakatos und Reinecker [1999] in Tabelle 13.4 zusammengefasst sind.

Tab. 13.4: Detailmerkmale von Zwängen [Lakatos und Reinecker, 1999]

- Spezifikation der Zwangsgedanken und Zwangshandlungen (d.h. der Rituale auf Handlungsebene und kognitiver Ebene)
- Identifizierende Auslöser für die Zwänge (extern/intern)
- Erfragen der vermeintlichen Gefahren, d.h. der Befürchtung/Erwartung, was bei Nichtausführung der Rituale passieren könnte
- Liste der zwangsrelevanten Auslösesituationen
- Passives Vermeidungsverhalten/Vermeidungsbereiche (Sozialkontakte etc.)
- Bisheriger Verlauf der Zwangsstörung (Beginn, Verlauf, Schwankung)
- Erfassung, inwieweit Familie/Bezugspersonen in Zwang involviert sind

Über das klinische Interview hinaus haben sich strukturierte Interviews und Fragebögen in der Diagnostik bewährt. Zu nennen sind in diesem Zusammenhang insbesondere das „Leyton-Inventar für Kinder“ [Berg, Flament und Rapaport, 1986] und die „Yale Brown Obsessive Compulsive Scale für Kinder“ (CY-BOCS) [Goodman et al., 1991]. Eine Übersicht über weitere Instrumente findet sich bei Lakatos und Reinecker [1999].

Der diskrete und verborgene Charakter vieler Zwangssymptome verleiht der Verhaltensbeobachtung – sowohl als Fremdbeobachtung wie auch als Selbstbeobachtung – in der Diagnostik eine besondere Bedeutung. Die Techniken der Selbstbeobachtung liefern darüber hinaus wichtige Hinweise auf Therapiemotivation, Kooperationsbereitschaft und -fähigkeit der Patienten.

Im Rahmen der Diagnostik ist nicht zuletzt auch auf die Eingebundenheit der Zwänge in das Lebensumfeld der Patienten zu achten. Vor allem im Kindes- und Jugendalter ist dabei zu erfassen, ob und inwieweit Familienangehörige in die Zwänge miteinbezogen werden, sei es, dass sie etwa auf Drängen der Betroffenen ebenfalls Rituale ausführen oder auch den Patienten Rückversicherungen zu geben haben.

Tab. 13.5: Differenzialdiagnose der Zwangsstörung [nach Jans, 2001]

Körperliche Erkrankungen und organische psychische Störungen	Z.B. ziellose Aktivitäten bei Temporallappenepilepsie (iktal), postenzephalitische und hirntraumatisch bedingte Stereotypien und sprachliche Iterationen
Schizophrene Störungen	Wahn (objektiv falsch, nicht verstehbar, unkorrigierbar, keine Einsicht), Ich-Störungen (Gedankeneingebung: nicht als eigen erlebt)
Autistische Störungen	Stereotype Verhaltensweisen, Sonderinteressen, Rituale und Veränderungsängste
Depressive Störungen	Gedankliche Einengung, exzessives Grübeln
Anorexia nervosa	Gedankliche Einengung auf Essen und Figur, ritualisiertes Essverhalten und exzessive körperliche Aktivität
Hypochondrische und körperdysmorphe Störungen	Gedankliche Einengung auf körperliche Erkrankung oder Entstellung; Angst bindende Verhaltensweisen wie wiederholte Arztbesuche oder exzessives Schminken
Störungen der Impulskontrolle und der Sexualpräferenz	Nicht kontrollierbarer Drang zu bestimmten Verhaltensweisen bei Trichotillomanie, Kleptomanie, pathologischem Stehlen, Exhibitionismus
Tic-Störung	Komplexe motorische Tics wie etwa Berührungen
Zwanghafte Persönlichkeitsstörung	Als Ich-synton erlebte, störend ausgeprägte Einstellungen und Verhaltensweisen wie Ordnungssinn, Pedanterie, Sparsamkeit

Da Zwänge bzw. Zwangssymptome im Rahmen anderer psychischer Störungen und Erkrankungen auftreten können, spielt auch die Differenzialdiagnostik eine wichtige Rolle. In Tabelle 13.5 sind [nach Jans, 2001] unter differenzialdiagnostischen Aspekten sowohl eine Reihe von Störungsbildern aufgeführt wie auch die dazugehörigen Zwangsphänomene.

13.4 Ätiologie, Pathogenese und Verlauf

Die über lange Zeit vorherrschende psychoanalytische bzw. tiefenpsychologische Sichtweise der Zwangsstörung kann heute als nicht mehr relevant bezeichnet werden [March und Leonard, 1996]. Vielmehr hat sich auf Grund neuerer Untersuchungen eine Betrachtungsweise bezüglich der Ätiologie und Pathogenese durchgesetzt, die die Zwangsstörung als eine neuropsychiatrische Störung auffasst, bei der neben den biologischen Faktoren lerntheoretische bzw. kognitive Prozesse eine wesentliche Rolle spielen [March und Leonard, 1996; Wewetzer et al., 2003 a].

Die Auffassung der Zwangserkrankung als neuropsychiatrisches Störungsbild wird gestützt durch Befunde, die für eine genetische Disposition durch neuroanatomische, neuroradiologische und neuropsychologische Studien, durch Untersuchungen zur Neurotransmission sowie durch Ergebnisse aus dem Bereich der Neuroimmunologie und Neuroendokrinologie sprechen [s. dazu ausführlicher Wewetzer et al., 2003 a].
In diesem Zusammenhang sei auf eine interessante Subgruppe von Zwangserkrankungen hingewiesen, die in engem Zusammenhang mit Infektionen durch Beta-hämolisierende Streptokokken der Gruppe A auftritt [Swedo und Pekar, 2000]. Diese Subgruppe wird als PANDAS („pediatric autoimmune neuropsychiatric disorder associated with streptococcal infections") bezeichnet [March und Leonhard, 1996].

Die biologisch begründeten Modelle über Entstehung und Aufrechterhaltung von Zwangsstörungen können mit verschiedenen verhaltenstheoretischen Modellen integriert werden. Die wichtigsten theoretischen Aussagen der psychologischen Modelle lassen sich mit Hoffmann [2000] [nach Salkovskis und Kirk, 1989] in Tabelle 13.6 zusammenfassen.

Tab. 13.6: Theoretische Grundannahmen psychologischer Modelle [Hoffmann, 2000; nach Salkovskis und Kirk, 1989]

- Zwangsgedanken sind konditionierte Stimuli, und zwar konditionierte Angstreize, die sich als löschungs- oder habituationsresistent erwiesen haben.
- Zwangsverhalten wird durch Angstreduktion verstärkt. Wenn z.B. Kontrollieren oder Waschen das Unbehagen reduzieren, das mit Zwangsgedanken einhergeht, so werden sie durch Spannungsreduktion verstärkt und dadurch immer wahrscheinlicher auf Zwangsgedanken folgen.
- Daneben entstehen mit der Zeit eine Reihe von Vermeidungsreaktionen, die den Effekt haben, das Auftreten von Zwangsgedanken zu vermindern. Wenn dieses Vermeidungsverhalten sehr extensiv ist, entsteht eine gewisse Ähnlichkeit mit dem bei Agoraphobie zu beobachtenden Verhalten.

Die theoretischen Überlegungen, in denen das „Zweifaktorenmodell" von Mowrer [1947] eine zentrale Rolle spielt, werden der Komplexität der Zwangssymptomatik nicht in allen Belangen gerecht. Daher sind im Laufe der Zeit Ergänzungen und Erweiterungen dieses Modells in mehreren Richtungen vorgenommen worden. Vor allem von Salkovskis und Kirk [1989] wurden eine Reihe von kognitiven Erweiterungen vorgeschlagen, die von anderen Autoren aufgegriffen wurden [Döpfner, 2002; Hoffmann, 2000; Reinecker, 1991].

Am Anfang der Entwicklung einer Zwangsstörung stehen demnach „störende, aufdringliche Gedanken", die Bestandteile eines „normalen" Gedankenablaufes sind und zunächst einmal im Hinblick auf ihre emotionale Qualität neutral eingestuft werden, aber durch einen Prozess der subjektiven Selektion und Bewertung eine negative Bedeutung erlangen. Bei der Bewertung und Schilderung dieser Gedanken spielen verschiedene Bestandteile des „Belief-Systems" von Zwangspatienten eine wichtige Rolle. Diese „Beliefs" beziehen sich auf Themen wie „Verantwortlichkeit", „Schuld", „Unsicherheit und Zweifel" sowie der „Befürchtung eines negativen Ausgangs" von Abläufen. Unter diesen Voraussetzungen begegnet der Patient allen „aufdringlichen, gefährlichen" Gedanken mit zunehmender Besorgnis, Unruhe und Erregung. Der Patient versucht zunächst, diesen unangenehmen Zustand durch eine Vermeidungsreaktion zu beenden. Wenn dies aber – was bei Gedanken meist der Fall ist – nicht gelingt, versucht er sie zu neutralisieren. In der Stabilisierung des Zwangssystems spielt der Versuch der Neutralisierung allerdings eine ganz fatale Rolle, denn als Folge der Neutralisierungsversuche werden die störenden Gedanken noch häufiger, weil das Neutralisieren einerseits nur kurzfristig gelingt und andererseits vom Patienten als weiteres Signal für die Wichtigkeit und Bedeutsamkeit dieses Gedankens interpretiert wird [Hoffmann, 2000; Reinecker, 1991].

Als weitere Ergänzung zu diesen Modellvorstellungen wird für Zwangspatienten eine Störung von kognitiven und emotionsverarbeitenden Prozessen angenommen [Foa und Kozak, 1986; Beech, 1974]. Eigene, unangenehme Emotionen werden auf Grund verzerrter Kognitionen zwanghaft verarbeitet. Ähnlich wie bei Angststörungen spielen dabei pathologische Gedächtnisstrukturen eine Rolle, die sich als hochpersistent, inkohärent und hochgradig irrational erweisen [Reinecker, 1991].

Das ausgesprochen heterogene klinische Erscheinungsbild der Zwangsstörung erklärt sich auf Grund dieser Annahmen folgendermaßen: Die Annahmen des Patienten über die Gefährlichkeit von Situationen weist eine sehr große Bandbreite auf. Im Umgang mit Ängsten und zu Anfang wohl auch bei der Entstehung von Zwängen versucht der Patient die gefürchteten Situationen dadurch zu vermeiden, dass er den Kontakt und die Konfrontation mit diesen Situationen umgeht. Diese auch als passives Vermeidungsverhalten bezeichnete Strategie besteht darin, Situationen durch das Nicht-Ausführen einer Handlung zu umgehen. Auf Grund der großen Vielfalt möglicher Situationen und der damit einhergehenden entsprechenden Bewertungsmöglichkeiten wird passive Vermeidung für Zwangspatienten unmöglich. Daher entwickelt der Patient eine andere Strategie, d.h., er versucht aktiv durch bestimmte Verhaltensmuster (Rituale), die eine kurzfristige Reduktion der Unruhe herbeiführen, sich zu entlasten (aktives Vermeidungsverhalten).

Die dargestellten theoretischen Modelle bilden zwar keine einheitliche und unumstrittene Theorie der Zwangshandlungen und Zwangsgedanken, sie stellen aber ausgesprochen brauchbare Erklärungen dar, die insbesondere als Grundlage von effizienten Therapieverfahren dienen können [Reinecker, 1991].

Da die geschilderten Modelle vorwiegend im Erwachsenenbereich entwickelt worden sind, sei ausdrücklich noch auf einige Aspekte hingewiesen, die Zwangsphänomene im Zusammenhang mit entwicklungspsychopathologischen Prozessen sehen. So finden sich in der kindlichen Entwicklung zwischen dem zweiten und vierten Lebensjahr Zwangsphänomene, die als abergläubisches Verhalten mit magischem Denken und als stark ritualisiertes Verhalten imponieren. Diese sich vorwiegend auf Alltagssituationen wie das abendliche Zu-Bett-Gehen oder auch das Anziehen beziehenden Verhaltensweisen haben fast immer die Funktion der Beruhigung und Angstreduktion. Diese werden auch als „physiologische Rituale" bezeichnet und werden von den Kindern durchaus als Ich-synton erlebt im Gegensatz zu den als belastend und quälend erlebten eigentlichen Zwangsritualen. Sie können ferner im Kontinuum der normalen Entwicklung gesehen und eingeordnet werden. Ein Übergang dieser kindlichen Rituale in Zwangsstörungen konnte bislang nicht belegt werden. Die kindlichen Rituale nehmen meist um das achte Lebensjahr herum ab, wohingegen die Zwangsstörungen ab diesem Alter an Häufigkeit zunehmen.

Je nach Untersuchung wird angegeben, dass bei etwa einem Drittel bis der Hälfte aller Patienten die Zwangsstörung im Kindes- und Jugendalter beginnt. Das Durchschnittsalter bei Erkrankungsbeginn liegt zwischen 10 und 13 Jahren, wobei fast alle Patienten einen recht plötzlich einsetzenden Beginn angeben; in etwa der Hälfte der Fälle wird auch von einem auslösenden Ereignis bzw. Situation berichtet. Im weiteren Verlauf der Störung sind fast immer ein Wechsel der Symptomatik und erhebliche Schwankungen in der Intensität zu beobachten [Döpfner, 2002; Wewetzer et al., 2003 a]. In einer zusammenfassenden Übersicht sprechen Jans, Hemminger und Wewetzer [2003] von einem insgesamt eher ungünstigen Verlauf der juvenilen Zwangsstörung.

13.5 Therapie

Den aufgeführten biologischen und lerntheoretischen ätiologischen Faktoren entsprechend spielen in der Behandlung der Zwangsstörung zum einen die medikamentöse The-

Tab. 13.7: Indikation und Vorteile einer stationären Behandlung von Zwangsstörungen [nach Wewetzer et al., 1999]

Indikation	Vorteile
• Komorbid auftretende psychiatrische Symptomatik, wie z.B. Suizidalität, Hyperaktivität, Tics, Depression, aggressive Störungen • Ausgeprägte Symptomatik mit vitaler Gefährdung, z.B. Essensverweigerung • Versagen in der Bewältigung von Alltagsaufgaben, z.B. Schulbesuch, sozialer Rückzug • Trennung von krankheitsaufrechterhaltenden Einflüssen im sozialen Umfeld, z.B. sind Eltern und Geschwister eng in die Zwangshandlungen einbezogen • Scheitern ambulanter Therapiemaßnahmen	• Bessere Kontrolle vorhandener zwangsauslösender und unterstützender Einflüsse • Möglichkeiten der fortlaufenden Verhaltensanalyse und Verhaltensbeobachtung • Planung und Umsetzung zeitintensiver Exposition mit Reaktionsverhinderung • Pharmakotherapie mit Verbesserung der Medikamentencompliance • Entlastung durch Wechsel der Umgebung • Integrierte Behandlungsmöglichkeit: Einzel- und Gruppentherapie, spezielle Beschulung, Pharmakotherapie

rapie und zum anderen die verhaltenstherapeutische Behandlung die wichtigste Rolle. Bei Indikationsstellung und Therapieplanung sind allerdings zuvor eine Reihe weiterer Faktoren zu bedenken. In Abhängigkeit von Ausprägung und Erscheinungsbild der Störung ist beispielsweise die Frage einer ambulanten oder stationären Therapie zu beantworten. Mit zu berücksichtigen ist dabei auch das Ausmaß an komorbiden Symptomen, die in die Behandlung ggf. miteinzubeziehen sind. Bei der Entscheidung für oder gegen eine stationäre Behandlung sind eine Reihe von Punkten zu berücksichtigen, die in Tabelle 13.7 nach Wewetzer, Hemminger und Warnke [1999] zusammengestellt sind.

13.5.1 Verhaltenstherapeutische Maßnahmen

Familienzentrierte Maßnahmen

Eine weitere zentrale Indikationsüberlegung, insbesondere im Kinder- und Jugendlichenbereich, stellt die Frage nach der Einbeziehung der Eltern in die Therapie dar. Dabei ist neben dem Alter bzw. dem Entwicklungsstand des Patienten und der damit zusammenhängenden Kooperationsfähigkeit auch zu bedenken, dass einzelne oder mehrere Familienmitglieder in die Zwangssymptomatik miteinbezogen sind. Dies kann dadurch geschehen, dass sie Hilfestellungen bei der Durchführung von bestimmten Ritualen geben müssen, oder dass sie bei Kontrollzwängen dem Patienten gegenüber Rückversicherungen und Bestätigungen äußern müssen. In jedem Falle aber – sei es, dass die Eltern kotherapeutisch tätig werden sollen oder aber sie sich möglichst aus der Therapie heraushalten sollen – ist die Rolle der Familie mitzubedenken. Einzelne familienzentrierte Interventionen sind in Tabelle 13.8 von Döpfner [2002] zusammengestellt.

Konfrontation mit Reaktionsverhinderung

In der Therapie von Zwangsstörungen hat sich in den letzten Jahren ganz eindeutig als Methode der Wahl die Konfrontation bzw. Exposition mit Reaktionsverhinderung durchgesetzt. Diese verhaltenstherapeutische Technik erwies sich allen anderen psychotherapeutischen Vorgehensweisen als überlegen. Sie wurde bereits frühzeitig [„Apotreptische Therapie", Mayer, Levy und Schnurrer 1979] in die Behandlung von Zwängen eingeführt und hat sich seitdem bewährt. Andere Techniken spielen eine eher untergeordnete Rolle.

Bevor das Vorgehen im Einzelnen dargestellt wird, soll auf einige allgemeine Faktoren hingewiesen werden, die ganz generell in der Behandlung von Zwangsstörungen zu berücksichtigen sind [Reinecker 1991]:

- Zunächst ist dabei die große **Ambivalenz** zu nennen, die viele Zwangspatienten ihrer Problematik gegenüber einnehmen. Unsicherheit und Zweifel sind häufig Bestandteil der Symptomatik selbst und kennzeichnen daher die allgemeine Grundhaltung der Patienten. Inhaltlich findet diese Ambivalenz ihren Ausdruck beispielsweise in einer Tendenz zur Verheimlichung der Symptomatik. Die Patienten finden ihre

Tab. 13.8: Familienzentrierte Interventionen [nach Döpfner, 2002]

- Familiengespräche über die Zwangsstörungen und ihre Auswirkungen auf die Familie und Erfahrungen mit bisherigen Bewältigungsversuchen in der Familie
- Erarbeitung eines gemeinsamen angemessenen Störungs- und Interventionskonzeptes und Begründung von familienzentrierten Interventionen
- Bearbeitung von Konflikten in der Familie, die vermutlich zur Aufrechterhaltung der Zwangssymptomatik beitragen (z.B. Geschwisterrivalität, Partnerkonflikte der Eltern, Konflikte im Rahmen der Autonomietendenzen des Jugendlichen)
- Thematisierung von perfektionistischen Ansprüchen, zwanghaften Tendenzen oder manifesten Zwangsstörungen bei den Eltern, wenn vorhanden
- Aufbau von regelmäßiger, gemeinsamer, angenehmer familiärer Interaktion, die durch das Auftreten von Zwangssymptomen beendet werden
- Kontinuierliche Beobachtung und Aufzeichnung der Symptomatik durch den Patienten und evtl. auch durch Bezugspersonen
- Verminderung der elterlichen Unterstützung und Zuwendung bei der Durchführung von Zwangshandlungen
- Verminderung der elterlichen Unterstützung bei der Vermeidung von Situationen, welche die Zwangssymptomatik auslösen
- Positive Verstärkung von adäquaten Bewältigungsbemühungen des Patienten und von Symptomreduktion

Symptome teilweise unsinnig, so dass das Sprechen darüber mit anderen Personen häufig schambesetzt ist.

- Hinzu kommt als weiterer Faktor, dass mitunter mehrere **erfolglose Vorbehandlungen** zu einer resignativen Einstellung, was die Behandelbarkeit der Zwänge angeht, geführt haben. Die Patienten sind entmutigt, da im Verlauf weder professionelle Hilfe noch eigene Versuche, die Symptomatik in den Griff zu bekommen, erfolgreich waren.

Die häufig angeführten **Motivationsprobleme** von Zwangspatienten sind vor dem Hintergrund dieser Phänomene zu sehen. Es macht dabei nach Reinecker [1991] wenig Sinn, von „unmotivierten" Patienten zu sprechen, da die motivationalen Probleme in engstem Zusammenhang mit der Symptomatik stehen. Hinzu kommt eine mitunter ausgesprochen große Angst der Patienten vor therapeutisch induzierten Veränderungen, so dass auch kleine Schritte in der Therapie ausgesprochen mühsam sein können.

Die genannten Faktoren erschweren die **Interaktion zwischen Therapeut und Patient**. Auf Seiten des Patienten finden sich häufig Misstrauen, Aggressivität, Feindseligkeit und Rigidität, was vom Therapeuten ein hohes Maß an Flexibilität, Ruhe und Toleranz verlangt [Reinecker 1991]. Für die Schaffung einer günstigen Therapeut-Patient-

Interaktion sind insbesondere auch die initialen Kontakte wichtig. Wenn es nicht gelingt, dem Patienten von Anfang an das Gefühl zu vermitteln, ernst genommen zu werden, ist häufig die ganze Therapie gescheitert.

Die Vorüberlegungen belegen, wie wichtig eine sorgfältige und genaue Therapieplanung ist. Für die Durchführung der Konfrontation/Exposition mit Reaktionsverhinderung lassen sich verschiedene Phasen unterscheiden [Fiegenbaum und Tuschen 1996, Salkovskis und Kirk 1989, 1996]. Das sind die diagnostische Phase, die kognitive Vorbereitung, die Intensivphase und die Selbstkontrollphase.

1. Diagnostische Phase: Zu den oben bereits erwähnten diagnostisch-technischen Hilfsmitteln ist an dieser Stelle noch einmal auf eine vor Beginn der Therapie durchzuführende medizinische Untersuchung zur genauen Abklärung des Gesundheitszustandes hinzuweisen.

Im Rahmen der störungsspezifischen Diagnostik können Selbstbeobachtungsverfahren ausgesprochen hilfreich sein. Zum einen zielen sie auf die Erfassung der meist nur sehr schwer zugänglichen Symptomkomponenten (der Zwangsgedanken), zum anderen lassen sie auch Rückschlüsse auf die Kooperationsbereitschaft bzw. -fähigkeit des Patienten zu. Im Sinne einer Sensibilisierung für bestimmte Symptombereiche und Defizite können sie auch eine Motivationshilfe darstellen.

2. (Kognitive) Vorbereitung des Patienten: In die eigentliche Vorbereitungsphase gehört eine ausführliche Information des Patienten über die diagnostischen Ergebnisse und die Entwicklung eines plausiblen Störungsmodells, das für den Patienten akzeptabel und überzeugend ist. Das Störungsmodell enthält Implikationen für die Therapie, so dass ein überzeugendes Veränderungsmodell daraus abgeleitet werden kann. Zu berücksichtigen sind dabei die bereits erwähnten u.U. vorhandenen großen Veränderungsängste und Befürchtungen des Patienten. Des Weiteren ist die Formulierung von realistischen, alltagsbezogenen Zielen als Bestandteil des Veränderungsmodells von zentraler Bedeutung. Nicht nur der Patient muss von der Erreichbarkeit dieser Ziele überzeugt sein, auch sollten die Ziele Alltag und Lebenswirklichkeit der Patienten berücksichtigen. Dies kann im Einzelfall auch bedeuten, dass als Ziel nicht „völlige Symptomfreiheit" formuliert wird, sondern „Alltagstauglichkeit" des Patienten und „erträgliches Leben".

Teil des Störungsmodells ist das Herausarbeiten der auslösenden Reize bzw. Situationen, die ggf. auch in eine Hierarchie gebracht werden können.

Der Patient ist unbedingt auf die mit der Konfrontation verbundenen zu erwartenden starken Ängste bzw. unangenehmen Gefühle hinzuweisen. Weiterhin ist mit dem Patienten abzusprechen, wie der Therapeut sich während der Durchführung verhält, z.B. bei evtl. notwendiger Vermeidungs- bzw. Fluchtverhinderung.

Die aufgeführten Punkte und Regeln können in einem schriftlichen Therapievertrag zusammengefasst werden, der nicht nur eine gewisse Verbindlichkeit seitens des Patienten sicherstellen soll, sondern auch eine gute Strukturierungshilfe darstellt. Ausdrücklich sei an dieser Stelle betont, dass beim gesamten Vorgehen die Freiwilligkeit des Patienten oberste Priorität genießt. Von jeglichen Überrumpelungs- oder Überraschungsmanövern seitens des Therapeuten ist dringend abzuraten; der Patient muss sich jederzeit für eine Beendigung des Vorgehens entscheiden können.

Die sorgfältige organisatorische Planung im Detail stellt ein wichtiges Mittel zur kognitiven Vorstrukturierung dar.

3. Intensivphase und eigentliche Durchführung: Die eigentliche Durchführung beginnt dann mit der direkten Konfrontation mit den Symptom auslösenden Reizen in Gegenwart des Therapeuten bzw. eines Kotherapeuten. Dadurch steigen Angst und Unruhe des Patienten stark an und er erwartet, dass bei längerem Verbleiben in der Situation „etwas Schlimmes“ passiert. Durch die möglichst lang andauernde Exposition in Kombination mit der Reaktionsverhinderung wird ausgeschlossen, dass der Patient kurzfristig durch Verlassen der Situation seine Angst reduziert, sondern es kommt im Gegenteil dazu, dass nach einer gewissen Zeit die Angst bzw. das unangenehme Gefühl des Patienten eine Plateauphase erreicht und er die konkrete Erfahrung macht, dass das Verbleiben in der Situation nicht zu den erwarteten katastrophalen negativen Konsequenzen führt [Reinecker, 1991].

Bei Wiederholung der Konfrontation erlebt der Patient weiter, dass die Bewältigung der angstbesetzten Situation zu einer Abnahme von Angst und Unruhe und der damit verbundenen Zwangsrituale führt. Auf Grund der extremen Hartnäckigkeit und Löschungsresistenz des Vermeidungsverhaltens ist die konsequente Reaktionsverhinderung geboten. Die Dauer einer Sitzung hängt von der Abnahme des subjektiven Angstgefühls seitens des Patienten ab; darüber hinaus sollte der Therapeut aber auch unbedingt Verhaltensindikatoren und physiologische Indikatoren der Angst verfolgen. Meist dauert eine Sitzung ein bis zwei Stunden, aber es sind auch deutlich längere und ausführlichere Sitzungen möglich [Reinecker 1991].

Im Kinder- und Jugendlichenbereich sollte die Exposition möglichst zwei- bis dreimal pro Woche durchgeführt werden, aber nicht über einen Zeitraum von zwei bis sechs Wochen hinaus, da eine Langzeitanwendung der Expositionsbehandlung nicht indiziert ist [Döpfner 2002]. Während der Durchführung kann der Patient fortwährend verbal über das Ausmaß seiner unangenehmen Gefühle und Ängste Auskunft geben und diese einschätzen. Dabei kann aber nicht ein vollständiges Verschwinden der Angst erwartet werden, sondern erst einmal eine deutliche Verminderung um etwa 50% [Döpfner 2002].

Die Umsetzung der Reaktionsveränderung muss mit dem Patienten vorher genau abgesprochen sein. In der Regel reicht die Anwesenheit des Therapeuten oder eines Kotherapeuten aus, um den Patienten in der Situation zu halten. Mitunter sind verbale oder auch nonverbale Hilfestellungen nötig, in bestimmten Fällen kann auch Körperkontakt wie etwa leichte Berührungen eingesetzt werden, um Fluchtverhalten zu verhindern.

Varianten dieses Vorgehens sind einmal dadurch möglich, dass der Therapeut über seine reine Anwesenheit hinaus modellhaft bestimmte angstbesetzte Verhaltensweisen vorführt, die der Patient anschließend ebenfalls durchführt. Insbesondere im Kinder-

und Jugendlichenbereich kann dies hilfreich sein. Für Kinder und Jugendliche kann es ebenfalls praktikabler sein, das oben geschilderte massierte Vorgehen bei der Exposition durch ein graduiertes, stufenweises Vorgehen zu ersetzen. Entlang einer Angst- bzw. Zwangshierarchie kann dabei die Exposition von weniger „schwierigen" Situationen bis hin zu den max. auslösenden Angstreizen erfolgen.

4. **Selbstkontrollphase:** Einen wichtigen Schritt in der Behandlung stellt der Übergang von einem fremdkontrollierten Vorgehen zur Selbstkontrolle und somit zur Eigenverantwortlichkeit des Patienten dar. Im Kinder- und Jugendlichenbereich spielen bei der Einschätzung dieses Schrittes natürlich Alter bzw. Entwicklungsstand sowie Art und Schweregrad der Symptomatik eine entscheidende Rolle. Zu klären ist an diesem Punkt auch, ob und inwieweit es sinnvoll ist, dass Eltern kotherapeutische Funktionen übernehmen können oder ob dies auf Grund der Art der Symptomatik kontraindiziert ist.

Für die Durchführung in Eigenverantwortlichkeit sollte der Patient wissen, welche Situationen er konkret aufsuchen soll, wie lange er darin bleiben soll, wie häufig er die Übung durchführen soll, was bei Flucht- und Vermeidungsverhalten hilfreich ist und worauf besonders zu achten ist [Fiegenbaum und Tuschen 1996].

Insbesondere für die Stabilisierung und Weiterführung des Behandlungserfolges ist dieser Schritt notwendig. Als weitere Stabilisierungsmaßnahmen sind mit Döpfner [2002] noch die Reduktion persistierender komorbider Störungen und Probleme sowie der Aufbau von Verhaltensalternativen zur Zwangssymptomatik zu erwähnen. Bei Reduktion der Zwangssymptomatik zeigen sich beispielsweise häufig Defizite im Sozial- und Kontaktverhalten der Patienten, so dass an dieser Stelle unter Umständen die Durchführung eines sozialen Kompetenztrainings angezeigt ist.

Zusammenfassend lassen sich Konfrontation/Exposition und Reaktionsverhinderung nach Reinecker [1991] als die beiden Seiten ein und derselben Medaille ansehen. Gedanken, Ideen und Zwangshandlungen, die die Angst und Unruhe des Patienten erhöhen, erfordern danach eine konsequente Konfrontation mit diesen Situationen. Zwangshandlungen und Gedanken, die die Angst senken, machen eine konsequente Reaktionsverhinderung erforderlich.

Weitere VT-Techniken

Mitunter werden besondere therapeutische Vorgehensweisen für die Behandlung von Zwangsgedanken vorgeschlagen, wobei die Behandlung der gedanklichen Zwänge als besonders schwierig gilt. Die dabei vorgeschlagenen kognitiven Techniken bis hin zu der traditionellen Technik des „Gedankenstopps" sind in der Regel aber im Rahmen einer Konfrontationsbehandlung mit Reaktionsverhinderung einsetzbar und mit diesen Techniken kombinierbar. Zum einen wird für die Behandlung kognitiver Rituale wie bei offenen Zwangshandlungen auch eine Exposition in Verbindung mit Reaktionsverhinderung vorgeschlagen. Der gedankliche Schwerpunkt der Symptomatik kann dazu führen, dass die Exposition nicht in vivo, sondern u.U. nur in senu durchgeführt werden kann. Die Problematik eines dabei auftretenden kognitiven Vermeidungsverhaltens ist allerdings nur schwer beherrschbar. Therapeutisch kann es häufig fruchtbarer sein, bei einer zunächst rein gedanklichen Zwangssymptomatik intensiv nach Handlungsanteilen zu forschen. Gelingt es, derartige Handlungskomponenten zu identifizieren, bieten diese oft einen besseren Ansatzpunkt für die Expositionsbehandlung als die rein gedanklichen Zwänge.

Wirksamkeit verhaltenstherapeutischer Maßnahmen

Wie in vielen anderen Bereichen der Kinder- und Jugendlichenpsychotherapie auch ist das hier geschilderte verhaltenstherapeutische Vorgehen zunächst im Erwachsenenbereich erprobt und auf seine Wirksamkeit hin untersucht worden. Dort finden sich auch die überzeugendsten Belege für seine Wirksamkeit. Demgegenüber sind einschlägige Untersuchungen zur Wirksamkeit verhaltenstherapeutischer Maßnahmen bei Kindern und Jugendlichen mit Zwangsstörungen bislang selten. Döpfner [2002] kommt bei der Darstellung der Untersuchungen zu dem Fazit, dass verhaltenstherapeutische Techniken Zwangssymptome bei Kindern und Jugendlichen erfolgreich vermindern können. Allerdings betont er in Anlehnung an Turner und Beidel [1988], dass der recht einfach erscheinende Grundgedanke verhaltenstherapeutischer Behandlung („Bringe den Patienten in Situationen, die Zwangssymptome auslösen und verhindere die Ausführung von Zwangshandlungen") die Komplexität der Situation nicht widerspiegelt. Nicht nur seien umfassende Kenntnisse der Psychopathologie von Zwangsstörungen und der theoretischen Grundlagen verhaltenstherapeutischer Strategien Voraussetzung für eine Behandlung, sondern darüber hinaus eine „beträchtliche gedankliche Durchdringung der individuellen Problematik" und ein hohes Maß an Kreativität bei der Umsetzung in konkrete Strategien.

13.5.2 Medikamentöse Behandlung

In der medikamentösen Behandlung von Zwangsstörungen im Kindes- und Jugendalter sind vor allem trizyklische Antidepressiva wie Clomipramin (Anafranil) und in neuerer Zeit vor allem sog. selektive Serotonin-Wiederaufnahmehemmer (SSRI) eingesetzt worden.

Für Clomipramin liegen die meisten klinischen Erfahrungen vor. Seine Wirksamkeit ist in mehreren Studien belegt, allerdings ist die Rezidivgefahr bei Beendigung der Therapie nicht zu vernachlässigen. Da zudem ein nicht unerheblicher Anteil beeinträchtigender Nebenwirkungen berichtet wurde, werden in den letzten Jahren zunehmend selektive SSRI auch bei Jugendlichen mit gutem Erfolg eingesetzt.

Sprechen weder Clomipramin noch ein SSRI an, sollte ein weiteres serotoninerges Antidepressivum eingesetzt werden [Wewetzer et al. 2003 a].

Studien über systematische Vergleiche zur Wirksamkeit von medikamentösen und verhaltenstherapeutischen Behandlungsansätzen liegen noch nicht vor [Döpfner 2002].

Weitere Untersuchungen zur Evaluation der pharmakotherapeutischen Behandlung sind ebenso erforderlich wie die fortlaufende Überprüfung der psychotherapeutischen Methoden [Wewetzer, Mehler-Wex und Warnke 2003 b].

Literatur

AACAP (American Academy of Child and Adolescent Psychiatry), Practice parameters for the assessment and treatment of children, adolescents and adults with attention-deficit/hyperactivity disorder. J Am Acad Child Adolesc Psychiat (1997), 36, 85S–121S

Becker K et al., Komorbidität bei Zwangsstörungen im Kindes- und Jugendalter. Z Kinder Jugendpsychiat Psychother (2003), 31, 175–185

Beech HR (Ed.) (1974) Obsessional States. Methuen, London

Berg CZ, Flament M, Rapaport JL, The Leyton Obsessional Inventory – Child Version. J Am Acad Child Adolesc Psychiat (1986), 25, 84–91

DGKJP (Deutsche Gesellschaft für Kinder- und Jugendpsychiatrie und Psychotherapie u.a.) (Hrsg.) (2003) Leitlinien zur Diagnostik und Therapie von psychischen Störungen im Säuglings-, Kindes- und Jugendalter, 2. Aufl., 75–87. Deutscher Ärzte-Verlag, Köln

Döpfner M (2002) Zwangsstörungen. In: Esser G. (Hrsg.), Lehrbuch der Klinischen Psychologie und Psychotherapie des Kindes- und Jugendalters, 243–262. Thieme, Stuttgart

Fiegenbaum W, Tuschen B (1996) Reizkonfrontation. In: Margraf J (Hrsg.), Lehrbuch der Verhaltenstherapie, Bd. 1, 301–313. Springer, Berlin, Heidelberg, New York

Foa EB, Kozak MJ, Emotional Processing of Fear: Exposure to Corrective Information. Psychol Bull (1986), 99, 20–35

Goodman W et al. (1991) Children's Yale-Brown Obsessive-Compulsive Scale (CY-BOCS). Clinical Neuroscience Research Unit. Health Center, New Haven

Hoffmann N (2000) Zwangsstörungen. In: Hautzinger M (Hrsg.), Kognitive Verhaltenstherapie bei psychischen Störungen, 147–176. Psychologie Verlags Union, Verlagsgruppe Beltz, Weinheim

Jans T, Hemminger U, Wewetzer C, Der Verlauf von Zwangsstörungen mit Beginn im Kindes- und Jugendalter – Eine Literaturübersicht. Z Kinder- Jugendpsychiat Psychother (2003), 31, 187–201

Jans T (2001) Der Verlauf der Zwangsstörung mit Beginn im Kindes- und Jugendalter. Inaugural-Dissertation. Otto-Friedrich Universität, Bamberg

Lakatos A, Reinecker H (1999) Kognitive Verhaltenstherapie bei Zwangsstörungen. Hogrefe, Göttingen

March JS, Leonard HL, Obsessive-Compulsive Disorder in Children and Adolescents: A Review of the Past Ten Years. J Am Acad Child Adolesc Psychiat Psychother (1996), 35, 1265–1273

Meyer V, Levy R, Schnurer A (1979) Die verhaltenstherapeutische Behandlung von Zwängen. In: Kallinke D, Lutz R, Ramsay R (Hrsg.), Die Behandlung von Zwängen – Eine verhaltenstherapeutische Kontroverse, 23–51. Urban & Schwarzenberg, München

Mowrer OH, On the Dual Nature of Learning – A Reinterpretation of „Conditioning“ and „Problem Solving“. Harvard Educational Rev (1947), 17, 102–148

Reinecker H (1991) Zwänge. Hans Huber, Bern

Remschmidt H, Poustka F, Schmidt MH (Hrsg.) (2001) Multiaxiales Klassifikationsschema für psychische Störungen des Kindes- und Jugendalters nach ICD-10 der WHO, 4. Aufl. Hans Huber, Bern

Salkovskis PM, Kirk J (1996) Zwangssyndrome. In: Margraf J (Hrsg.), Lehrbuch der Verhaltenstherapie, Bd. 2, 61–85. Springer, Berlin, Heidelberg, New York

Salkovskis PM, Kirk J (1989) Obsessional Disorders. In: Hawton K (Ed.), Cognitive Behaviour Therapy for Psychiatric Problems, 29–169. Oxford University Press, Oxford

Swedo SE, Pekar M (2000) PANDAS: A New „Species" of Childhood-onset of „Adult" Psychopathology. American Psychopathological Association, 52–59. American Psychiatric Press, Washington D.C.

Turner SM, Beidel D (1988) Treating Obsessive-Compulsive Disorder. Pergamon, New York

Wewetzer C et al. (2003 a) Zwangsstörungen. In: Herpertz-Dahlmann B et al. (Hrsg.), Entwicklungspsychiatrie, 570–591. Schattauer, Stuttgart, New York

Wewetzer C, Mehler-Wex C, Warnke A, Pharmakotherapie von Zwangsstörungen im Kindes- und Jugendalter. Z Kinder- Jugendpsychiat Psychother (2003 b), 31, 223–230

Wewetzer C, Hemminger U, Warnke A, Aktuelle Entwicklungen in der Therapie von Zwangsstörungen im Kindes- und Jugendalter. Nervenarzt (1999), 70, 11–19

14 Psychotherapie bei posttraumatischen Belastungsstörungen

G. Niebergall

14.1 Einführung

Posttraumatische Belastungsstörungen (PTB; am.: „posttraumatic stress disorder", PTSD) sind komplexe psychobiologische Anpassungsstörungen auf ein äußeres Ereignis. Traumatisierende Ereignisse sind z.B. natürliche und von Menschen verursachte Katastrophen, Kriegserlebnisse, Folter, sexueller Missbrauch, körperliche und seelische Misshandlung, Krankheiten und der Tod naher Angehöriger. Ähnlich wie „life-events", von denen sie nicht immer eindeutig abgegrenzt werden können, führen sie zu akuten und chronischen Anpassungsstörungen, oft zu starken, nicht zu bewältigenden Affekten wie Todesfurcht, Hilflosigkeit, Trauer und Verzweiflung, körperlich zu einer autonom-nervösen Übererregbarkeit und schockartigen Zuständen.

Nicht so spektakulär, aber mitunter nicht weniger belastend, sind mildere Formen der Traumatisierungen, besonders bei Kindern und Jugendlichen, wie Hänseleien, abwertende Äußerungen, soziale Ausgrenzungen, Misserfolgserlebnisse in der Schule und andere selbstwertverletzende Erlebnisse. In diesem Zusammenhang ist historisch interessant, dass beim ursprünglichen psychoanalytischen Störungsmodell (Ende des 19. bzw. Anfang des 20. Jahrhunderts) traumatische Erlebnisse gleichfalls eine zentrale Bedeutung hatten [so bei Breuer, Charcot, Freud, Janet und anderen; vgl. Kapfhammer, 2003; Endres und Biermann, 2002]. Es wurde die Beobachtung gemacht, dass Patienten auf Traumatisierungen mit bestimmten „Abwehrmechanismen" reagierten. Diese stimmen z.T. mit der modernen kognitiv-verhaltenstherapeutischen Auffassung über die Entstehung und Aufrechterhaltung der PTB wie z.B. das Vermeidungsverhalten und das Leugnen („Verdrängen") bestimmter Teile der Realität überein.

Während dieses ätiopathogenetische Modell in der Psychiatrie längere Zeit vernachlässigt wurde, ist es besonders durch Kriegsereignisse (z.B. Vietnam-Krieg) in Amerika wieder in den Vordergrund gerückt worden, und die PTB hat erstmals 1980 Eingang in ein Klassifikationsschema (DSM-III) gefunden.

14.2 Symptomatik und Klassifikation

Im multiaxialen Klassifikationsschema für psychische Störungen des Kindes- und Jugendalters nach ICD-10 der WHO [Remschmidt et al., 2001] wird zur posttraumatischen Belastungsstörung (unter F43.1) ausgeführt: „Diese entsteht als eine verzögerte oder protrahierte Reaktion auf ein belastendes Ereignis oder eine Situation außergewöhnlicher Bedrohung oder katastrophenartigen Ausmaßes (kurz oder lang anhaltend), die bei fast jedem eine tiefe Verzweiflung hervorrufen würde. Hierzu gehören eine durch Naturereignisse oder von Menschen verursachte Katastrophe, eine Kampfhandlung, ein schwerer Unfall oder Zeuge des gewaltsamen Todes anderer oder selbst Opfer von Folterung, Terrorismus, Vergewaltigung oder anderen Verbrechen zu sein. Prämorbide Persönlichkeitsfaktoren wie bestimmte Persönlichkeitszüge (z.B. zwanghafte oder asthenische) oder neurotische Erkrankungen in der Vorgeschichte können die Schwelle für dieses Syndrom senken und seinen Verlauf verstärken, aber die letztgenannten Faktoren sind weder nötig noch ausreichend, um das Auftreten der Störung zu erklären. Typische Merkmale sind das wiederholte Erleben des Traumas in sich aufdrängenden Erinnerungen oder in Träumen, vor dem Hintergrund eines andauernden Gefühls von Betäubtsein und emotionaler Stumpfheit, Gleichgültigkeit gegenüber anderen Menschen, Teilnahmslosigkeit der Umgebung gegenüber, Anhedonie sowie Vermeidung von Aktivitäten und Situationen, die Erinnerungen an das Trauma wachrufen könnten. Üblicherweise findet sich Furcht vor und Vermeidung von Stichworten, die den Leidenden an das ursprüngliche Trauma erinnern könnten. Selten kommt es zu dramatischen akuten Ausbrüchen von Angst, Panik oder Aggression, ausgelöst durch ein plötzliches Erinnern und intensives Wiedererleben des Traumas oder der ursprünglichen Reaktion darauf. Gewöhnlich tritt ein Zustand vegetativer Übererregtheit mit Vigilanzsteigerung, einer übermäßigen Schreckhaftigkeit und Schlaflosigkeit auf. Angst und Depression sind häufig mit den genannten Symptomen und Merkmalen assoziiert und Suizidgedanken sind nicht selten. Drogeneinnahmen oder übermäßiger Alkoholkonsum können als komplizierende Faktoren hinzukommen. Die Störung folgt dem Trauma mit einer Latenz, die Wochen bis Monate dauern kann, doch selten mehr als sechs Monate nach dem Trauma. Der Verlauf ist wechselhaft, in der Mehrzahl der Fälle kann jedoch eine Heilung erwartet werden. Bei wenigen Patienten nimmt die Störung über viele Jahre einen chronischen Verlauf und geht dann in eine dauernde Persönlichkeitsänderung über."

Diese Beschreibungen enthalten typische Merkmale für ältere Patienten; bei Kindern und Jugendlichen sind die Schwerpunkte zu modifizieren. Traumatisierende Ereignisse, insbesondere mehrfach auftretende [sog. kumulative und sequenzielle Traumatisierungen, vgl. Keilson, 2002] können dazu führen, dass Kinder und Jugendliche in ihrer Entwicklung „aus der Bahn geworfen" werden und bei fehlenden Schutz- bzw. Kompensationsmechanismen gravierende, z.T. langfristige, Störungen entstehen. Nicht selten lösen sie eine Entwicklung aus, die z.B. zu Ess-Störungen und Borderline-Persönlichkeitsstörungen führen, besonders bei intrafamiliärem sexuellen Missbrauch, durch den das Bindungssystem der Kinder nachhaltig geschädigt wird. Es entsteht eine „posttraumatische Entwicklungsdynamik" [Kapfhammer, 2003].

Außer den genannten belegen viele Studien, dass die Häufigkeit der Traumatisierungen einen Einfluss auf die ursprüngliche Entstehung und den Verlauf einer PTB hat. Deshalb schlug Terr [1989] eine Kategorisierung in Typ I (einmalige Traumatisierung) und Typ II (mehrfache Traumatisierung) vor, auf die in der Literatur oftmals Bezug genommen wird.

14.3 Epidemiologie

Die Angaben zur Häufigkeit der PTB im Kindes- und Jugendalter sind sehr unterschiedlich. Wie bei anderen epidemiologischen Studien sind diese Unterschiede auf verschiedene Faktoren zurückzuführen (z.B. Stichprobeneffekte, Methodik der Untersuchung, Erfassungsmethoden der Störungen, Definitionskriterien der PTB etc.).

In Tabelle 14.1 ist eine Übersicht aus Essau [2003] wiedergegeben. Hierzu ist anzumerken, dass die Traumata, in deren Folge eine PTB entstand, sehr unterschiedlich waren. Übereinstimmend mit anderen Studien geht hieraus z.B. hervor, dass ein sexueller Missbrauch zu einer sehr hohen Anzahl der PTB geführt hat (mit 43,9%). Dass Vergewaltigungserlebnisse und andere erlittene sexuelle Attacken zu einer hohen Rate dieser Störung führen, wird auch durch die Untersuchung von Giaconia et al. [1995] dokumentiert.

Aus dieser Studie, die methodisch in besonders sorgfältiger Weise durchgeführt wurde, sind noch weitere Ergebnisse hervorzuheben. Es handelt sich hierbei um eine „lifetime"-Untersuchung bis zum Alter von 18 Jahren, die in Amerika bei einer vorwiegend aus Arbeiter- und Mittelschichtfamilien bestehenden Stichprobe durchgeführt wurde. Diese Longitudinalstudie wurde bei 777 Kindern im Alter von fünf Jahren begonnen. Hinsichtlich der PTB wurden im Alter bis zu 18 Jahren folgende Resultate gefunden: Mehr als 40% der Adoleszenten erlitten bis zu diesem Alter mind. ein Trauma entsprechend der Kriterien der DSM-III-R.

Eine PTB entwickelte sich jedoch „nur" bei 14,5% dieser Gruppe, bezogen auf die gesamte Stichprobe bei 6,3%. Im Alter von 18 Jahren bestand ein breites Spektrum an Symptomen, wobei emotionale, interpersonale und Verhaltensprobleme, schlechte schulische Leistungen, suizidales Verhalten, psychosomatische Reaktionen und eine allgemein erhöhte Vulnerabilität registriert wurden. Ein ebenso bemerkenswerter Befund war, dass die Jugendlichen, die ein Trauma erlitten, das nicht zu einer regelrechten PTB führte, im Vergleich zu einer Kontrollgruppe ohne Traumatisierungen subklinische Auf-

Tab. 14.1: Prävalenz der posttraumatischen Belastungsstörung bei Kindern und Jugendlichen mit traumatischen Erlebnissen [aus Essau, 2003]

Studien	Untersuchungsgruppen	Design; Instrumente/Kriterien	% mit PTSD
Shannon et al. 1994	5.687 Kinder (Durchschnittsalter: 14 Jahre)	3 Monate nach dem Wirbelsturm Hugo, Berkeley Count; selbst berichtete Symptome, DSM-III-R	5%
Green et al. 1994	99 Kinder im Alter von 2–15 Jahren	17 Jahre nach dem Buffalo-Creek-Dammbruch; SCID; DSM-III-R	7%
March et al. 1997	1.019 Kinder (Durchschnittsalter: 12,6 Jahre)	9 Monate nach einem Industriebrand im „Imperial Foods Chicken-processing Plant"; selbst berichtete posttraumatische Symptome, DSM-III-R	11%
Garrison et al. 1995	400 Jugendliche (Durchschnittsalter: 14,5 Jahre)	6 Monate nach dem Wirbelsturm Andrew; modifizierte Version des DIS; DSM-III-R	3% * 9% **
Brent et al. 1995	146 Jugendliche (Durchschnittsalter: 20,1 Jahre)	7 Monate nach dem Tod eines Freundes durch Suizid; Interview	5%
Najarian et al. 1996	25 Kinder (von 11–13 Jahren)	2 Jahre nach dem Erdbeben in Armenien; DICA-R; DSM-III-R	32%
McLeer et al. 1992	92 Kinder (Durchschnittsalter: 8,9 Jahre)	ca. 5 Monate nach dem letzten Missbrauch; K-SADS-E; DSM-III-R	43,9%

Anmerkungen: * männlich; ** weiblich; DIS=Diagnostic Interview Schedule; K-SADS = Schedule for Affective Disorders and Schizophrenia for School-age Children; DICA-R = Diagnostic Interview for Children and Adolescents – Revised; SCID=Structured Clinical Interview for DSM-III-R; PTSD=posttraumatische Belastungsstörung

fälligkeiten entwickelten, wie z.B. Alkohol- und Drogenprobleme. Durch eine PTB waren sechsmal mehr Mädchen als Jungen betroffen. Hingewiesen wird weiter auf beträchtliche Langzeiteffekte und die Notwendigkeit, nach Traumatisierungen möglichst immer eine sofortige Intervention durchzuführen, um gegenüber Langzeiteffekten eine möglichst präventive Entwicklung zu erzielen.

Wie bereits in dieser Studie deutlich wurde, führt nicht jedes Trauma zu einer gleich hohen Häufigkeit von PTB. Dies geht auch aus der Übersicht entsprechender Untersuchungen bei Erwachsenen hervor, die in Tabelle 14.2 aufgeführt ist.

Tab. 14.2: Konditionales Risiko einer PTB in Abhängigkeit von einer differenziellen Traumaexposition [nach Breslau et al., 1998; aus Kapfhammer, 2003]

Traumatypus	PTSD (%)
Gewalteinwirkung	20,9
Vergewaltigung	49,0
Schuss-/Stichverletzung	15,4
Andere Art eines sexuellen Übergriffs	23,7
Mit Waffe angehalten, überfallen oder bedroht	8,0
Schlimm zusammengeschlagen worden	31,9
Andere Verletzung oder schockierendes Erlebnis	6,1
Ernsthafter Auto- oder Verkehrsunfall	2,3
Jegliche anderen ernsthaften Unfälle oder Verletzungen	16,8
Feuer, Flut, Erdbeben oder andere Naturkatastrophen	3,8
Eröffnung der Diagnose einer lebensgefährlichen Krankheit	1,1
Augenzeuge einer Tötung oder ernsthaften Verletzung einer anderen Person	7,3
Unerwartetes Entdecken einer Leiche	0,2
Erfahren von der Traumatisierung anderer Personen	2,2
Erfahren, dass ein naher Freund/Angehöriger vergewaltigt oder sexuell attackiert wurde	3,6
Erfahren, dass ein naher Freund/Angehöriger ernsthaft körperlich angegriffen wurde	4,6
Erfahren, dass ein naher Freund/Angehöriger in einem Verkehrsunfall ernsthaft verletzt wurde	0,9
Erfahren, dass ein naher Freund/Angehöriger durch einen anderen Unfall ernsthaft verletzt wurde	0,4
Plötzlicher Tod eines nahen Freundes oder Angehörigen	14,3
Sonstige Traumen	9,2

Nach den vorliegenden Befunden ergibt sich weiter, dass bestimmte Risikofaktoren für die Entwicklung einer PTB bestehen. Mädchen und Frauen reagieren z.B. relativ stärker und häufiger auf Traumatisierungen als männliche Personen, eine bereits vor der Traumaexposition vorhandene „neurotische Symptomatik" erhöht gleichfalls das Risiko, mit einer PTB zu reagieren. Es wird in verschiedenen Studien darauf hingewiesen, dass sich eine PTB z.T. nach einer mehrmonatigen Latenz einstellen kann.

14.4 Diagnostik

Spezifische Verfahren (psychologische Testverfahren, standardisierte Interviewtechniken) zur Erfassung einer PTB im Kindes- und Jugendalter liegen in deutschsprachigen Versionen nicht vor. Eine Orientierung kann an den diagnostischen Leitlinien der ICD-10 (F43.1) erfolgen: „Diese Störung soll nur dann diagnostiziert werden, wenn sie innerhalb von sechs Monaten nach einem traumatisierenden Ereignis von außergewöhnlicher

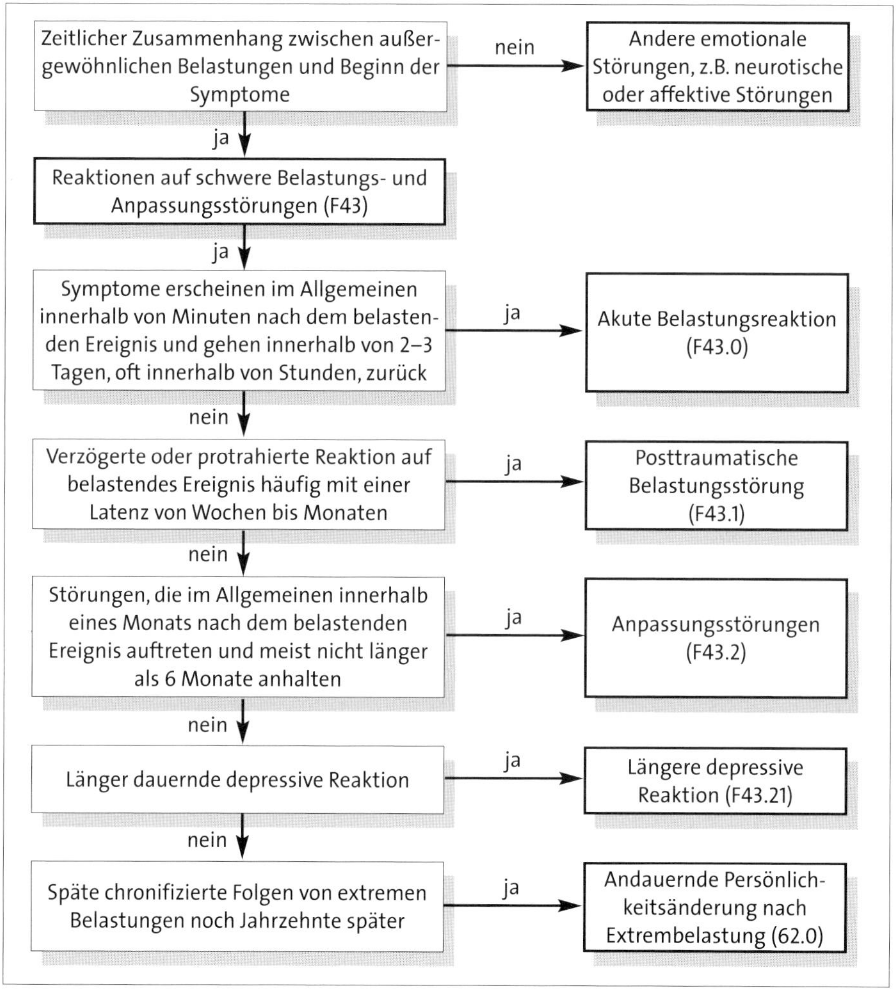

Abb. 14.1: Diagnostischer und differenzialdiagnostischer Entscheidungsbaum bei Reaktionen auf schwere Anpassungs- und Belastungsstörungen [DGKJP „Leitlinien zu Diagnostik und Therapie von psychischen Störungen", 2003]

Schwere aufgetreten ist. Zusätzlich zu dem Trauma muss eine wiederholte unausweichliche Erinnerung oder Wiederinszenierung dieses Ereignisses in Gedächtnis, Tagträumen oder Träumen auftreten. Ein deutlicher emotionaler Rückzug, Gefühlsabstumpfung, Vermeidung von Reizen, die eine Wiedererinnerung an das Trauma hervorrufen könnten, sind häufig zu beobachten, aber für die Diagnose nicht wesentlich. Vegetative Störungen, die Beeinträchtigungen der Stimmungen und das abnorme Verhalten tragen sämtlich zur Diagnose bei, sind aber nicht von erstrangiger Bedeutung."

Eine weitere Orientierung zur Diagnostik und Differenzialdiagnostik gibt Abbildung 14.1.

Nach Schulte-Körne [2000] können spezifische und unspezifische kinder- und jugendpsychiatrische Symptome differenziert werden (s. Tab. 14.3).

Tab. 14.3: Spezifische und unspezifische kinder- und jugendpsychiatrische Symptome bei einer PTB [Schulte-Körne, 2000]

Spezifische Symptome	Unspezifische Symptome
• Wiederinszenierungen des Traumas im Spiel, Zeichnungen oder verbal • Anhaltende Beschäftigung mit bestimmten Wörtern oder Symbolen, die in einem mehr oder weniger direkten Zusammenhang mit dem Trauma stehen	• Schlafstörungen • Ängste (bei kleineren Kindern z.B. Trennungsängste, Fremdenangst, Angst vor Monstern oder Tieren) • Alpträume (ohne direkten inhaltlichen Bezug zum Trauma) • Aggressives Verhalten (z.B. Wutausbrüche), Verlust der Impulskontrolle • Regressives Verhalten • Verlust von bereits erlernten Entwicklungsschritten • Sozialer Rückzug • Dissoziative Symptome bei Jugendlichen (z.B. Derealisation, Depersonalisation, selbstverletzendes Verhalten, Substanzabusus) • Konzentrationsstörungen, insbesondere in der Schule • Somatoforme Symptome (z.B. Bauch- oder Kopfschmerzen) • Übererregbarkeit

Aus dem englischsprachigen Bereich ist zur Erfassung einer posttraumatischen Belastungsstörung der „child post-traumatic stress disorder stress reaction index" von Fredrick und Pynoos [1988] zu erwähnen, der die DSM-Symptomatik abdeckt und den allgemeinen Schweregrad der Symptomatik angibt, sowie das „child and adolescent trauma survey", CATS [March et al., 1997].

Für eine Verlaufsdiagnostik und die Planung einer Therapie bei Erwachsenen ist der „Fragebogen zum Umgang mit traumatischen Erlebnissen" zu empfehlen [Ehlers, 1999].

14.5 Ätiopathogenese

Theorien zur Ätiopathogenese der PTB umfassen [nach Kapfhammer, 2003] psychodynamische, entwicklungspsychopathologische, behaviorale und kognitive sowie neurobiologische Modelle.

Im Sinne der „klassischen Konditionierung" sind die wesentlichen Elemente dabei in Tabelle 14.4 wiedergegeben.

Tab. 14.4: Diagnostische Kriterien für eine PTB (DSM-IV) und Übersetzung in ein Konditionierungsparadigma [aus Kapfhammer, 2003]

	Kriterien	Konditionierung
A	Erleben oder Beobachten tatsächlichen oder drohenden Todes, Gefahr der körperlichen Unversehrtheit	UCS
	Intensive Furcht, Entsetzen, Hilflosigkeit	UCR
B	Wiederkehrende belastende Erinnerungen (Bilder, Gedanken, Wahrnehmungen)	CS/CR
	Wiederkehrende Albträume	CS/CR
	Handeln, Fühlen, Als-ob-Wiederkehr des Traumas	CS/CR
	Intensive psychische Belastung bei Konfrontation mit traumabezogenen inneren/äußeren Reizen	CS/CR
	Intensive körperliche Belastungen bei Konfrontationen mit traumabezogenen inneren/äußeren Reizen	CS/CR
C	Anhaltende traumabezogene Vermeidung von Gedanken, Gefühlen, Gesprächen, Aktivitäten, Orten, Menschen	–
	Unfähigkeit zur genauen Erinnerung	
	Verminderte soziale Interessen, Aktivitäten	
	Eingeschränkte Affektivität	
	Gefühl der eingeschränkten Zukunft	
D	Erhöhtes autonomes Arousal	CR
	Ein-/Durchschlafstörungen	
	Reizbarkeit, Wutausbrüche	
	Konzentrationsschwierigkeiten	
	Hypervigilanz	
	Übertriebene Schreckreaktion	
E	Länger als 1 Monat	
F	Bedeutsames Leiden; soziale, berufliche Defizite	

UCS = unkonditionierter Reiz; UCR = unkonditionierte Reaktion; CS = konditionierter Reiz; CR = konditionierte Reaktion; – = negative Verstärkung (im Sinne der Reduktion von Angst und anderen aversiven Affekten)

Differenzierter als dieses Modell ist die „Zweifaktorentheorie“ [nach Mowrer, 1947]. Danach wird ein starker Stressor (ein unkonditionierter Stimulus), der möglicherweise mit einer biologischen Vulnerabilität interagiert (z.B. „Verhaltensunterdrückung“), aufgefasst als einer, der eine intensive aversive emotionale Reaktion produziert (eine unkonditionierte Reaktion). In der Folge interagieren Reize, die an das traumatische Ereignis erinnern (konditionierte Stimuli), mit einer erhöhten Erregungsspannung, Erinnerungen und einer Bereitschaft, PTB auszulösen (konditionierte Reaktionen). Um eine kognitive, den Informationsprozess betreffende Perspektive zur Konditionierungstheorie hinzuzufügen, stellten Foa, Rothbaum und Steketee [1989] die Hypothese auf, dass Patienten mit einer PTB „Angststrukturen“ entwickeln, die sowohl durch das ursprüngliche Ereignis als auch durch die PTB konditioniert werden. Diese Angststrukturen enthalten aufeinander bezogene Stimulus-Reaktionselemente wie z.B. verbale, somatische und behaviorale Reize und, genauso wichtig, eine Informationsverarbeitung, die die Bedeutung des ursprünglichen Ereignisses betrifft. Solche Angststrukturen sind in besonderer Weise hinsichtlich einer Aktivierung durch internale und externale Reize, die an das initiale Trauma erinnern, sensitiv, einschließlich der Gedanken und Affekte, die während dieses Ereignisses und danach eine Rolle gespielt haben. Hier setzt das in den USA so bezeichnete „Multi-Modality-Trauma-Treatment“ (MMTT) an, um zu einem Abbau der konditionierten Angst, einer erforderlichen Veränderung der kognitiven Schemata, die durch das Trauma induziert wurden, sowie zu einer angemessenen Bewältigung der belastenden Affekte und physiologischen Erregungen, wie z.B. Angst, Ärger, Depression, trauriger Stimmungslage und unangepasster Verhaltensweisen, zu führen [nach March et al., 1998].

Neurobiologische Erklärungsansätze für die Entstehung einer PTB werden hier nicht ausführlicher dargestellt, da sie für die Anwendung von Psychotherapiemethoden eine untergeordnete Rolle spielen. Nachgewiesen sind bei der PTB psychophysiologische, neurohormonelle, neuroanatomische und immunologische Effekte [Übersicht bei Kapfhammer, 2003].

Schepker [1977] wies darauf hin, dass es bei der PTB zu einer gestörten Rezeptorfunktion kommen könne. Infolge einer reduzierten Serotoninaktivität könnten ankommende Sinneseindrücke als bedrohliche und nicht als neutrale Stimuli interpretiert werden.

14.6 Psychotherapiemethoden

14.6.1 Leitlinien zur Diagnostik und Therapie von psychischen Störungen der Deutschen Gesellschaft für Kinder- und Jugendpsychiatrie und Psychotherapie

In den „Leitlinien zur Diagnostik und Therapie von psychischen Störungen" [2003] wird die Anwendung folgender Psychotherapiemethoden empfohlen:

- Rasche Frühintervention mit Beratung und Aufklärung des Umfeldes über die Folgen.
- Einzeltherapie mit supportivem Vorgehen sowie vorsichtigem Durcharbeiten des Erlebten.
- Expositionstechniken, um das Trauma in korrigierter Form emotional bewältigen zu können (traumaorientiertes Vorgehen).
- Verhaltenstherapeutisch-kognitive Vorgehensweisen im Sinne einer multimodalen Traumatherapie (MMTT), um die Habituierung von Angststrukturen abzubauen.
- Kognitiv orientiertes „Eye-Movement-Desensitisation- and Reprocessing-Training" (EMDR).
- Familienberatung und Familientherapie (Verringerung der „Expressed Emotions").
- Gruppeninterventionen auch unter Einbeziehung nonverbaler Verfahren, wie Gestaltung, Erzählen, Rollenspiel, Entspannungsverfahren.

Zur Pharmakotherapie wird in den „Leitlinien" ausgeführt:

- Es handelt sich um eine relative Indikation.
- Empfohlene Substanzen: Propanolol, Fluoxetin, Carbamazepin und Clonidin.

Hingewiesen wird auch auf die Notwendigkeit, über das Trauma zu reden, eine Soforthilfe schnell zu erreichen sowie eine Information über normale Stressreaktionen, über die Abgrenzung von pathologischen Reaktionen und über die Vor- und Nachteile verschiedener Therapiemethoden zu erhalten.

14.6.2 Spezifische Therapiemethoden

Über die verschiedenen Therapiemethoden sind in Übersichtsbänden Ausführungen vorhanden, die für die praktische Anwendung genutzt werden können [z.B. Maercker, 1997; Lauth, Brack und Linderkamp, 2001; Endres und Biermann, 2002; Sachsse, Özkan und Streeck-Fischer, 2002].

Psychodynamische Methoden

Psychodynamische Methoden, die in den Übersichtsarbeiten von Sachsse, Özkan und Streeck-Fischer [2002] sowie Endres und Biermann [2002] dargestellt wurden, sind selten systematisch auf ihre Wirksamkeit hin untersucht worden und haben nicht die Bedeutung wie die kognitiv-behavioralen Behandlungsmethoden.

Eine Kombination psychodynamischer und verhaltenstherapeutisch-kognitiver Therapieansätze, die von vielen Autoren favorisiert wird, entwickelte Horowitz [1997].

Psychodynamisch-kognitive Therapie

Grundlage des integrativen „psychodynamisch-kognitiven Ansatzes ist eine Informationsverarbeitungstheorie, in deren Mittelpunkt die Verarbeitung konflikthafter Gedanken und Gefühle und die Veränderung von persönlichen Schemata stehen“ [Horowitz, 1997]. Dabei spielt eine Rolle, dass Konflikte, die bereits vor dem traumatischen Ereignis bestanden haben, durch dieses Ereignis weiter verschärft werden. Ziel der Therapie ist es dann, eine Bewusstmachung solcher Konflikte und Phantasien zu erreichen, sich schmerzlichen Gefühlen auszusetzen, ggf. eine allgemeine Regression zuzulassen. Die therapeutische Beziehung erhöht dabei das Sicherheitsgefühl des Patienten, wobei dies die Grundlage ist, wiederholte „Realitätsüberprüfungen“ vorzunehmen.

Das Besondere dieser Therapiemethode ist weiter, dass für die verschiedenen Persönlichkeitsstrukturen (histrionische, zwanghafte und narzisstische Persönlichkeit) unterschiedliche therapeutische Schwerpunkte entwickelt wurden.

Eine ebenso zentrale Bedeutung bei dieser Therapiemethode haben die Informationsverarbeitung sowie die kognitiven Schemata. Dabei ist es das Ziel der kognitiven Verhaltenstherapie, „den Patienten bei der Integration des Ereignisses dadurch zu helfen, dass die Gefühle vollständig verarbeitet werden und die Schemata so zu verändern, dass die Patienten eine ausgeglichene Weltsicht beibehalten“. Bei diesem und vergleichbaren Therapieansätzen ist die Beobachtung eine Grundlage, dass Intrusionen, d.h. Erinnerungen, die sich ohne willentliche Steuerung den Patienten aufdrängen, durch die Erarbeitung neuer kognitiver Schemata verändert und in ihrer Wirkung auf die Emotionalität der Patienten verringert werden.

Kognitiv-behaviorale Behandlungsmethoden

Übersichten hierzu finden sich z.B. bei Kapfhammer [2003], Lauth, Brack und Linderkamp [2002] und Maercker [1997]. Die Prinzipien unterscheiden sich dabei im Hinblick auf eine Traumatherapie nicht von jenen, die bei phobischen Störungen eingesetzt werden.

Theoretisch beruht diese Vorgehensweise im Wesentlichen auf der Zweifaktorentheorie von Mowrer. Ein Aspekt dabei ist, dass die betreffenden Personen Angst auslösende Situationen, Objekte, Menschen oder Tiere vermeiden und somit eine Angstreduktion erleben. Diese Vermeidung führt jedoch dazu, dass die phobischen Ängste über längere Zeit weiter bestehen bleiben oder sich noch verstärken. Dabei kann es zusätzlich zu Generalisierungen der Angstsituationen kommen, so dass viele gedanklich-assoziative Verbindungen zwischen ihnen hergestellt werden und jede ursprünglich neutrale Situation in diesem Netzwerk – entsprechend der Prinzipien des „klassischen Konditionierens“ – Angst hervorrufen kann.

Bei der Behandlung von Patienten mit einer PTB kann nun eine Konfrontation (Exposition) zunächst mit den traumatischen Gedächtnisbildern erfolgen. Dabei kommt es zu einem erwünschten, umfassenden Wiedererleben der an einem Traumaereignis beteiligten einzelnen Szenen und Erinnerungsbildern. Eine solche Konfrontation wird in der Vorstellung (in imago) oder in der Realität (in vivo) durchgeführt. Eine wiederholte Konfrontation mit den Angst auslösenden Situationen (Erinnerungen, Intrusionen) führt entsprechend dieser Theorien und praktischen Erfahrungen oft zu einer umfassenden Rückbildung der Furchtstruktur.

Zur Evaluation dieser Methoden sind bei Kindern und Jugendlichen kaum systematische Studien durchgeführt worden.

Eine Ausnahme ist die Untersuchung von March et al. [1998]. Sie setzten eine kognitiv-behaviorale Methode ein. 17 Kinder nahmen an einer 18 Wochen dauernden Behandlung teil, nachdem bei ihnen eine PTB in Folge eines einzelnen Traumas diagnostiziert worden war. 14 dieser 17 Patienten beendeten die Behandlung. Acht von ihnen (57%) wiesen unmittelbar nach Behandlungsende keine Kriterien mehr für PTB auf, 12 (86%) dieser 14 Patienten waren auch nach sechs Monaten symptomfrei. Die Reduzierung der Symptome erfolgte im Behandlungszeitraum kontinuierlich. Die Exposition gegenüber den angstbesetzten Stimuli wurde sukzessive, beginnend mit weniger „schwierigen" Stimuli bzw. Situationen durchgeführt.

Eine große Bedeutung geben die Autoren der Frage, wie sich der „locus of control" auswirkt. Zunächst bestehe tendenziell ein „external locus of control"; es finde jedoch eine Veränderung in Richtung auf einen „internal locus of control" statt. Über 18 Therapiesitzungen verteilt wurden folgende Elemente des MMTT-Programms („Multi-Modality-Trauma-Treatment") angewendet: Angst-Management, Umgang (Coping) mit Ärger, kognitives Training, Einführung in die Grundlagen der Exposition mit einer Reaktionsverhinderung, Exposition mittels verbaler Darstellungen, Exposition mit der schlimmsten Situation sowie progressive Muskelentspannungsübungen. Weitere Bestandteile waren In-Vivo-Konfrontationen als Hausaufgaben, Steigerung des Selbstwertgefühls durch gezielte Gespräche, realistische Einschätzung von bedrohlichen Situationen, Orientierung an einem „Angstthermometer" etc. Objektiviert wurden die Veränderungen mittels des „child and adolescent trauma survey" (CATS) [March et al., 1997]. Die Autoren kommen zu dem Schluss, dass eine kognitiv-behaviorale Therapie sich als wirkungsvolle und dauerhafte Kurzzeitbehandlung für eine PTB im Kindesalter bewährt hat. Dieses Ergebnis bestätigt Steil [in Lauth, Brack und Linderkamp, 2001] bei ihrer Literaturübersicht.

Bei der Behandlung von Kindern mit einer PTB können Anregungen der Therapie-Manuale von Deblinger und Heflin [1996] und Cohen und Mannarino [1996 a, b] hilfreich sein. Für diese Altersstufe zu empfehlen sind gleichfalls Methoden der Spieltherapie [vgl. z.B. Kampmann-Elsas, 1997].

EMDR

Eine Therapiemethode, die vor einigen Jahren von Shapiro [1995] entwickelt wurde, hat zu Aufsehen und kontroversen Diskussionen geführt. Es handelt sich um die Methode der „eye movement desensitization and reprocessing“ (Abkürzung EMDR). Nach Ehlers [1999] wird der Patient dabei angewiesen, sich auf ein mit dem Trauma zusammenhängendes Vorstellungsbild zu konzentrieren und auf die dabei auftretenden Gefühle, Empfindungen und Gedanken, während er mit den Augen die Finger des Therapeuten verfolgt, die sich vor seinen Augen hin- und herbewegen. Mit dem Therapeuten werden die kognitiven und emotionalen Reaktionen besprochen. Selbstinstruktionen zur Bewältigung des Vorstellungsbildes werden eingeführt, während sich der Patient die Szene vorstellt. Der Mechanismus der Behandlung sei bisher unklar. Es werden jedoch Erfolge berichtet, wobei strittig ist, ob die Augenbewegungen einen notwendigen Teil der Behandlungserfolge darstellen. Es handelt sich hierbei um eine Behandlungsmethode, die bei Kindern und Jugendlichen noch nicht systematisch erprobt wurde [kritisch hierzu auch Maercker, 1997].

Allgemeine Therapiemethoden

Allgemeine therapeutische Vorschläge entwickelte Pieper [1997]. Er wies auf die Bedeutung hin, dass Trauma-Patienten lernen müssten, mit der Erinnerung zu leben, ihr Vermeidungsverhalten aufzugeben, das Trauma in den Lebenslauf zu integrieren, die Opferrolle zu verlassen, sich als aktiv Überlebende, z.B. nach einer Naturkatastrophe, zu begreifen und neue Zukunftsperspektiven aufzubauen. Dazu gehöre, dem Geschehenen einen neuen Sinn zu verleihen, wobei auch er über gute Erfahrungen mit Konfrontationsübungen „in sensu“ sowie „in vivo“ berichtet.

Pharmakologische Behandlung

Über gute Erfolge wird mit selektiven Serotonin-Wiederaufnahmehemmern (SSRI) berichtet. Zu dieser Medikamentengruppe zählen z.B. Sertralin, Fluvoxamin, Fluoxetin. Die gute Wirksamkeit ist in mehreren Studien nachgewiesen [nach Ehlers, 1999]. Positive Wirkungen werden auch mit Monoamino-Oxidase-Hemmern (MAO), trizyklischen Antidepressiva, Antiepileptika sowie Benzodiazepinen erzielt [Ehlers, 1999; Kapfhammer, 2003].

14.7 Fallbeispiel: Behandlung nach einem Verkehrsunfall

14.7.1 Allgemeine Angaben zu Verkehrsunfällen

Nach Nyberg, Berger und Frommberger [1997] ereignen sich in Deutschland pro Jahr ca. 2,2 Mio. Verkehrsunfälle. Dabei wurden im Jahr 1995 520.000 Unfallopfer verletzt, davon 122.000 schwer. Die Personenschäden wurden materiell auf 27 Mrd. DM geschätzt. Die dabei auftretenden psychischen Beeinträchtigungen seien nur wenig untersucht worden. Zu rechnen ist dabei mit posttraumatischen Belastungsstörungen, phobischem Vermeidungsverhalten und anderen Angststörungen, Depressionen und organischen Psychosyndromen in einer Häufigkeit von 20–30% der Opfer. Noch nach einem halben Jahr nach dem Unfallgeschehen wurde bei 18,4% der Unfallopfer eine posttraumatische Belastungsstörung diagnostiziert. Im Vordergrund standen dabei Ängste, das Gefühl der Hilflosigkeit und Schock- bzw. Schreckreaktionen, wiederkehrende Erinnerungen, das ständige Vermeiden von Stimuli, die an das Unfallgeschehen erinnern, sowie eine gesteigerte psychophysiologische Aktivität. Hinzu kamen Alpträume, Schuldgefühle, ein Verlust des Zutrauens in die eigenen fahrerischen Fähigkeiten, eine niedrige Frustrationstoleranz und weitere psychische Veränderungen, die z.B. zu einer falschen Einschätzung von Entfernungen und Größen im Straßenverkehr führten, der oft ohnehin als bedrohlich erlebt wurde.

Der Verlauf der Störungen im Rahmen einer PTB variiert stark, „die Symptomatik bildet sich bei vielen Patienten in den ersten sechs Monaten nach dem Unfall auch ohne Behandlung zurück. In ca. 10–30% der Fälle nimmt die Symptomatik einen chronischen Verlauf, oder eine subsyndromale PTB geht in ein Vollbild über".

Die Autoren bemängeln, dass systematische Untersuchungen zur Behandlung der PTB bei Verkehrsopfern fehlen. Es werden lediglich Fallberichte veröffentlicht, wobei der Einsatz von z.B. Entspannungsverfahren, der systematischen Desensibilisierung, der kognitiven Umstrukturierung sowie der Exposition in sensu und in vivo zu erfolgreichen Behandlungsergebnissen geführt hätte.

14.7.2 Behandlungsverlauf einer Patientin

Die meisten der oben dargestellten Elemente zur Behandlung einer posttraumatischen Belastungsreaktion wurden bei der Patientin, deren Behandlungsverlauf abschließend dargestellt wird, angewendet. Bei Behandlungsbeginn war sie 19½ Jahre alt, Studentin der Pädagogik, hatte wenige Wochen vor dem Verkehrsunfall das Abitur mit guten Benotungen absolviert.

Unfallanamnese

Etwa 4 Monate vor dem ersten Vorstellungstermin der Patientin ereignete sich der Verkehrsunfall. Die Patientin befand sich in der Nacht, allein in einem Kleinwagen fahrend, auf dem Weg nach Hause. Es handelte sich um eine ihr sehr gut bekannte Strecke. An Einzelheiten konnte sie sich infolge einer kompletten retrograden Amnesie nicht mehr erinnern. Im Rahmen der Therapiemaßnahmen wurde mit Hilfe des Materials des Sceno-Tests eine Rekonstruktion des Unfalls durchgeführt. Diese war nicht unbedingt übereinstimmend mit der Realität. Die Patientin integrierte dabei Informationen, die sie von verschiedener Seite darüber erhalten hatte sowie eigene Vermutungen. Danach war nicht ausgeschlossen, dass Aquaplaning eine Rolle gespielt hat. Es könnte auch sein, dass sie einem entgegenkommenden PKW oder einem über die Fahrbahn wechselnden Tier ausweichen wollte. Vermutlich hat sie sich mit ihrem Kleinwagen auf der Fahrbahn gedreht und ist gegen einen Baum geprallt.

Gesichert ist, dass die Patientin ein Schädel-Hirn-Trauma, eine Fraktur des Schlüsselbeins und ein hirnorganisches Psychosyndrom mit einer retrograden Amnesie, einer Aphasie und anderen neuropsychologischen Defiziten erlitt. Insgesamt vier Tage hat sie im Koma gelegen. Die akute Behandlung erfolgte in mehreren Spezialkliniken, später in einer Rehabilitationsklinik für Patienten mit hirnorganischen Psychosyndromen.

Psychopathologischer Befund bei der Erstvorstellung

In dieser Hinsicht bestanden keine Auffälligkeiten.

„Posttraumatische Belastungsstörung"

Es bestanden irritierende Unsicherheiten beim Kontakt mit anderen Personen, insbesondere in Gruppen, und der dranghafte Impuls, „den Leuten zu sagen, dass ich einen Unfall hatte. Wenn ich das sage, wollen mich alle bemitleiden, und das will ich nicht". Vorhanden waren ausgeprägte Befürchtungen, selbst wieder Auto zu fahren, besonders auf der Straße, wo der Unfall geschah. Auch andere assoziative Elemente, die beim Unfallgeschehen eine Rolle spielten, wie z.B. Automarke, Wetterumstände, Geschwindigkeit, Fahrbahnbeschaffenheit etc. führten zu Ängsten. Schuldgefühle waren in starker Form vorhanden, insbesondere, weil zur gleichen Zeit, als der Unfall geschah, die Großmutter verstarb und die Patientin nicht an der Beerdigung teilnehmen konnte. Bestimmte „Schlüsselwörter", wie z.B. die Erwähnung von „Glatteis" oder „nasse Straße" führten gleichfalls zu Ängsten, die nicht kontrollierbar waren. Ebenso unabwendbar waren ständig wiederkehrende Erinnerungen (Intrusionen) in Verbindung mit dem Unfallgeschehen, die zu der Befürchtung führten, in kritischen Situationen mit panikartigen Ängsten zu reagieren („Angst vor der Angst"). Das Vorbeifahren an dem zersplitterten, noch als Stumpf vorhandenen Baum war für sie eine nicht vorstellbare Aufgabe. Es kamen auch Gedächtnisschwierigkeiten („Vergesslichkeit") vor, bei denen im Therapieverlauf zunächst nicht sicher differenziert werden konnte, ob es sich um Restsymptome des hirnorganischen Psychosyndroms oder um psychogene Mechanismen handelte.

Letztere wurden im weiteren Verlauf verifiziert.
Diese Symptome sowie das zwischen ihnen bestehende Bedingungsgefüge wurden als „Furchtstruktur" in einem Diagramm (s. Abb. 14.2) dargestellt [vgl. Maercker, 1997].

Positive Veränderungen

Neben diesen belastenden Erinnerungen, Symptomen und körperlichen Beschwerden empfand die Patientin subjektiv auch positive Veränderungen. Ihre religiöse Einstellung habe sich vertieft, und sie werte den Unfall als „einen Fingerzeig Gottes". Sie versuche, darin einen Sinn zu sehen, der darin bestehen könne, dass ihr Gott mit diesem Ereignis zeigen wolle, ihr bisheriges Leben zu überdenken und zu prüfen, ob sie sich in dieser Hinsicht auf dem richtigen Wege befinde. Wegen der Tatsache, dass sie nur knapp mit dem Leben davongekommen sei, habe sie fast die Angst vor dem Sterben verloren, und sie sei hinsichtlich ihrer weiteren Lebensperspektive weniger ängstlich als zuvor. Die Bedeutung ihrer Familie und die Kontakte zu nahe stehenden Bezugspersonen erlebe sie intensiver, und sie seien ihr wertvoller geworden.

Persönlichkeit

Bereits vor dem Unfallereignis sei die Patientin eher ein ängstlicher Mensch gewesen. Es sei ohnehin für ihre Familie charakteristisch, dass auch weitere Angehörige rasch zu Angstreaktionen neigen und z.T. regelrechte Panikanfälle gehabt haben.

Eingesetzte Therapiemethoden
Zu den Rahmenbedingungen der Therapie gehörte: Die Therapie wurde im ambulanten Setting mit einer Frequenz von einer Stunde pro Woche durchgeführt. Sie umfasste insgesamt 19 Sitzungen. Die eingesetzten Therapiemethoden lassen sich schwerpunktartig auf einer Zeitachse darstellen:

- Etappe 1: Anamnese und Explorationsgespräch
- Etappe 2: Detaillierte Schilderung der Unfallereignisse bzw. der daraus resultierenden Veränderungen und Konsequenzen
- Etappe 3: Aufklärung über die „normalen" Folgen für Unfallopfer mit dem Ziel, zu einer Entlastung zu führen. Stellen einer – positiven – Prognose, Erläuterung der Zusammenhänge zwischen den verschiedenen Ereignissen und den auf mehreren Ebenen aufgetretenen Symptomen (emotional, körperlich, kognitiv)
- Etappe 4: Herauskristallisierung einer „Furchtstruktur" (s. Abb. 14.2)
- Etappe 5: Non-direktive Gesprächsführung mit den Inhalten: Ängste, Schuldgefühle, Selbstwertprobleme, Kontrollverlustängste, Zukunftssorgen, depressive Verstimmungszustände, Trauergefühle infolge des Todes naher Familienangehöriger
- Etappe 6: Konfrontationen mit Gefahrensituationen und Erinnerungselementen des Unfallgeschehens „in sensu"
- Etappe 7: Exposition bzw. Konfrontationsübungen „in vivo" (Hausaufgaben für die Patientin, z.B. selbstständiges Fahren mit dem Auto einschließlich der höchsten Steigerungsform: vorbei am Unfallort)

Methoden und Therapieinhalte im Einzelnen
Die Furchtstruktur (s. Abb. 14.2) war eine Grundlage und Orientierung für das Vorgehen in der Therapie. Bewusst wurde der Patientin dabei, dass insbesondere die ausgeprägten Ängste von verschiedenen Elementen dieses Vernetzungsmodells ausgelöst und aufrecht-erhalten wurden.

In den Therapiegesprächen während des Anfangsstadiums war die starke Befürchtung, anderen Personen über das Unfallgeschehen berichten zu müssen, ein wichtiges Thema. Die Patientin erlebte diesen Impuls dranghaft, und sie hatte ihm bereits mehrfach nachgegeben. Ein schlichter Hinweis darauf, dass sie nichts über das Unfallgeschehen berichten müsse, führte zu einer Verhaltensänderung und zu der Zuversicht, selbst etwas verbessern zu können. Stabilisierend wirkte sich auch aus, überhaupt über ganz persönliche psychische Vorgänge sprechen zu können.

Schuldgefühle, Ängste, Kontaktunsicherheiten und die Frage, ob sie im Studium Erfolg haben könnte, waren weitere Themen, die vorwiegend in der Form der „klientenzentrierten Gesprächsführung" [vgl. Niebergall, 1997] behandelt wurden. Intensiv setzte sie sich mit dem als Problem empfundenen Verhalten auseinander, es anderen immer Recht machen zu wollen.

In der nächsten Etappe der Behandlung standen Konfrontationsübungen im Vordergrund. Dabei sollte sich die Patientin z.B. vorstellen, wieder Auto zu fahren, als nächstes sich im Auto auf der Unfallstrecke zu befinden und an dem beschädigten Baum vorbeizufahren. Dabei und bei anderen Expositionen „in sensu" nahm sie bei sich aktuell Angstgefühle und körperliche Veränderungen wie eine Pulsbeschleunigung und einen „heißen Kopf" wahr.

Methodisch günstig während dieser Zeit erwiesen sich „Rollenspiele", die mit Hilfe des Materials des „Sceno-Tests" durchgeführt wurden. Mit diesem Material stellte die Patientin die Straße dar, einschließlich des Baumes, auf den sie mit dem Auto geprallt war. Sie nahm dann ein Spielzeugauto und „fuhr" diese Straße in der Vorstellung bei Dunkelheit und bei Regen entlang, wobei beobachtet werden konnte, dass sie umso mehr zögerte, je mehr sie sich dem Unfallort näherte. Es entstand aber der therapeutisch sehr wirksame Effekt, dass die „Angst vor der Angst" abnahm.

In der nächsten Etappe der Therapie wurde der Ablösungsprozess vom Elternhaus unterstützt. Auch dieser verlief zunächst mit Ängsten der Patientin, die außerhalb von ihrem Wohnort ein Praktikum zu absolvieren hatte. Dies gelang ihr jedoch schließlich mit gutem Erfolg.

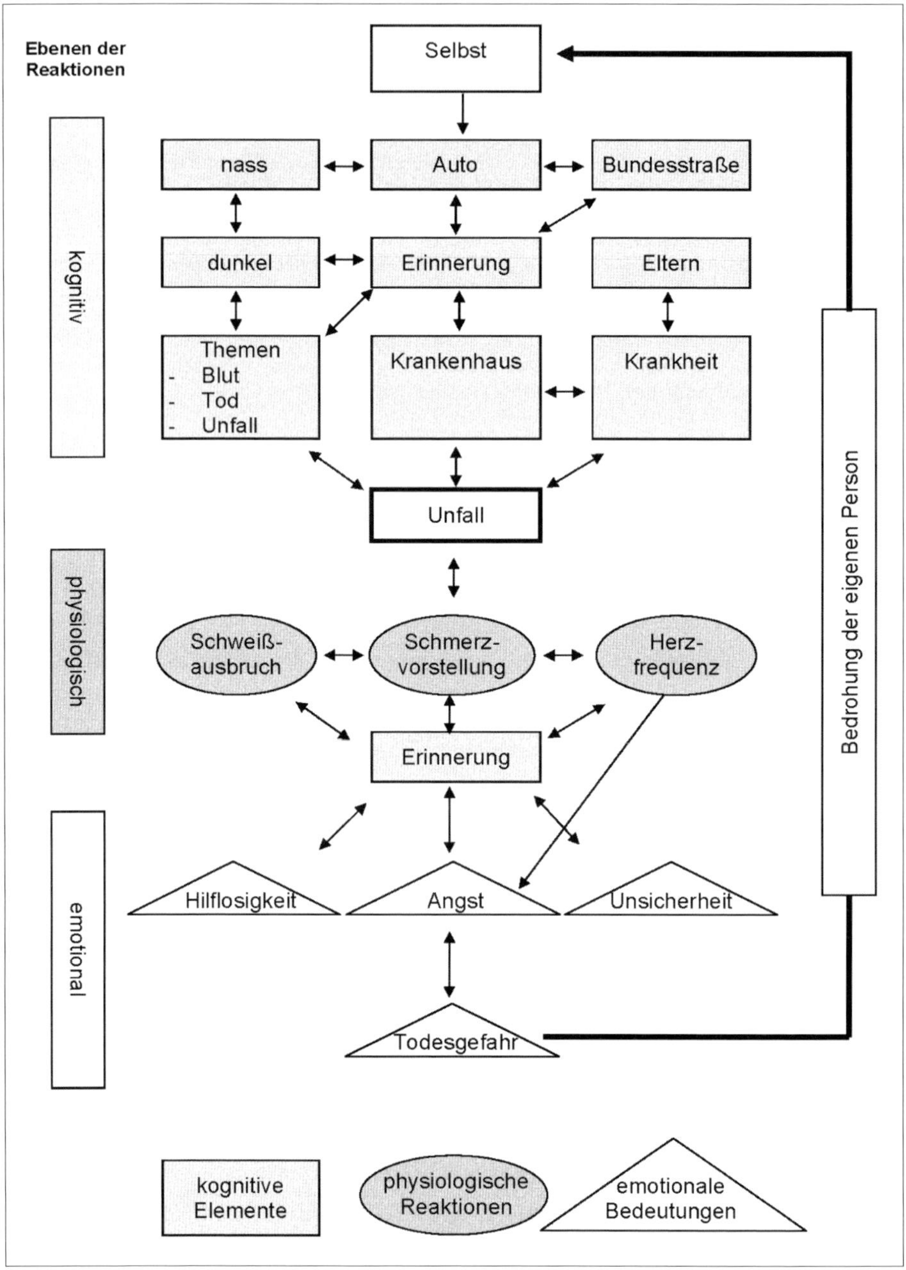

Abb. 14.2: „Furchtstruktur" zu Beginn der Therapie (Kasuistik)

Es konnte ihr wiederholt verdeutlicht werden, dass sie sich aus einer Vielzahl von „Circuli vitiosi“ befreit hatte, was sich auf ihr Selbstkonzept positiv auswirkte und dazu führte, sich andere schwierige Situationsbewältigungen zuzutrauen.

Katamnestische Informationen
Die positiven Veränderungen blieben ein Jahr nach Beendigung der Therapie stabil.

Abschließende Evaluation
Es handelt sich um einen sehr günstigen Behandlungsverlauf. Maßgebend dafür waren u.a. der Leidensdruck und die hohe Therapiemotivation der Patientin, ihre differenzierten emotionalen und kognitiven Fähigkeiten sowie die bald erzielten Therapiefortschritte, die eingesetzte Methodenvielfalt sowie das für sie nachvollziehbare Therapiekonzept.

Literatur

Breslau N, Epidemiology of trauma and posttraumatic stress disorder. In: Jehnda R (Ed.), Psychological trauma. Rev Psychiat (1998), 17, 1–29

Cohen JA, Mannarino AP, A treatment outcome study for sexually abused preschool children: initial findings. J Am Acad Child Adolesc Psychiat (1996 a), 35, 42–50

Cohen JA, Mannarino AP, Factors that mediate treatment outcome of sexually abused preschool children. J Am Acad Child Adolesc Psychiat (1996 b), 35, 1402–1410

Deblinger E, Heflin A (1996) Treating sexually abused children and their non-offending parents – a cognitive behavioral approach. Sage Publications, Thousand Oaks

Deutsche Gesellschaft für Kinder- und Jugendpsychiatrie und Psychotherapie (2003) Leitlinien zu Diagnostik und Therapie von psychischen Störungen im Säuglings-, Kindes- und Jugendalter, 2. Aufl. Deutscher Ärzte-Verlag, Köln

Ehlers A (1999) Posttraumatische Belastungsstörung. Hogrefe, Göttingen

Endres M, Biermann G (Hrsg.) (2002) Traumatisierung in Kindheit und Jugend, 7–8. Reinhardt, München

Essau CA (2003) Angst bei Kindern und Jugendlichen. Reinhardt, München

Foa EB, Rothbaum BO, Steketee G, Behavioral-cognitive conceptualizations of post-traumatic stress disorder. Behav Therapy (1989), 20, 155–176

Frederick C, Pynoos R (1998) The child post-traumatic stress disorder reaction index. University of California, Los Angeles

Giaconia RM et al., Traumas and Posttraumatic Stress Disorder in a Community Population of Older Adolescents. J Am Acad Child Adolesc Psychiat (1995), 34, 1369–1380

Horowitz MJ (1997) Persönlichkeitsstile und Belastungsfolgen. Integrative psychodynamisch-kognitive Psychotherapie. In: Maercker A (Hrsg.), Therapie der posttraumatischen Belastungsstörung, 145–178. Springer, Berlin, Heidelberg, New York

Kampmann-Elsas C (1997) Spieltherapie. In: Remschmidt H (Hrsg.), Psychotherapie im Kindes- und Jugendalter, 114–119. Thieme, Stuttgart

Kapfhammer HP (2003) Anpassungsstörung, akute und posttraumatische Belastungsstörung. In: Möller H-J, Kapfhammer HP, Laux G (Hrsg.), Psychiatrie und Psychotherapie, 2. Aufl., 1302–1341. Springer, Berlin, Heidelberg, New York

Keilson H (2002) Sequenzielle Traumatisierung bei Kindern durch man-made disaster. In: Endres M, Biermann G (Hrsg.), Traumatisierung in Kindheit und Jugend, 44–58. Reinhardt, München

Lauth GW, Brack UB, Linderkamp F (Hrsg.) (2001) Verhaltenstherapie mit Kindern und Jugendlichen. Psychologie Verlags Union, Verlagsgruppe Beltz, Weinheim

Maercker A (1997) Erscheinungsbild, Erklärungsansätze und Therapieforschung. In: Maercker A (Hrsg.), Therapie der posttraumatischen Belastungsstörung, 3–49. Springer, Berlin, Heidelberg, New York

March J S et al., Cognitive-Behavioral Psychotherapy for Children and Adolescents With Posttraumatic Stress Disorder After a Single-Incident Stressor. J Am Acad Child Adolesc Psychiat (1998), 37, 585–593

March J et al., Post-traumatic stress in children and adolescents after an industrial fire. J Am Acad Child Adolesc Psychiat (1997), 36, 1080–1088

Mowrer OH, On the dual nature of learning – a reinterpretation of „conditioning" and „problemsolving". Harvard Educational Rev (1947), 17, 102–148

Niebergall G (1997) Gesprächszentrierte Psychotherapieformen. In: Remschmidt H (Hrsg.), Psychotherapie im Kindes- und Jugendalter, 120–133. Thieme, Stuttgart

Nyberg E, Berger M, Frommberger U (1997) Therapie posttraumatischer Stressreaktionen bei Verkehrsunfallopfern. In: Maercker A (Hrsg.), Therapie der posttraumatischen Belastungsstörung, 337–556. Springer, Berlin, Heidelberg, New York

Pieper G (1997) Betreuung von Katastrophenopfern am Beispiel der Explosionskatastrophe im Braunkohlebergbau Borken. In: Maercker A (Hrsg.), Therapie der posttraumatischen Belastungsstörung, 251–274. Springer, Berlin, Heidelberg, New York

Remschmidt H, Poustka F, Schmidt M (Hrsg.) (2001) Multiaxiales Klassifikationsschema für psychische Störungen des Kindes- und Jugendalters nach ICD-10 der WHO, 4. Aufl. Bern

Sachsse U, Özkan I, Streeck-Fischer A (Hrsg.) (2002) Traumatherapie – was ist erfolgreich? Vandenhoeck & Ruprecht, Göttingen

Schepker R, Posttraumatische Belastungsstörungen im Kindesalter. Diagnose, Verlaufsprädikatoren und therapeutische Strategien. Z Kinder- Jugendpsychiat (1977), 25, 46–56

Schulte-Körne G (2000) Belastungs- und Anpassungsstörungen. In: Remschmidt H (Hrsg.), Kinder- und Jugendpsychiatrie, 234–239. Thieme, Stuttgart

Shapiro F (1995) Eye movement desensitization and reprocessing. The Guilford Press, New York, London

Steil R (2001) Posttraumatische Belastungsstörung. In: Lauth GW, Brack UB, Linderkamp F (Hrsg.), Verhaltenstherapie mit Kindern und Jugendlichen, Psychologie Verlags Union, Verlagsgruppe Beltz, Weinheim

Terr LC, Treating psychic trauma in children. J Traumatic Stress (1989), 2, 3–20

15 Psychotherapie der Schizophrenie im Jugendalter

M. Martin

15.1 Einführung

In dem von Häfner 1994 herausgegebenen Band „Was ist Schizophrenie?“, in dem versucht wird, die Summe des aktuellen Forschungsstandes zu ziehen, bemerkt Häfner einleitend: „Seit Emil Kraepelin 1896 die Krankheitseinheit ‚Dementia praecox´ konstruierte, von Eugen Bleuer 1911 in ‚Schizophrenie´ umbenannt, sind fast 100 Jahre vergangen. Obwohl Kraepelins Verdacht, der Schizophrenie lägen Veränderungen der Hirnfunktion zu Grunde, nach zahlreichen negativen Ergebnissen doch deutliche Unterstützung erhalten hat, sind wir noch weit davon entfernt, die Ätiologie dieses häufig rezidivierenden und überwiegend zu kognitiven und sozialen Behinderungen führenden Leidens zu kennen. Wir verfügen deshalb auch noch nicht über Instrumente der Krankheitsvorbeugung, der kausalen Therapie oder der Prävention von überdauernden Folgen. Was wir seit Kraepelins Tagen hinzugewonnen haben, ist eine hochwirksame symptomatische Therapie, die Verminderung von Rückfällen und die Verbesserung der Lebensqualität chronisch Kranker durch Rehabilitationsmaßnahmen“.

Die Vorstellungen über die Ätiologie der Schizophrenie waren nicht immer so kritisch. Die empirisch nicht fundierten Psychogenesetheorien, etwa die der schizophrenogenen Mutter [Fromm-Reichmann, 1959], die gespaltene Familie [Lidz, Cornelison und Fleck, 1965], die Double-Bind-Hypothese [Bateson et al., 1956] und gestörte kommunikative Prozesse zwischen den Eltern [Singer und Wynne, 1963] kann man beiseite lassen, obwohl sie unverantwortbares Leid über die meist schwer geprüften Eltern Schizophrener brachten. Erinnert man sich an die euphorische Aufbruchstimmung, die z.B. die 1956 erschienene Arbeit von Bateson et al. „Toward a theory of schizophrenia“ auslöste und in der die Theorie entwickelt wurde, dass sich in Familien von schizophrenen Patienten eine bestimmte Art widersprüchlicher Kommunikation – nämlich die Doppelbindung – findet und dass die Symptomatik aus dieser Beziehungsfalle heraus erklärt werden kann, so muss die apodiktische Feststellung Häfners mehr als ernüchternd wirken.

Es kann hieraus nur ein Schluss gezogen werden: Eine verantwortungsvoll gestaltete Psychotherapie Schizophrener muss sich zuallererst an dem orientieren, was wir über die Krankheit heute gesichert wissen: Sie darf sich nicht an zufälligen Ausrichtungen von Therapeuten orientieren, etwa einer psychoanalytischen, systemischen oder verhaltenstherapeutischen Sichtweise. Das psychotherapeutische Vorgehen muss auf unsere Kenntnis der Erkrankung abgestimmt sein; der Patient darf nicht einer Therapiemethode „unterworfen" werden. Jenseits all dieser Betrachtungen aber gilt: Die Schizophrenie ist eine Krankheit, die die ganze Persönlichkeit betrifft und in Mitleidenschaft zieht. Umso wichtiger ist es, dem Patienten von Anfang an mit einem über die reinen Krankheitserscheinungen hinausgehenden Interesse an seiner ganzen Person zu begegnen.

Grundlage der Therapie ist das Krankheitsverständnis des Therapeuten.

15.2 Was wissen wir heute über die schizophrene Erkrankung im Kindes- und Jugendalter?

Die Erkrankung ist nach dem ICD-10 definiert und klassifiziert; aber die Unterscheidung der klassischen klinischen Subtypen wie beispielsweise der Hebephrenie oder der paranoiden Schizophrenie erweist sich bei Adoleszenten für Verlauf und Prognose ohne entscheidenden Voraussagewert [Martin, 1991; Remschmidt et al., 1991; Schmidt und Blanz, 1992; Schulz et al., 1994]. Unabhängig von dieser Unterteilung in klinische Subtypen der Schizophrenie wurden anhand von psychopathologischen Merkmalen und Verlaufskriterien auch andere Ansätze zur Klassifikation schizophrener Psychosen entwickelt [Leonhard, 1986; Crow, 1980 a, b; Andreasen, 1982; Kay, 1991]. Speziell das Konzept der positiven (Typ I) und negativen (Typ II) Schizophrenie (s. Tab. 15.1) erscheint dabei für die Behandlung und den Verlauf der Schizophrenie im Kindes- und Jugendalter von besonderer Relevanz [Bettes und Walker, 1987; Remschmidt et al., 1991].

Tab. 15.1: Einige wichtige Merkmale zur Kennzeichnung von Typ-I- und Typ-II-Schizophrenien

	Typ-I-Schizophrenie (Positive Symptome, produktive Symptome, akute Schizophrenie)	**Typ-II-Schizophrenie** (Negative Symptome, Rückzugssymptomatik)
Klinische Symptomatik	Halluzination, Wahn, positive Denkstörung, gesteigerter Antrieb, Aggressivität, Erregung, bizarres Verhalten, Rededrang, Wortneubildungen	Affektive Antriebsarmut, sozialer und emotionaler Rückzug, Apathie, Spracharmut, verringerter Sprechantrieb, Anhedonie, negative Denkstörungen (Denkhemmung, Gedankenabreißen, Gedankensperre

Bestimmen negative Symptome das Krankheitsgeschehen im Rahmen einer Schizophrenie, so zeigt sich sowohl im stationären Behandlungsverlauf als auch unter rehabilitativen Bedingungen eine deutlich ungünstigere Prognose [Remschmidt et al., 1991, 1992, 1994]. Dies dürfte einerseits auf das schlechtere Ansprechen der neuroleptischen Medikation, andererseits auf die erschwerte Beeinflussung von negativen Symptomen durch psychotherapeutische und sozial-rehabilitative Maßnahmen zurückzuführen sein.

15.2.1 Entwicklungspsychopathologische Gesichtspunkte

Schizophrene Psychosen im Kindes- und Jugendalter müssen stets im Kontext von Entwicklungsvorgängen gesehen werden. Die Symptomatologie beim einzelnen Patienten lässt sich vielfach nur aus der jeweiligen Entwicklungsphase heraus begreifen. Alter und Entwicklungsstand müssen nach heutiger Auffassung als diejenigen Faktoren angesehen werden, die das klinische Bild der Psychosen des Kindes- und Jugendalters am stärksten prägen [Remschmidt, 1988; Remschmidt et al., 1994].

Die Kenntnis der kognitiven und emotionalen Entwicklung der jeweiligen Altersstufe sowie eine genaue Analyse der Entwicklungsaufgaben sind Voraussetzungen für das Verständnis der Psychosen und ihrer Symptomatik in Form von Wahninhalten und Halluzinationen. Letztere zeigen alterstypische Ausformungen, sind bei Kindern weniger systematisiert und durch die kindliche Phantasiewelt mitgeprägt, was auch die differenzialdiagnostische Abgrenzung gegenüber Normvarianten des kindlichen Erlebens notwendig macht.

Im Jugendalter können dann sog. Adoleszentenkrisen und Reifungskrisen (s. Abb. 15.1) das Vorfeld einer schizophrenen Psychose markieren bzw. diese auch zunächst maskieren [Remschmidt und Martin, 1992].

Bei den Adoleszentenkrisen handelt es sich um Normvarianten des Erlebens und Verhaltens in Form von Selbstwertskrupeln, Schuldgefühlen, Insuffizienzgefühlen, körperlichen und seelischen Selbstwertkonflikten, aus denen auf der Verhaltensebene nicht selten selbstverletzendes Verhalten, Suizidversuche, Weglaufen und oppositionelles Verhalten resultieren [Remschmidt, 1992]. Die fehlgeschlagene Bewältigung der Entwicklungsaufgaben und Entwicklungskrisen können dabei den Beginn der Psychose markieren und die Symptomatik mitbestimmen. Solche Überlegungen sind für die Therapie wichtig.

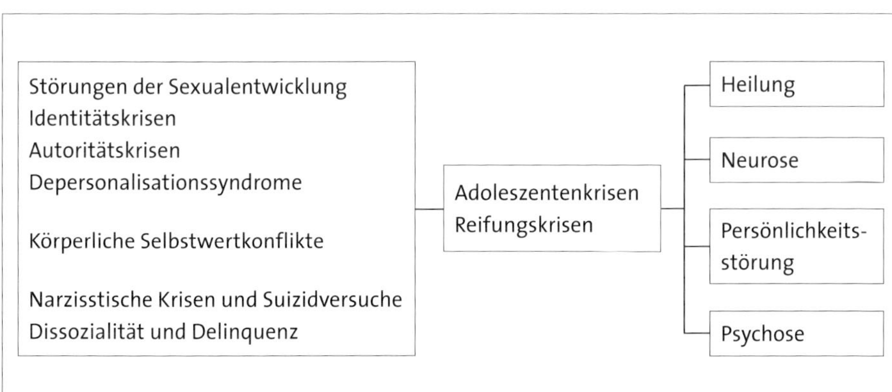

Abb. 15.1: Die sog. Adoleszentenkrisen und ihr möglicher Ausgang [nach Remschmidt, 1992]

15.2.2 Vulnerabilitäts-Stress-Modell

Für den Ausbruch einer schizophrenen Psychose kann nach heutigem Kenntnisstand davon ausgegangen werden, dass eine beim Patienten bestehende Vulnerabilität und Merkmale der prämorbiden Persönlichkeit mit belastenden Lebensereignissen und Familieneinflussfaktoren in Wechselbeziehung stehen und das Scheitern von Bewältigungsaufgaben zur Dekompensation der Psychose beitragen kann.

Die wesentlichen Merkmale einer erhöhten Vulnerabilität [Zubin und Spring, 1977] lassen sich dabei wie folgt zusammenfassen:

- Eingeschränkte Informationsverarbeitung (Störung der Aufmerksamkeit, erhöhte Ablenkbarkeit durch Störreize, Selektionsschwäche)
- Unangepasste autonome Reaktionen (Hypo- oder Hypererregung, mangelnde Habituationsfähigkeit des autonomen Nervensystems)
- Eingeschränkte Kompetenz
- Mangelnde Bewältigungsstrategien

Diese Charakteristika stehen in Wechselbeziehung mit verschiedenen psychosozialen Stressoren. Hierzu gehören vor allem affektive und kognitive Faktoren im familiären Umfeld und belastende Lebensereignisse (Life Events). Akut eintretende belastende Lebensereignisse spielen dabei als Risikofaktoren für das Auftreten einer Psychose eher eine untergeordnete Rolle, während langfristig belastende Situationen im familiären und sozialen Umfeld von größerer Bedeutung sind [Dohrenwend et al., 1987]. Dieses „Vulnerabilitäts-Stress-Modell" bildet eine entscheidende Grundlage für das Behandlungskonzept der Schizophrenie. Im Zentrum der Psychotherapie und in der rehabilitationsrelevanten Sicht der Schizophrenie steht also die Betrachtung der sog. „Basis-Störungen" und der „Negativsymptomatik" sowie verwandter Konzepte [Huber, 1966], die beinhalten, dass der Patient primär an kognitiven und perzeptiven Störungen leidet, die seine allgemeine Belastbarkeit, seine Leistungsfähigkeit und seine Kompetenz erheblich beeinträchtigen, und die, wenn zusätzliche Stressfaktoren von außen kommen, soweit eskalieren können, dass der Realitätskontakt gestört wird und schließlich das gesamte seelische Leben aus der Balance gerät. Zum anderen bedürfen die Negativsymptome, die im emotionalen Bereich liegen, wie Depressivität, Anhedonie und Antriebsstörung, einer besonderen Berücksichtigung.

15.2.3 Ergebnisse der Familienforschung

Schließlich sind die Ergebnisse der EE-Forschung („Expressed Emotions") zu berücksichtigen. Nach diesen Forschungsergebnissen lässt sich die familiäre Atmosphäre in den betroffenen Familien mit einem schizophrenen Jugendlichen anhand von drei entscheidenden Merkmale näher beschreiben [Vaughn und Leff, 1976 a, b; Hahlweg et al., 1989]:

- **Kritik**: Erfasst werden kritische Äußerungen über den Patienten, sowohl verbale Aspekte (Missbilligung, Abneigung, Ärger gegenüber dem Patienten) als auch abfälliger oder wütender Tonfall.
- **Feindseligkeit**: Erfasst wird das Ausmaß der Ablehnung der Person des Patienten durch den Angehörigen.
- **Emotionales Überengagement**: Erfasst wird das Ausmaß der emotionalen Beteiligung des Angehörigen am Leben und an der Person des Patienten. Dabei spielen Merkmale wie extreme Sorge oder Fürsorglichkeit – Protektivität – eine entscheidende Rolle.

Die EE-Forschung hat gezeigt, dass die Familienatmosphäre auf den Verlauf der Schizophrenie, nicht jedoch auf deren Entstehung Einfluss nimmt. Die Wirksamkeit von Interventionsstudien und der Einfluss der Betreuung von Angehörigen belegt anhand einer deutlichen Verringerung der Rückfallraten die Bedeutung familiärer Faktoren für den Verlauf der Erkrankung.

15.3 Behandlungsmaßnahmen

Die Behandlungsmaßnahmen schizophrener Psychosen müssen in einen Gesamtplan integriert werden und umfassen im Kindes- wie im Jugendalter folgende Aspekte [Martin und Remschmidt, 1983, 1984; Werner und Martin, 2003; Remschmidt und Martin, 1992]:

- Psychopharmakologische Behandlung der Akutsymptomatik
- Psychopharmakologische Aspekte der Rezidivphrophylaxe
- Psychotherapeutische Maßnahmen
- Familienbezogene Maßnahmen
- Spezifische Rehabilitationsmaßnahmen dort, wo sie indiziert sind

15.3.1 Individuelle psychotherapeutische Maßnahmen

Psychotherapeutischer Zugang in der Akutphase

Zweifellos ist in der Akutphase zunächst die psychopharmakologische Behandlung die dominierende Therapieform. Es ist jedoch ausdrücklich zu betonen, dass das therapeutische Gespräch mit dem an einer schizophrenen Psychose Erkrankten eine der wichtigsten und langfristig auch tragfähigsten therapeutischen Maßnahmen darstellt. Diese Gespräche haben, insbesondere in der Akutphase, selbstverständlich auch diagnostischen, immer aber auch therapeutischen Charakter. Eine verbindliche Methodik gibt es dabei nicht, der jeweils einzuschlagende Weg ist von den individuellen Besonderheiten des jeweiligen Patienten, den im Vordergrund stehenden Symptomen und nicht zuletzt von der Persönlichkeit des Arztes abhängig. Es kommt in erster Linie darauf an, einen tragfähigen Kontakt zum Patienten herzustellen und zu halten. Es gilt, den Patienten in seiner gesamten Persönlichkeit anzunehmen. Die gesunden Anteile des Patienten müssen erkannt und gestärkt werden, Selbsthilfevorgänge müssen angestoßen, erhalten und evtl. korrigiert werden. Der supportive Charakter des Gespräches besteht in einem stützenden, führenden, beratenden und fördernden Kontakt. In diesen supportiven, den Patienten „haltenden" Gesprächen gilt es, dem paranoiden und angstüberfluteten Patienten vorsichtig „ans gesunde Ufer" zu verhelfen. Die Aufgabe in der Akutphase besteht nicht im „Geschehenlassen" im Sinne einer fälschlicherweise als „therapeutisch" angesehenen „Regression", der dann eine „therapeutisch induzierte Progression" folgen soll. In einer taktvollen, aber mit einer dem Patienten Sicherheit vermittelnden Weise, sollten vielmehr frühzeitig Wahninhalte korrigiert und krankhafte Verhaltensweisen – etwa Distanzstörungen auf sexuellem Gebiet – „abgebogen" werden. Die „Lernaufgabe" des Patienten in der Akutphase ist es ja, zur gesunden Normalität und Realität so rasch als möglich zurückzufinden. Der Patient soll frühzeitig – nach der Phase des explorativen Kennenlernens der Symptomatik – Informationen bezüglich der krankhaften Natur von akustischen, optischen oder Körperhalluzinationen erhalten. Indem der Therapeut zu erkennen gibt, dass er diese Phänomene – aus anderen Krankenbehandlungen – kennt und dass er sie nicht beunruhigend findet, weil sie behandelbar sind, trägt er sehr früh zur Entängstigung des Patienten bei.

Nach Abklingen der Akutsymptomatik stellen sich für die weitere psychotherapeutische Betreuung folgende drei Schwerpunkte:

- **Schrittweise Aufklärung des Patienten über die Natur seiner Erkrankung:** Nach Remission der Akutsymptomatik ist die erste Aufgabe der Psychotherapie, dem Kind oder Jugendlichen verständlich zu machen, „was mit ihm passiert ist", d.h., ihn in die Lage zu versetzen, die psychotischen Erlebnisinhalte „sinnvoll" einzuordnen, zu verstehen und sich damit auseinander zu setzen. Wichtig ist, dass dies in einer behutsamen und den Patienten emotional nicht belastenden Weise geschieht. Die Therapie hat deswegen wiederum supportiven, stützenden und nicht konfliktaufdeckenden oder gar deutenden Charakter. Verständnis über die Natur seiner Erkrankung bedeutet, dass der Patient im Idealfall lernt, mit emotional belastendem Stress so umzugehen, dass kein Rezidiv ausgelöst wird. Typische Stressoren im Jugendalter sind Verliebtheiten, Prüfungsängste, falsches Einschätzen der eigenen Fähigkeit mit resultierenden Überforderungen und familiäre Konflikte, zentriert im Spannungsfeld zwischen Autonomie und Abhängigkeit von der Familie.
- **Umgang mit der kognitiven Basisstörung:** Einen weiteren Ansatzpunkt für die Psychotherapie schizophrener Patienten bildet der Umgang mit den sog. kognitiven Basisstörungen, die ihm zunächst verständlich gemacht werden müssen und die mit einem speziellen Trainingsprogramm angegangen werden können. Die kognitiven

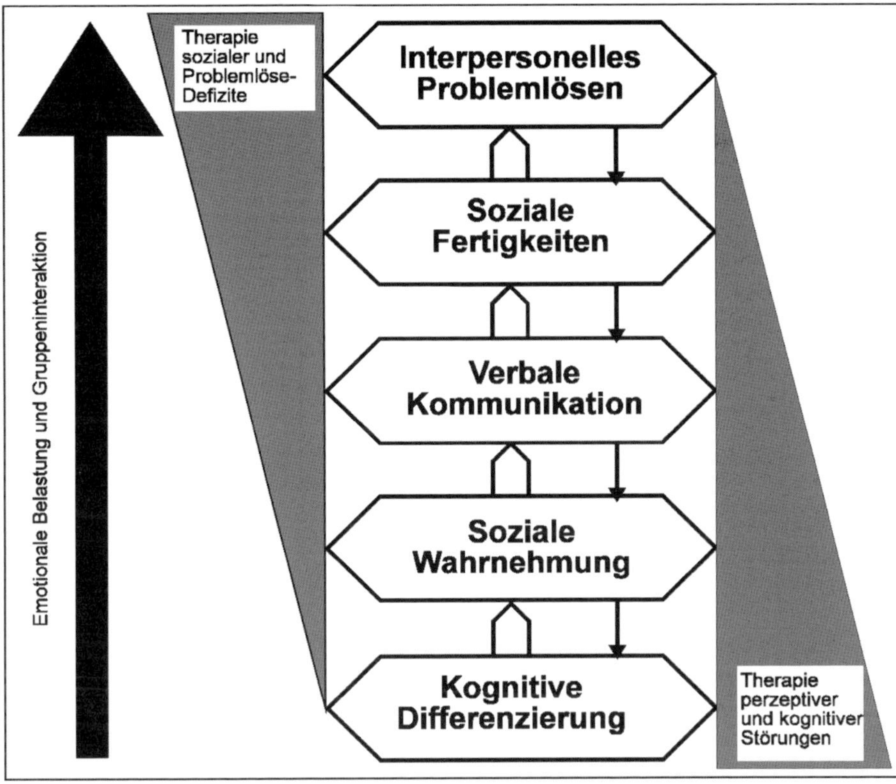

Abb. 15.2: Training sozialer Fertigkeiten: Schematische Darstellung des integrierten psychologischen Therapieprogramms (IPT) [nach Roder et al., 2002, S. 88]

Denk-, Wahrnehmungs- und Handlungsstörungen äußern sich als Blockierungen, Gedankendrängen und Gedankenjagen, Gedankenleere, Vorstellungszwänge, weitschweifiges, zerstreutes, leicht ablenkbares oder assoziatives und wenig gerichtetes Denken. Die Konzentration ist ebenso beeinträchtigt wie die Gedächtnisleistung und das unmittelbare Behalten. Die Wahrnehmung kann in quantitativer und qualitativer Hinsicht verzerrt sein. Es können Licht- und Geräuschempfindlichkeiten, sensorische Überwachheit, verschwommenes, verzerrtes sowie verformtes Sehen oder ähnlich gelagerte Störungen bestehen. Motorische Handlungsvollzüge können erschwert und blockiert sein. Es kommt zum Verlust von Fähigkeiten für automatisch oder halbautomatisch ablaufende Tätigkeiten, schließlich zu Coenästhesien und zu vegetativen Störungen. Solche Störungen müssen vom Therapeuten aktiv angesprochen werden, da die Patienten sie von sich aus oft nicht äußern. Verständlich machen

heißt in diesem Zusammenhang, dass dem Kind oder Jugendlichen verdeutlicht wird, dass diese Störungen, die er subjektiv ja recht gut angeben und schildern kann, mit seiner Grunderkrankung zusammenhängen und sie sowohl durch Übungsmaßnahmen als auch durch eine Behandlung der Grundstörung gebessert bzw. beseitigt werden können. Stellvertretend für andere, ähnlich strukturierte Therapieprogramme sei auf das integrierte psychologische Therapieprogramm für schizophrene Patienten (IPT) von Roder, Brenner und Kienzle [2002] hingewiesen (s. Abb. 15.2).
Diese Therapieprogramme liefern in abgestufter Folge ein Training zur Übung in kognitiven Differenzierungen, ein Training der sozialen Wahrnehmung und der Kommunikation bis hin zu Übungen, die Problemlösestrategien vermitteln sollen.
Über diese systematischen Programme hinaus sind eine Reihe von spezifischen Techniken entwickelt worden, um kognitive Symptome zu beeinflussen. Tabelle 15.2 gibt eine Übersicht über diese Ansätze.

Tab. 15.2: Häufig eingesetzte kognitiv-behaviorale Interventionen bei Jugendlichen bzw. jungen Erwachsenen mit chronischer oder akuter Schizophrenie

Kognitive Strategien	Hauptprobleme/Zielsymptome
Ablenkungstechniken [Haddock et al. 1996]	Verzweiflung, Zerrüttung auf Grund von Halluzinationen
Fokussierungstechniken: Fokussierung und Exposition [Haddock et al. 1996, 1998]	Verzweiflung, Zerrüttung auf Grund von Halluzinationen
Vernünftiges Antwortverhalten [Kingdon und Turkington 1994, Haddock et al. 1998]	Kontrolle über Halluzinationen, Reduktion von Verzweiflung
Veränderung von Überzeugungen („beliefs") [Chadwick und Lowe 1990, Chadwick und Birchwood 1994, Haddock et al. 1996]	Veränderung von Patienten-Überzeugungen („beliefs"), die in Zusammenhang mit Halluzinationen stehen, Reduktion von Verzweiflung
Verbesserung von Bewältigungsstrategien [Tarrier et al. 1993]	Halluzinationen, Wahn
Problemlöseverhalten [Tarrier et al. 1993]	Angst

- **Bearbeitung der sekundären psychosozialen Probleme.** Schließlich entstehen im Rahmen der schizophrenen Erkrankung auch zahlreiche sekundäre Probleme, die von Kontaktstörungen, Entfremdungs- und Insuffizienzerlebnissen bis hin zu Ängsten und Befürchtungen vor allen Alltagsproblemen reichen. Auch hier gilt das Prinzip der supportiven Therapie: Einerseits dem Patienten vor dem Hintergrund seiner

Erkrankung das Problem verständlich machen, auf der anderen Seite durch Erarbeitung einer Lösungsstrategie Erfolgserlebnisse verschaffen.

Diesen drei genannten Gesichtspunkten sollen in der Psychotherapie auch durch entsprechende Rahmenbedingungen (im Setting) Rechnung getragen werden. Sie spielen sich keineswegs nur im Einzelgespräch mit dem behandelnden Arzt oder Psychologen ab, sondern erstrecken sich ebenso auf die Einbeziehung in die beschäftigungstherapeutischen Maßnahmen oder bei der Einübung der Bewältigung von Alltagsproblemen (z.B. einkaufen gehen, Feste gestalten, Schulbesuch, Praktikum oder Anlerntätigkeiten usw.).

- Grundsätzlich sollten folgende Aspekte bei der psychotherapeutischen Betreuung von jugendlichen Patienten, die an einer Schizophrenie erkrankt sind, Berücksichtigung finden [Werner und Mattejat, 1993]:
- Die Haltung des Therapeuten in der Beziehung zum Patienten ist einerseits gekennzeichnet durch einen hohen Grad an persönlicher Präsenz in dem Sinne, dass er „greifbar“ ist, sich kümmert, Stellung bezieht, wenn nötig dem Jugendlichen auch Widerstand entgegensetzt. Zum anderen muss eine deutliche Distanz gewahrt werden, die beinhaltet, dass man dem Patienten mit Höflichkeit und Respekt begegnet. Der Patient soll den Therapeuten als fürsorglichen, aber auch eigenständigen Menschen erleben, an den man sich einerseits vertrauensvoll mit seinen Sorgen und Ängsten wenden kann, dem man andererseits aber auch soviel Standfestigkeit zutraut, dass er Sicherheit und Halt geben kann.
- Der Patient muss die Möglichkeit haben, alle Dinge, die ihn bewegen, in der Therapie zum Ausdruck zu bringen. Der Therapeut wird diese Themen im Rahmen eines supportiven Vorgehens aufgreifen, aber dabei ein konfliktaufdeckendes, emotional belastendes Vorgehen vermeiden. Die Bearbeitung der Konflikte erfolgt in einer stützenden, führenden, beratenden Vorgehensweise; anknüpfend an die immer vorhandenen gesunden Anteile des Patienten muss die Therapie den Raum bieten, in dem der jugendliche Schizophrene seine adoleszenzspezifischen Probleme lösen kann, z.B. Autonomieentwicklung oder die Annäherung an das andere Geschlecht. Schließlich ist die Therapie darauf gerichtet, spezifische Symptome zu beseitigen. Neben den genannten standardisierten Therapieprogrammen, die kognitive Störungen oder Defizite in der sozialen Kompetenz bessern sollen, können z.B. zur Behandlung spezifischer Zwänge verschiedene verhaltenstherapeutische Techniken in die Therapie integriert werden.

15.3.2 Familienbezogene Maßnahmen

Die Ergebnisse der EE-Forschung sind weiter oben skizziert. Was aber bedeuten diese Ergebnisse für die Psychotherapie jugendlicher Schizophrener? Für das praktische Vorgehen bedeutet dies, dass bei Kindern und Jugendlichen mit einer schizophrenen Erkrankung auch die Familie in den Behandlungsprozess einbezogen werden sollte. Von früher üblichen ambitionierten Konzepten der Familientherapie in Familien mit einem schizophrenen Patienten ist man abgekommen. Die aktuellen Forschungsergebnisse und ebenso die praktischen Erfahrungen zeigen, dass es die „psychotische Familie" ebenso wenig wie die „schizophrenogene Familie" gibt. Man kann auch nicht von vorneherein annehmen, dass in einer Familie mit einem psychotischen Kind oder Jugendlichen etwas dysfunktional ist.

Die Zusammenarbeit mit der Familie konzentriert sich im Sinne einer psychoedukativen oder psychagogischen Familientherapie auf die Beeinflussung des Familienklimas.

Tab. 15.3: Zusammenarbeit mit Familien von psychotischen Jugendlichen [nach Mattejat, 1989]

Interventionsebene	Problembereich (Fokus)	Schwerpunkt der Zielsetzung	Typische Methoden
Familienberatung (Elternberatung)	• Informationsmangel • Verunsicherung • Entmutigung • Diffuse Schuldgefühle	• Entwicklung eines tragfähigen Therapiebündnisses	• Orientierung und Sicherheit durch Information • Positive Konnotation
Stützend-strukturierende Familientherapie	• Wechselwirkung Symptomatik und Familieninteraktion (Symptomatik und maligne Interaktionsmuster verstärken sich wechselseitig)	• Neutralisierung und Kontrolle der Symptomatik (Entkoppelung der Wechselwirkung Symptome und Familieninteraktion) • Unterbrechung der sekundären Dynamik (sekundäre Prävention)	• Klare Absprachen und Festlegungen • Verhaltensaufgaben • „Verhaltensverträge" („Direkte" Interventionen)
Weiterführende entwicklungsbezogene Familientherapie	• Entwicklungshemmende Beziehungsmuster und Familienkonflikte	• Erweiterung des Handlungs- und Entscheidungsspielraumes: Freisetzung von Entwicklungsmöglichkeiten	• Umdeutung (Reframing) • Paradoxe und provokative Methoden („Indirekte" Methoden) • Konfliktverhandlung • Nicht verbale und aktionale Methoden

Hierbei spielt die Entlastung der Familie, die Veränderung emotional belastender Familieninteraktionen im Sinne einer „Abmilderung" unter Einbeziehung der Angehörigen in die Rezidivphrophylaxe eine Rolle. Schwerpunkt der Familienarbeit sind die Aufklärung der Familie über die Art der Erkrankung, die Beratung und Einübung im Umgang mit kritischen Situationen sowie die Entwicklung familiärer Strategien zum Umgang mit Belastungen innerhalb und außerhalb der Familie. Das strukturierte Therapieprogramm in Familien kann dazu beitragen, dass der Patient weniger überschießenden und feindseligen Emotionen seitens anderer Familienangehöriger ausgesetzt ist. Tabelle 15.3 fasst das Vorgehen schematisch zusammen.

Wie Tabelle 15.3 zu entnehmen ist, unterscheiden wir verschiedene Interventionsebenen, bei denen unterschiedliche Ziele im Vordergrund stehen, die auch verschiedene Therapiephasen repräsentieren [Mattejat, 1989]: Grundlage ist die Familienberatung bzw. Elternberatung. Das Hauptziel besteht hier in der Entwicklung eines tragfähigen Therapiebündnisses. Dazu gehören die Informationen über die Krankheit, die Vorstellung zur Pathogenese, die Behandlungsmöglichkeiten, die Art der Medikation und ihrer möglichen Nebenwirkungen.

Auf dieser Basis kann dann eine stützende bzw. deeskalierende Familientherapie aufbauen. Das wesentliche Ziel hierbei ist die Kontrolle und Neutralisierung der Symptomatik. Das bedeutet, dass die sekundäre Dynamik, Konflikte und „Teufelskreise", die durch die Psychose ausgelöst werden, unterbrochen werden müssen. Es geht darum, die Symptomatik und die Familieninteraktion gleichsam voneinander abzukoppeln.

Bei manchen Familien treten, nachdem die psychotische Symptomatik abgeklungen ist und die Familie nicht mehr akut durch die Symptome geängstigt erscheint, andere Probleme in den Vordergrund. In der weiterführenden und entwicklungsbezogenen Familientherapie geht es dann um die persönliche und emotionale Selbstständigkeit der Patienten, die Verminderung ihrer inneren Abhängigkeit von den Eltern, ihre Ablösung von der Familie; für die Eltern ist es wichtig, ihr ehemals krankes Kind aus dem Blickwinkel des Patienten zu entlassen und ihm selbst mehr Eigenverantwortung zuzubilligen.

Die Psychotherapie der Schizophrenie im Jugendalter gründet auf einem bestimmten Verständnis der Erkrankung, soweit dies heute möglich ist. Hierbei bieten die Konzepte

- Basisstörung und Negativsymptomatik,
- Vulnerabilität und Stress und
- „Expressed Emotions"

Ansatzpunkte für eine psychotherapeutische Beeinflussung des Patienten und seiner Familie. Zusätzlich sind die spezifischen entwicklungspsychopathologischen Gesichtspunkte zu berücksichtigen. Die grundsätzliche Haltung des Therapeuten ist supportiv; dies bedeutet, dass der Therapeut dem Patienten als Person greifbar und Halt gebend gegenübertreten soll in der Rolle derjenigen Person, die dem Patienten zur Verfügung steht, wenn etwa fragmentarisch auftauchende Wahnreste oder andere beunruhigende Phänomene es notwendig erscheinen lassen, die Beziehung zur Realität zu prüfen.

Literatur

Andreasen NC, Negative symptoms in schizophrenia: definition and reliability. Arch Gen Psychiat (1982), 29, 784–788

Andreasen NC, Olsen S, Negative versus positive schizophrenia. Arch Gen Psychiat (1982), 39, 789–794

Bateson G et al., Toward a theory of schizophrenia. Behavioral Science (1956), 1, 251–264

Bettes BA, Walker E, Positive and negative symptoms in psychotic and other psychiatrically disturbed children. J Child Psychol Psychiat (1987), 28, 555–568

Chadwick P, Lowe F, The measurement and modification of delusional beliefs. J Consulting Clin Psychol (1990), 58, 225–232

Chadwick P, Birchwood M, The omnipotence of voices: Cognitive approach to auditory hallucinations. Br J Psychiat (1994), 164, 190–201

Crow TJ, Positive and negative schizophrenic symptoms and the role of dopamine. Br J Psychiat (1980 a), 137, 383–386

Crow TJ, Molecular pathology of schizophrenia: more than one disease process? Br Med J (1980 b), 280, 66–68

Dohrenwend BP et al. (1987) Social and psychosocial risk factors for episodes of schizophrenia. In: Häfner H, Gattaz WF, Janzarik W (Eds.), Search for the causes of schizophrenia, 275–296. Springer, New York, Berlin, Heidelberg

Fromm-Reichmann F (1959) Psychoanalysis and psychotherapy. University of Chicago Press, Chicago

Haddock G, Bentall RP, Slade PD (1996) Focussing versus distraction approaches in the treatment of persistent auditory hallucinations. In: Haddock G; Slade PD (Eds.), Behavioural intervention with psychotic disorder. Routledge, London

Haddock G et al., Individual cognitive-behavioural interventions in early psychoses. Br J Psychiat (1998), 172 (Suppl. 33), 93–100

Hahlweg K et al. (1989) Familienbetreuung schizophrener Patienten: Rückfallprophylaxe und Änderung der familiären Kommunikationsmuster. In: Böker B, Brenner HD (Hrsg.), Schizophrenie als systemische Störung, 243–255. Hans Huber, Bern

Huber G, Reine Defektsyndrome und Basis-Stadien endogener Psychosen. Fortschritte der Neurologie, Psychiatrie und ihrer Grenzgebiete (1966), 34, 409–426

Kay SR (1991) Positive and negative syndromes in schizophrenia: assessment and research. Brunner-Mazel, New York

Kingdon DG, Turkington D (1994) Cognitive Behaviour Therapy of Schizophrenia. The Guilford Press, New York, London

Leonhard K (1986) Aufteilung der endogenen Psychosen und ihre differenzierte Ätiologie, 2. Aufl. Akademie-Verlag, Berlin

Lidz T, Cornelsion A, Fleck S (1965) Schizophrenia and the family. International University Press, New York

Martin M (1991) Verlauf der Schizophrenie im Jugendalter unter Rehabilitationsbedingungen. Enke, Stuttgart

Martin M, Remschmidt H (1984) Rehabilitationsbehandlung jugendlicher Schizophrener. In: Remschmidt H (Hrsg.), Psychotherapie mit Kindern, Jugendlichen und Familien, Bd. II, 228–235. Enke, Stuttgart

Martin M, Remschmidt H, Ein Nachsorge- und Rehabilitationsprojekt für jugendliche Schizophrene. Z Kinder Jugendpsychiat (1983), 11, 234–242

Mattejat F (1989) Familientherapie bei psychotischen Jugendlichen. Vortrag, Innsbruck

Remschmidt H (Ed.) (2001) Schizophrenia in children and adolescents. Cambridge University Press, Cambridge

Remschmidt H et al., Childhood onset schizophrenia: history of the concept and recent studies. Schizophrenia Bull (1994), 20, 727–745

Remschmidt H (1992) Psychiatrie der Adoleszenz. Thieme, Stuttgart

Remschmidt H, Martin M, Die Therapie der Schizophrenie im Jugendalter. Dtsch Ärztebl (1992), 89, 387–396

Remschmidt H, Martin M, Schulz E (1992) Die Behandlung schizophrener Psychosen in der Adoleszenz mit Clozapin (Leponex). In: Naber D, Müller-Spahn F (Hrsg.), Clozapin – Pharmakologie und Klinik eines atypischen Neuroleptikums, 99–119. Schattauer, Stuttgart, New York

Remschmidt H et al. (1991) The concept of positive and negative schizophrenia in child and adolescent psychiatry. In: Marneros A, Andreasen NC, Tsuang MT (Eds.), Negative versus positive schizophrenia, 219–242. Springer, New York, Berlin, Heidelberg

Remschmidt H (1988) Schizophrene Psychosen im Kindesalter. In: Kisker KP et al. (Hrsg.), Psychiatrie der Gegenwart, Bd. 7, Kinder- und Jugendpsychiatrie, 89–117. Springer, Berlin, Heidelberg, New York

Roder V, Brenner HD, Kienzle N (2002) Integriertes psychologisches Therapieprogramm für schizophrene Patienten (IPT), 5. Aufl. Psychologie Verlags Union, Verlagsgruppe Beltz, Weinheim

Schmidt MH, Blanz B (1992) Behandlungsverlauf und Katamnesen von 122 Psychosen in der Adoleszenz. In: Nissen G (Hrsg.), Endogene Psychosyndrome und ihre Therapie im Kindes- und Jugendalter. Psychiatriehistorische, entwicklungspsychiatrische, psychopathologische, katamnestische, humangenetische, prognostische, psychotherapeutische und psychopharmakologische Aspekte, 193–177. Hans Huber, Bern

Schulz E, Martin M, Remschmidt H, Zur Verlaufsdynamik schizophrener Erkrankungen in der Adoleszenz. Z Kinder Jugendpsychiat (1994), 22, 262–274

Singer WT, Wynne LC, Differentiating characteristics of parents of childhood schizophrenics, childhood neurotics and young adult schizophrenic. Am J Psychiat (1963), 120, 234–243

Tarrier M et al., A trial of two cognitive-behavioural methods treating drug-resistent residual symptoms in schizophrenic patients: I. Outcome. Br J Psychiat (1993), 162, 524–532

Vaughn CE, Leff J, The measurement of expressed emotion in the families of psychiatric patients. Br J Soc Clin Psychol (1976 a), 15, 157–165

Vaughn CE, Leff J, The influence of family and social factors on the course of psychiatric illness: A comparison of schizophrenic and depressed neurotic patients. Br J Psychiat (1976 b), 129, 125–137

Werner W, Martin M, Von der Krankheit zurück ins Leben. Neurotransmitter (2003), 5, 45–48

Werner W, Mattejat E (1993) Psychotherapie in der Langzeitbehandlung schizophrener Jugendlicher. In: Poustka F, Lehmkuhl U (Hrsg.), Gefährdung der kindlichen Entwicklung. Quintessenz, München

Zubin J, Spring B, Vulnerability – a new view of schizophrenia. J Abnormal Psychol (1977), 86, 103–126

16 Psychotherapie bei selbstverletzendem Verhalten

C. Fleischhaker, E. Schulz

16.1 Einführung

Im Rahmen der Kinder- und Jugendpsychiatrie gehören der Umgang mit selbstverletzendem Verhalten und seine Behandlung mit zu den schwierigsten therapeutischen Herausforderungen, oft im Sinne von Notfall- und Kriseninterventionen.

Unter dem Begriff „selbstverletzendes Verhalten" werden verschiedene Handlungsweisen zusammengefasst, deren gemeinsames Ziel die Beschädigung des eigenen Körpers ist. Es gibt eine Vielzahl synonymer Bezeichnungen, die in Tabelle 16.1 zusammengefasst sind.

Tab. 16.1: Zur Nomenklatur des selbstverletzenden Verhaltens

- Selbstdestruktives Verhalten
- Selbstbestrafendes Verhalten
- Autoaggressives Verhalten
- Automutilation
- Masochistisches Verhalten
- Selbstverstümmelung

Obwohl selbstverletzendes und suizidales Verhalten gemeinsam haben, dass sich ein schädigender Impuls gegen den eigenen Körper richtet, unterscheiden sie sich doch darin, dass selbstverletzendes Verhalten in der Regel nicht auf die Beendigung des eigenen Lebens hinzielt, sondern dass die wiederholte Beschädigung des eigenen Körpers das zentrale Phänomen darstellt. Die Wiederholungstendenz gehört ebenso dazu wie die Verletzung als solche. Insofern ist es auch gerechtfertigt, selbstverletzendes Verhalten in gewissem Sinne als habituelle Verhaltensweise [Remschmidt, 1992] zu bezeichnen.

Selbstverletzendes Verhalten muss als multikausal bedingtes Störungsbild angesehen werden und tritt mit einer Vielzahl von möglichen Verursachungsfaktoren in Erscheinung. Im Hinblick auf die Epidemiologie findet sich ein gehäuftes Auftreten bei ganz unterschiedlichen psychiatrischen Erkrankungen und Störungsbildern. Gestützt auf angloamerikanische Studien gibt Scharfetter [1992] eine Häufigkeitsrate von unter 1% in der Allgemeinbevölkerung an. Bei geistig behinderten Heiminsassen werden Raten von bis zu 40% [Brezovsky, 1985], bei Anorexia nervosa und Bulimia nervosa von 35–40%, bei Persönlichkeitsstörungen von ca. 34% und bei Gefängnisinsassen von 24% gefunden [Scharfetter, 1992]. Bei Jugendlichen mit Störungen des Sozialverhaltens, Delinquenz und aggressivem Verhalten wird selbstverletzendes Verhalten in ca. 40% beschrieben

[Feldman, 1988]. Kinder und Jugendliche mit Blindheit zeigen sehr hohe Raten von Stereotypien und selbstverletzendem Verhalten, in einzelnen Untersuchungen bis nahezu 100% [Tröster, Beelmann und Brambring, 1991]. Zwischen 42 und 66% von weiblichen Adoleszenten um das 20. Lebensjahr mit selbstverletzendem Verhalten berichten von körperlichem und/oder sexuellem Missbrauch in der Vorgeschichte [Favazza, 1992]. In einer Heidelberger Untersuchung [Resch, 1998, 2001], die an 161 jugendlichen Patienten konsekutiv erhoben und durchgeführt wurde, zeigten 19% der Patienten automutilatives Verhalten. Dabei ergab sich, dass Selbstverletzungen als Einzelereignisse nur selten auftraten. Lediglich 4% der Patientinnen mit selbstverletzendem Verhalten hatten zum Untersuchungszeitpunkt erst einmal Hand an sich gelegt, 25% zwei- bis dreimal, aber 71% bereits mehr als dreimal. 73% favorisierten Schnittwunden vor anderen Formen der Selbstbeschädigung. In 85% wurde eine Verletzung der Extremitäten, in 15% auch des Rumpfes beobachtet.

16.2 Klassifikation und Symptomatologie

In Bezug auf die Klassifikation muss hervorgehoben werden, dass es sich bei selbstverletzendem Verhalten nicht um eine Diagnose handelt, sondern um Verhaltensweisen, die in der Regel mit einem komplexen Störungsbild im Rahmen verschiedenster Erkrankungen vergesellschaftet sind. Tabelle 16.2 zeigt, bei welchen kinder- und jugendpsychiatrischen Erkrankungen und Störungsbildern das selbstverletzende Verhalten gehäuft anzutreffen ist.

Tab. 16.2: Selbstverletzendes Verhalten bei kinder- und jugendpsychiatrischen Erkrankungen und Störungsbildern

- Autismus
- Geistige Behinderung
- Stoffwechselstörung und Missbildungssyndrom
- Lesch-Nyhan-Syndrom; Cornelia-De-Lange-Syndrom
- Psychose
- Zwangssyndrom
- Gilles-de-la-Tourette-Syndrom
- Deprivationssyndrom
- Störung des Sozialverhaltens
- Persönlichkeitsstörung (besonders vom Borderline-Typ)
- Essstörung (besonders Bulimia nervosa)
- Posttraumatische Belastungsstörung

Die gebräuchlichen Klassifikationsschemata subsumieren das selbstverletzende Verhalten unter der Kategorie stereotype Bewegungsstörungen mit selbstverletzendem Verhalten [307.3; DSM-IV; APA, 1994], bzw. differenzieren zwischen einer stereotypen Bewegungsstörung mit und ohne Selbstverletzung [F98.4; ICD-10; WHO, 1991].

Unter der Bezeichnung stereotypes selbstverletzendes Verhalten werden folgende Verhaltensweisen eingeschlossen:

- Wiederholt den Kopf schlagen
- Ins Gesicht schlagen
- In die Augen bohren
- In Hände, Lippen oder andere Körperpartien beißen

Diese Formen der Selbstbeschädigung treten meist in Verbindung mit einer Intelligenzminderung auf. Neben diesen Symptomen des selbstverletzenden Verhaltens treten jedoch auch bei Kindern und Jugendlichen habituelle Verhaltensweisen in Erscheinung, die durchaus zu gesundheitlichen Beeinträchtigungen und teilweise auch zu lebensbedrohlichen Selbstbeschädigungen führen können. Hierzu gehören:

- Trichotillomanie mit Trichophagie
- Rumination
- Pica-Symptomatik

Hallopeau, ein französischer Arzt, beschrieb 1889 im Rahmen einer Fallvorstellung in Paris einen jungen Mann, der sich Körperhaare büschelweise ausriss. Hallopeau prägte als Erster für diese Symptomatik den Begriff Trichotillomanie [Dielmann, 1969]. In der ICD-10 [WHO, 1991] wird dieses Symptom den abnormen Gewohnheiten und Störungen der Impulskontrolle (F63) zugeordnet und wie folgt definiert: „Die Störung ist durch einen sichtbaren Haarverlust charakterisiert infolge einer Unfähigkeit, ständigen Impulsen zum Haareausreißen zu widerstehen. Vor dem Haareausreißen besteht meist eine zunehmende Spannung, danach folgt ein Gefühl von Entspannung oder Befriedigung. Die Diagnose sollte nicht gestellt werden, wenn eine Hautentzündung besteht oder das Haareausreißen auf Wahn oder Halluzination beruht.“ Vergesellschaftet sich die Trichotillomanie mit dem Ingestieren der Haare (Trichophagie), so kann dies zu lebensbedrohlichen Konglomeraten (Trichobezoar) mit Verschlusssymptomatik führen.

Bei der Rumination handelt es sich um das willkürliche Heraufwürgen von Nahrung ohne Übelkeit oder gastrointestinale Erkrankung. Infolge dieser Symptomatik kann es zu schwerer Fehl- und Mangelernährung und verschiedenen körperlichen Begleiterkrankungen kommen.

Die Bezeichnung Pica leitet sich vom lateinischen Wort für Elster ab und meint die Ingestion nicht ess- und genießbarer Substanzen. Dabei kann es sich um Schmutz, Abfälle, Sand, Mörtel, Erde, Steine, Glas etc. handeln. Es besteht Verletzungs- und Infektionsgefahr. Tabelle 16.3 fasst die häufigsten Symptome im Rahmen des selbstverletzenden Verhaltens zusammen.

Tab. 16.3: Zur Symptomatik bei selbstverletzendem Verhalten im Kindes- und Jugendalter

- Kopfschlagen
- Sich beißen
- Sich kratzen
- Stich- und Schnittverletzungen
- Verbrennungen (z.B. mit Zigaretten)
- Quetschungen
- Bohren in Augenhöhlen und Körperöffnungen
- Haare ausreißen

Nach Favazza und Rosenthal [1993] lässt sich selbstverletzendes Verhalten folgendermaßen unterteilen:

- Major Self-Mutilation: Eher seltene Handlungen mit jedoch schwerer Selbstbeschädigung und Verstümmelung in Form von Enukleation, Amputation und Kastration; eine seltene Form des selbstverletzenden Verhaltens, die jedoch häufiger bei Patienten mit Psychosen oder Drogenintoxikationen angetroffen wird.
- Stereotypic Self-Mutilation: Ritualisiertes, stereotypes Verhaltensmuster ohne erkennbare symbolische Bedeutung, häufig im Rahmen von geistiger Behinderung.
- Superficial or Moderate Self-Mutilation: sich schneiden, ritzen etc. mit eher sporadischem Auftreten und nicht selten demonstrativem Charakter. Es handelt sich bei Jugendlichen um die häufigste Form des selbstverletzenden Verhaltens und findet sich vermehrt bei Störungen des Sozialverhaltens, instabilen Persönlichkeitsstörungen vom Borderline-Typ, neurotischen Störungen und Ess-Störungen.

Gestützt auf Forschungsergebnisse der letzten Jahre zeigt sich, dass eine Störung sowohl der Impulskontrolle als auch der Affektregulation als dimensionale Aspekte – über einzelne diagnostische Kategorien hinweg – wichtige psychopathologische Merkmale bei Subgruppen von Patienten mit Persönlichkeitsstörungen (speziell vom instabilen Typus), Substanzmissbrauch und bei Ess-Störungen in Kombination mit selbstverletzendem Verhalten darstellen [Winchel und Stanley, 1991; Simeon et al., 1992; Kruedelbach et al., 1993; Herpertz, 1995; Herpertz et al., 1995]. Nach Favazza [1987, 1992] ist repetitives, selbstverletzendes Verhalten bei diesen Patienten durch die ständige Beschäftigung mit dem Gedanken, sich selbst körperlich zu schädigen, gekennzeichnet. Wiederholt misslingt es den Patienten, dem Impuls, sich selbst zu verletzen, zu widerstehen, sodass es zu einer physischen Verletzung mit Gewebsschädigung kommt. Typischerweise findet man ein sich intensivierendes Spannungsgefühl unmittelbar vor der Selbstverletzung und eine Erleichterung und Zufriedenheit während und unmittelbar nach der selbstverletzenden Handlung. Es besteht in der Regel keine unmittelbare suizidale Intention.

Selbstverletzendes Verhalten zeigt darüber hinaus auch Beziehungen zu Verhaltensweisen, wie sie im Rahmen von Suchtverhalten anzutreffen sind [Resch et al., 1993]. Dieser Zusammenhang stützt sich auf die folgenden Befunde:

- Das selbstverletzende Verhalten zeigt eine ausgeprägte Wiederholungstendenz. Dies wird damit in Verbindung gebracht, dass die durch eine Autoaggression bedingte Stimulation zu einer verstärkten Ausschüttung von körpereigenen Opiaten führt; diese wirken wiederum als positive Verstärker und erhalten somit das selbstverletzende Verhalten aufrecht [Herman et al., 1989].

- Das selbstverletzende Verhalten führt zu einer Angst- und Spannungsreduktion bei den betroffenen Patienten [Haines et al., 1995; Van Moffaert, 1990].
- Die Unterbrechung des selbstschädigenden Verhaltens durch Zwangsmaßnahmen kann zu einer Art regelrechter „Entzugssymptomatik" führen, die sich in Form von Angst, Agitation oder sogar Halluzinationen äußern kann [Favazza, 1987].
- Innerhalb gewisser Subgruppen von Patienten mit selbstverletzendem Verhalten können die Autoaggressionen durch Opiat-Antagonisten wie Naloxon und Naltrexon reduziert werden [Bohus et al. 1999; Winchel und Stanley, 1991].

Die häufig chronische Selbstbeschädigung mit den Merkmalen süchtigen Verhaltens dient bei diesen Patienten u.a. der vorübergehenden Entlastung von affektiven Spannungszuständen und Depersonalisationserleben [Favazza und Rosenthal, 1993; Lacey und Evans, 1986].

Im Zusammenhang mit schwerer frühkindlicher Deprivation wird analog zu tierexperimentellen Befunden vermutet, dass diese Kinder über den Mechanismus verstärkter Selbststimulation, u.a. über die Vermittlung des körpereigenen Opiatsystems, ihre Affektivität zu regulieren versuchen [Van Der Kolk, 1989]. Untersuchungen zur sog. „Stressanalgesie" belegen, dass unterschiedliche Stressoren über eine Aktivierung der Hypophysen-Nebennierenrinden-Achse eine vermehrte Ausschüttung von endogenen Opiaten bewirken und somit eine Erhöhung der Schmerzschwelle bedingen können [Herz, 1982]. Es gibt also durchaus Anhaltspunkte dafür, dass die wiederholte schmerzhafte Eigenstimulation via köpereigene Opiate die Schmerzwahrnehmung verändert und eine Art Selbstverstärkung des selbstverletzenden Verhaltens in Gang setzen könnte.

Bei Persönlichkeitsstörungen finden sich nicht selten ausgeprägte Depersonalisationsphänomene, die mit einer verminderten Schmerzwahrnehmung bis hin zur Schmerzanalgesie verbunden sein können [Bohus et al., 2000 b]. Das gehäuft bei diesen Patienten zu beobachtende selbstverletzende Verhalten könnte möglicherweise dazu dienen, diesen Ausnahmezustand – im Sinne einer Reduktion von Anspannung bei gleichzeitiger Wahrnehmung der Körpergrenzen – zu unterbrechen [Eckhardt und Hoffmann, 1993]. Scharfetter [1992] versteht das selbstverletzende Verhalten bei diesen Patienten mit Depersonalisationsphänomenen als eine Art „Selbsthilfe", die eine rasche Entlastung aus dem seelischen Spannungszustand ermöglicht und das erhöhte Arousal beenden hilft.

Untersuchungen zum Persönlichkeitsprofil von Patienten mit selbstverletzendem Verhalten und solchen mit suizidalem Verhalten ergaben interessante Zusammenhänge: Patienten mit Suizidversuchen zeigen deutlich höhere Belastungen in den Dimensionen Neurotizismus, Introversion und Angst, während Patienten mit selbstverletzendem Verhalten höhere Belastungen in den Dimensionen Extraversion und Neurotizismus bei deutlich niedrigeren Angstwerten erzielten [Pospiszyl, 1985]. Dies deckt sich mit Befunden von Eysenck [1965], der zeigen konnte, dass Menschen mit einer extravertierten Persönlichkeit sich schwerer auf Schmerzreize konditionieren ließen und auch weniger Angst vor Schmerzreizen zeigten als andere Menschen. Die Persönlichkeitsdimension der Extraversion ergab bei diesen Untersuchungen eine deutlich geringere konditionierte Vermeidungsreaktion auf Schmerzreize [Lynn und Eysenck, 1961; Eysenck, 1965]. Das gehäufte Zusammentreffen von selbstverletzendem Verhalten und Störungen der Persönlichkeit vom instabilen Typus sowie bei Störungen des Sozialverhaltens und der Impulskontrolle könnte nach Eysenck [1980] damit in Verbindung stehen, dass „sensation seeking behavior" ein Mechanismus sei, der speziell bei Extravertierten der Reizsuche diene, um das bei dieser Persönlichkeitsdimension an sich niedrigere Aktivierungsniveau anzuheben.

Aktuelle Forschungsergebnisse [Russ et al., 1996] stützen diese früheren Beobachtungen: Patienten mit einer Persönlichkeitsstörung vom Borderline-Typus und häufigem selbstverletzendem Verhalten adaptierten rasch auf wiederholte Schmerzreize und zeigten eine erhöhte Schmerzschwelle. Patienten mit selbstverletzendem Verhalten und der subjektiven Angabe, während der selbstschädigenden Handlung keine Schmerzen zu empfinden, zeigten bei der Applikation von Schmerzreizen (Cold-Pressure-Test) eine Zunahme positiver Affekte. Diese Patienten zeigten psychopathologisch eine erhöhte Impulsivität und in der Vorgeschichte neben der hohen Rate an selbstverletzendem Verhalten auch vermehrt Suizidversuche.

16.3 Therapiemaßnahmen

Der wirkungsvollen Behandlung des selbstverletzenden Verhaltens kommt unabhängig von der zu Grunde liegenden psychiatrischen Erkrankung in zweierlei Hinsicht eine große Bedeutung zu: Zum einen geht es um die Abwehr einer Gefährdung und einer bleibenden gesundheitlichen Beeinträchtigung durch die Selbstbeschädigung; zum anderen kann durch den Abbau des selbstverletzenden Verhaltens in vielen Fällen eine Verbesserung der Integration, sozialen Interaktion und spezifischer Fördermöglichkeiten erreicht

Tab. 16.4: Verhaltenstherapeutische Maßnahmen im Rahmen der Behandlung des selbstverletzenden Verhaltens

- Verhaltensanalyse als Grundlage der Therapieplanung
- Aufbau alternativer Verhaltensweisen
- Kognitive Therapieansätze
- Entzug von Zuwendung
- Timeout
- Korrekturverfahren
- Kontingente Fixierung

werden [Moll und Schmidt, 1991]. Tabelle 16.4 fasst einige der verhaltenstherapeutischen Interventionen im Rahmen der Behandlung von schweren Formen des selbstverletzenden Verhaltens zusammen.

Die hier erwähnten Therapieverfahren sollten Teil eines multimodalen Therapieprogrammes sein, welches sich am Schweregrad der Symptomatik, an bedingenden und aufrechterhaltenden Faktoren für das selbstverletzende Verhalten sowie an den aus der Verhaltensanalyse abgeleiteten Implikationen orientiert. Hierbei gilt es, zunächst auf der Verhaltensebene zwischen zwei unterschiedlichen Formen des selbstverletzenden Verhaltens zu unterscheiden [Fleischhaker et al., 2002; Remschmidt, 1985]:

- Die eine Form kommt durch eine extrinsische Motivation zu Stande und wird durch äußere Einflüsse und Gegebenheiten aufrechterhalten (z.B. durch Zuwendung im Falle des Auftretens des selbstverletzenden Verhaltens oder wenn selbstverletzendes Verhalten zur Vermeidung von Angst auslösenden und überfordernden Situationen führt).
- Die andere Form wird durch intrinsische Faktoren aufrechterhalten, wobei die Selbststimulation überwiegt und Umgebungs- und Verstärkungsbedingungen weitgehend ohne Einfluss sind.

Aufbau alternativer Verhaltensweisen

Es wird versucht, an die Stelle des selbstverletzenden Verhaltens ein anderes Verhalten zu setzen. (Ein Kind mit einem autistischen Syndrom lernt dabei beispielsweise, statt in sein Gesicht auf ein Kissen zu schlagen, welches ihm der Therapeut entgegenhält. Das Kind lernt schließlich, dieses Kissen selbstständig mit sich zu führen.)

Entzug von Zuwendung und „Bestrafung"

Die Maßnahme kann im Rahmen von Kontingenzmanagements eingesetzt werden. Es handelt sich um die Einführung eines aversiven Reizes oder die Entfernung eines positiven Reizes. Steinhausen und von Aster [1993] weisen darauf hin, dass diese Methode zwar kurzfristig sehr effektiv sein kann, in der Regel aber nur zu einer Verhaltensunterdrückung auf kurze Sicht statt zu stabilen Verhaltensänderungen führt.

Timeout

Der Patient wird als Konsequenz für die Selbstbeschädigung in einen reizarmen, aber nicht Angst auslösenden Raum gebracht. Dieses Vorgehen erscheint sinnvoll, wenn das selbstverletzende Verhalten im Kontext mit einer sozialen Verstärkung steht (extrinsische Motivation). Bei schwerer Form des selbstverletzenden Verhaltens ist es jedoch oft gar nicht möglich und auch nicht vertretbar, den Patienten allein zu lassen.

Korrekturverfahren

Hierbei wird versucht, das selbstverletzende Verhalten durch das Einüben von Wiederherstellungshandlungen (z.B. Reinigen des blutverschmierten Fußbodens, der Kleidung, etc.) zu vermindern.

Kontingente Fixierung

Die Fixierung erfolgt unmittelbar im Zusammenhang mit dem selbstverletzenden Verhalten und soll nur kurzfristig anhalten.

Kognitive Therapieansätze

Sie gelangen in Kombination mit verhaltenstherapeutischen Techniken bei affektiver Imbalance und impulsiver Störung in Zusammenhang mit selbstverletzenden Verhaltensweisen bei Neurosen, Persönlichkeitsstörungen und Ess-Störungen zur Anwendung (z.B. Selbstinstruktionstraining, Selbstkontrollmethoden).

Bei Kindern und Jugendlichen mit selbstverletzendem Verhalten im Rahmen von geistiger Behinderung, einem autistischen Syndrom oder speziellen Stoffwechselerkrankungen (z.B. Lesch-Nyhan-Syndrom) überwiegen häufig intrinsische Faktoren, weswegen in Abhängigkeit vom Schweregrad der Symptomatik auch eine **medikamentöse Behandlung** mit in den Therapieplan integriert werden sollte. Derzeit werden neue pharmakologische Behandlungsstrategien näher erprobt. Diese umfassen Dopamin-1-Rezeptor-Antagonisten, Serotonin-spezifische Wiederaufnahmehemmer (SSRI), Serotonin-1-Rezeptor-Agonisten (Serenika) und Opiat-Rezeptor-Antagonisten [Schulz, 1995].

Unter den nichtmedikamentösen Behandlungsansätzen hat sich die Verhaltenstherapie und hierbei die Kombination aus verschiedenen Verstärkermethoden als wirksam erwiesen [Klicpera und Innerhofer, 1993; Luiselli, Matson und Singh, 1992; von Aster, 1993]. Es erscheint wichtig, in diesem Zusammenhang hervorzuheben, dass bei der institutionellen Betreuung von Kindern und Jugendlichen mit selbstverletzendem Verhalten und tiefgreifenden Entwicklungsstörungen (z.B. Autismus) auf den Einsatz aversiver Komponenten in der Therapie häufig verzichtet werden kann, wenn eine entsprechende Schulung der Mitarbeiter und eine adäquate personelle Ausstattung vorhanden sind [Moll und Schmidt, 1991; von Aster, 1993]. Dies gilt um so mehr, wenn es gelingt, im Rahmen einer differenziellen Pharmakotherapie die Voraussetzungen der verhaltenstherapeutischen Arbeit zu begünstigen und deren Langzeiteffekte zu unterstützen. Der Aufbau alternativer Verhaltensweisen, die Kombination mit Korrekturverfahren, Verstärkerverfahren (Differential reinforcement), die Einführung von Selbstverstärkern sowie spezielle Trainingsprogramme [Self-Management Treatment Package; Koegel und Koegel 1990] gelten als wirkungsvolle nichtmedikamentöse Behandlungsformen für diese Patientengruppe [u.a. Klicpera und Innerhofer, 1993].

Für die Behandlung von selbstverletzendem Verhalten bei sich im Jugendalter entwickelnder instabiler Persönlichkeitsstörung vom Borderline-Typus, bei Zwangsstörungen,

Ess-Störungen und Deprivationssyndromen gilt es häufig, im Rahmen von Kriseninterventionen akute suizidale Impulse bei chronifizierten selbstschädigenden Handlungen differenzialdiagnostisch abzugrenzen. Dies ist unter ambulanten Bedingungen bei der instabilen Persönlichkeitsstörung besonders schwierig. Hierbei manifestieren sich bereits bei Jugendlichen eine deutliche Identitätsstörung, eine Instabilität bezüglich zwischenmenschlicher Beziehungen, eine ausgesprochene affektive Labilität, Angstsymptome, phobische Dekompensationen, Auffälligkeiten im Sexualverhalten, eine Neigung zu dissoziativen Reaktionen, Depersonalisationserleben sowie eine gesteigerte Impulsivität. Suizidale Krisen werden bei diesem Störungsbild häufig von Phasen mit gesteigertem selbstverletzenden Verhalten eingeleitet und begleitet. Die Exploration muss klären, ob lediglich latente Suizidgedanken oder gar genaue Vorstellungen über die suizidale Vorgehensweise gegeben sind. Weitere wichtige Anhaltspunkte für oder gegen eine sofortige stationäre Aufnahme sind das Ausmaß vorhandener Dysphorie, Angst, Desorganisiertheit, die stark erhöhte Impulsivität und die unkontrollierbare affektive Labilität [Busch, 1995].

Die Behandlung des selbstverletzenden Verhaltens bei den hier angesprochenen Störungsbildern erfolgt stärker im Rahmen der Grunderkrankung, wobei lebensgeschichtliche Bedingungen (Deprivation, Misshandlung, sexueller Missbrauch), aktuelle abnorme Lebensumstände und die situativen Bedingtheiten für das Auftreten von selbstverletzendem Verhalten einen für die Therapie bedeutsamen Stellenwert einnehmen. Auch hier bedingt die Komplexität und die meist multikausale Genese der selbstschädigenden Verhaltensexzesse eine multimodale und auf das Individuum abgestimmte Therapieplanung. Gesprächspsychotherapeutische, supportive, kognitive, familienzentrierte und verhaltenstherapeutische Methoden können in unterschiedlicher Gewichtung zur Anwendung gelangen. Sie werden ergänzt durch Arbeits- und Beschäftigungstherapie, Körperselbsterfahrung, ggf. auch durch physikalische Therapien und Gruppenaktivitäten. Bei chronifizierten Zuständen der Selbstbeschädigung und tiefgreifender sozialer Beeinträchtigung durch die zu Grunde liegende psychiatrische Erkrankung können auch längerfristig angelegte rehabilitative Maßnahmen in psychotherapeutisch ausgerichteten Heimeinrichtungen notwendig werden.

Dialektische behaviorale Therapie für Adoleszente (DBT-A)

Für die Problemgruppe suizidaler und sich selbst verletzender Jugendlicher mit zusätzlichen Symptomen einer instabilen Persönlichkeitsstörung vom Borderline-Typ wurde seit Mitte der 90er Jahre ein im Erwachsenenbereich gut etabliertes psychotherapeutisches Verfahren (DBT) adaptiert und evaluiert [Miller, 1999]. Die dialektische behaviorale Therapie (DBT) [Linehan, 1993 a, b] wurde von Linehan für chronisch parasuizidale Frauen entwickelt, bei denen zusätzlich die Diagnose einer Borderline-Störung gestellt worden war. Parasuizidal ist hierbei definiert als jegliches akutes, intendiertes Verhalten, durch das eine physische Schädigung erfolgt, mit oder ohne die Intention zu sterben. Die DBT ist derzeit das am besten empirisch begründete Therapieverfahren für suizidale Multiproblem-Patienten, dessen Wirksamkeit in sieben randomisierten Untersuchungen von vier verschiedenen Arbeitsgruppen nachgewiesen werden konnte [Bohus et al., 2000 a; Evans et al., 1999; Miller, Linehan und Rathus, 1997; Linehan 1991, 1994].

Die DBT für Adoleszente (DBT-A) wurde speziell für suizidale Jugendliche mit Persönlichkeitszügen einer instabilen Persönlichkeitsstörungen vom Borderline-Typ entwickelt, so dass die DBT-A spezifisch sowohl an der Reduktion von suizidalen und parasuizidalen Verhaltensweisen arbeitet als auch Strategien beinhaltet, wie die Patienten engagiert im Therapieprogramm gehalten und zur Mitarbeit bewegt werden können.

Die DBT-A basiert auf der biopsychosozialen Theorie von Linehan, die davon ausgeht, dass die Borderline-Symptomatik durch eine pervasive emotionale Dysregulation verursacht wird, mit fehlender Passung zwischen einem Individuum, das auf Grund einer biologischen Verletzbarkeit Schwierigkeiten hat, seine Emotionen zu regulieren, und einer Umwelt, die diese Verletzlichkeit durch Unverständnis intensiviert. Vom theoretischen Konstrukt wird angenommen, dass die Verhaltensweisen einer Borderline-Störung entstehen, wenn ein Kind mit Schwierigkeiten in der Emotionsregulation in einem invalidierenden Umfeld aufwächst. Invalidierend bedeutet in diesem Falle z.B., dass dem Kind chronisch mitgeteilt wird, dass die Verhaltensweisen des Kindes unsinnig, dumm und falsch seien [Koerner, Miller und Wagner, 1998]. Die DBT betrachtet parasuizidale Verhaltensweisen daher als durchaus funktional. Parasuizidales Verhalten ist hierbei häufig die einzige Möglichkeit der Patienten, ihre Emotionen zu regulieren und Hilfe in einem ansonsten invalidierenden Umfeld zu erhalten. Aus Sicht der DBT sind parasuizidale Verhaltensweisen maladaptive Problemlösungen auf für die Patienten überwältigende, extrem intensive, schmerzhafte Emotionen.

Die DBT-A besteht aus einer Einzeltherapie, regelmäßigen Familiengesprächen, einem Fertigkeitentraining in der Gruppe unter Integration eines nahen Angehörigen, einer Telefonberatung durch den Einzeltherapeuten und einer Supervisionsgruppe. In der Abteilung für Psychiatrie und Psychotherapie im Kindes- und Jugendalter der Universität Freiburg wurde die amerikanische Version des DBT-A den deutschen Verhältnissen angepasst und übersetzt. Es wurde ein deutsches Therapiemanual erstellt [Böhme et al., 2002], welches derzeit in einer Pilotstudie evaluiert wird.

Ferner besteht die DBT-A aus 16 wöchentlichen Einzel- und Gruppentherapiesitzungen. Der primäre Behandlungsfokus ist die Reduktion von suizidalen und selbstschädigenden Verhaltensweisen mit einem beständig wechselnden therapeutischen Fokus zwischen den Polen der Akzeptanz und der Veränderung. Der Therapeut oszilliert hierbei quasi zwischen problemorientierten Veränderungsstrategien (z.B. Verhaltensanalyse, Kontingenzmanagement zur Reaktionsverhinderung bezüglich heftiger Gefühle, kognitive Veränderungen von dysfunktionalen Gedanken und dysfunktionalen Kommunikationsstategien) und akzeptierenden Strategien (z.B. direkte Intervention im Umfeld des Patienten).

Zusammen mit dem Patienten erarbeitet der Therapeut zum jeweils hochrangigsten Problemverhalten Verhaltensanalysen und wählt diejenige Ebene aus (auslösende Faktoren, körperliche Reaktionen, emotionale Ebene, kognitive Ebene oder Ebene der Konsequenzen), die eine Wiederholung des Problemverhaltens am wahrscheinlichsten erscheinen lässt. Die gewählte Ebene zieht die entsprechende Behandlungsstrategie nach sich. Probleme in der Ebene der Anfälligkeitsfaktoren fordern in der Regel eine konkrete Problemlösung oder eine Verbesserung der zwischenmenschlichen Fertigkeiten. Körperliche Reaktionen lassen sich teilweise mit einer psychopharmakologischen Behandlung oder durch spezifische Fertigkeiten zur Affektmodulation und Stresstoleranz verändern. Die kognitive Ebene mit dysfunktionalen Gedankenschemata bedarf Techniken der kognitiven Umstrukturierung; die Emotionsebene kann mit Expositionsübungen in Kombination mit einem geschickten Kontingenzmanagement bearbeitet werden. Die Schwierigkeit, die Compliance der Patienten zu erhalten und die Patienten zu Veränderungsprozessen zu motivieren, bedarf spezifischer Therapietechniken, die sowohl auf einer kontinuierlichen Validierung der Patientensichtweisen beruhen, als auch immer aktivierte konträre Schemata berücksichtigen sollten. Diese schwierige Balance von manifesten oder verborgenen Widersprüchen wird von Linehan als dialektische Strategie bezeichnet.

Die DBT-A bezieht in diese sensible Balance zwischen Akzeptanz bzw. Sinngebung von dysfunktionalen Verhaltensweisen einerseits und der Verdeutlichung der Notwendigkeit einer Veränderung andererseits eine Integration der Familie in das Behandlungskonzept mit ein. Dies geschieht sowohl im Fertigkeitentraining durch die Teilnahme eines Elternteiles, das die Fertigkeiten gleichberechtigt erlernt, als auch durch regelmäßige Integration der Eltern in die Einzeltherapie mit dem Ziel, hierbei jugendtümliche Dilemmata (z.B: Autonomieentwicklung versus Abhängigkeit) im jeweiligen familiären Kontext zu fokussieren und dysfunktionale Familieninteraktionen zu bearbeiten. Die DBT-A kombiniert also Methoden wie Expositionsverfahren, kognitive Umstrukturierung, Problemlösetechniken, Vermittlung von Fertigkeiten und familientherapeutische Aspekte. Gerade das Vermitteln von neuen Fertigkeiten und Fertigkeitenketten beansprucht sehr viel Zeit auch in der Einzeltherapie und kollidiert damit häufig mit anderen therapeutischen Prozessen der Einzeltherapie, so dass eine gute Abstimmung und Prioritätensetzung in der Supervisionsgruppe unabdingbar sind. Aus diesem Grunde und aus zeitökonomischen und motivationalen Aspekten heraus erfolgt das Erlernen von spezifischen Fertigkeiten wie der Stressregulation, Emotionsregulation, sozialer Kompetenz, Achtsamkeit und „des mittleren Weges" im Rahmen einer wöchentlich stattfindenden Gruppentherapie. Nach erfolgreichem Abschluss des 16-Wochen-Programms erhalten Patienten und Eltern ein Diplom für ihre erfolgreiche Teilnahme am Therapieprogramm. Auch die Einzeltherapie wird mit dem Ende des Gruppentherapieprogramms beendet; der Jugendliche hat die Möglichkeit, an einer Selbsthilfegruppe teilzunehmen, in der die Jugendlichen sich wöchentlich treffen, um darüber zu diskutieren, wie sie die neu erlernten Fertigkeiten effektiv einsetzen können, um ihre aktuellen Schwierigkeiten zu bewältigen. Diese Gruppe hilft den Jugendlichen, die erlernten Fertigkeiten kontinuierlich einzusetzen und zu generalisieren, und unterstützt die Jugendlichen gleichzeitig, sich vom Therapeuten zu lösen. Die Arbeitsgruppe von Miller und Rathus konnte – sowohl in einem Prä/Post-Vergleich als auch in einer Vergleichsstudie zu einer Standardbehandlung – die Effektivität des Behandlungsprogrammes für Jugendliche nachweisen [Miller, Linehan und Rathus, 1997]. Die evaluierten Veränderungen entsprechen weitgehend den therapeutischen Effekten der DBT im Erwachsenenalter.

Erste Ergebnisse der Pilotstudie zur deutschen Version der DBT-A an der Universität Freiburg zeigen ähnliche positive therapeutische Effekte [Fleischhaker et al. 2004]. In die vorliegende Therapiestudie konnten alle Patienten eingeschlossen werden, die die Ein- und Ausschlusskriterien erfüllten und die aufgrund der Entfernung zum Wohnort in der Lage waren, die ambulanten Therapietermine wahrzunehmen. Im Rahmen der Gruppentherapie wurden neun Patientinnen (75%) von ihren Müttern begleitet. Bei den anderen drei Jugendlichen war es den Eltern aus unterschiedlichen Gründen nicht möglich, an der Gruppentherapie teilzunehmen (z.B. Wohnort der Eltern mehr als 200 km entfernt, keine zeitlichen Ressourcen).

Die Patientinnen waren zu Beginn der Behandlung im Mittel 16,25 Jahre alt (Standardabweichung: 1,75) bei einer Altersspanne von 13–19 Jahren. Die kognitive Leistungsfähigkeit der Jugendlichen war mit einem Mittelwert des IQ von 112 (Standardabweichung: 14,6) und einer Spannweite zwischen 95 und 135 etwas in den oberen Bereich verschoben.

Die durchgeführte standardisierte Diagnostik ergab bei jeder der behandelten Patientinnen mindestens eine Achse I Lebenszeit-Diagnose. Im Mittel wurden pro Patientin zwei Diagnosen vergeben (Spannweite: 1–5). Am häufigsten fanden sich neurotische und Belastungsstörungen (bei 66,7% der Patienten), am zweithäufigsten affektive Störungen (50%), gefolgt von Ess-Störungen (41,7%) und Drogenabusus.

Das Vorliegen von Persönlichkeitsstörungen wurde unter Verwendung des SKID-II evaluiert. Von zwei Ausnahmen abgesehen, ergab sich im SKID-II bei allen Patientinnen mindestens eine Persönlichkeitsstörung. Bei zehn Patientinnen waren die Kriterien für das Vorliegen einer Borderlinestörung (83,3%) erfüllt und bei vier von diesen lag zusätzlich eine ängstliche (vermeidende) Persönlichkeitsstörung (33,3%) vor.

Suizidversuche waren außer in zwei Fällen bei allen Patientinnen in der Vorgeschichte zu eruieren. Bei allen Patientinnen lagen zu Beginn der Therapie Suizidgedanken vor. Selbstverletzendes Verhalten, zumeist im Sinne von sich Schneiden und Ritzen, war bei allen außer einer der behandelten Jugendlichen vorhanden.

Von den 12 Patientinnen, die das DBT-A-Therapieprogramm begonnen hatten, beendeten neun (75%) das Therapieprogramm vollständig.

Während und nach Abschluss des Therapieprogramms waren keine Suizidversuche zu verzeichnen. Selbstverletzende Verhaltensweisen reduzierten sich während der

Behandlung signifikant. Das Globalniveau der psychosozialen Anpassung, erhoben anhand der GAF, verbesserte sich ebenfalls signifikant von vor Therapiebeginn (im Mittel 54) zu einem Monat nach Therapieende (im Mittel 76,9). Dieser positive Effekt, bezogen auf die psychosoziale Anpassung, bestätigt sich auch in den ersten Nachuntersuchungen ein Jahr nach Therapieende.

In dieser Untersuchung konnte gezeigt werden, dass die dialektische behaviorale Therapie für Adoleszente (DBT-A), auch in der durch unsere Arbeitsgruppe auf deutsche Verhältnisse angepassten Version, praktikabel durchgeführt werden kann. 75% der Patienten schließen die Therapie ab und können somit während der gesamten Behandlungszeit in der Therapie gehalten werden. Dies entspricht den positiven Erfahrungen bezogen auf die Abbruchquoten aus der Behandlung von Erwachsenen mit DBT und zeigt die Überlegenheit der DBT diesbezüglich im Vergleich zur Standardbehandlung mit Abbruchquoten über 50%.

Die in dieser Arbeit gezeigte Reduktion der in der DBT-A definierten Zielsymptomatik (suizidale Verhaltensweisen und selbstverletzendes Verhalten) und die gleichzeitige Verbesserung des Globalniveaus der psychosozialen Anpassung sind sehr Erfolg versprechend und bestätigen die vorliegenden Untersuchungen zur Wirksamkeit der DBT bei Erwachsenen und Jugendlichen (Linehan et al., 1991, 1994; Miller et al., 2000). Anknüpfend an diese erste Therapiestudie wäre es dringend notwendig, eine randomisierte Studie zu planen und durchzuführen.

Die DBT-A kann hierbei als Beispiel für eine sich entwickelnde, störungsspezifische, multimodale Behandlungsform gelten, die in manualisierter Form sowohl den Bedürfnissen dieser schwierigen Patientengruppe gerecht wird als auch dem Therapeuten den notwendigen Rückhalt in einem Behandlungsteam liefert.

Literatur

APA (American Psychiatric Association) (1994) Diagnostic and statistical manual of mental disorders, DSM-IV, 4. Aufl. Washington

Aster von M (1993) Geistige Behinderung. In: Steinhausen HC, von Aster M (Hrsg.), Handbuch Verhaltenstherapie und Verhaltensmedizin bei Kindern und Jugendlichen, 47–68. Psychologie Verlags Union, Verlagsgruppe Beltz, Weinheim

Böhme R et al. (2002) Dialektisch-Behaviorale Therapie für Jugendliche (DBT-A) – Therapiemanual. Abt. für Psychiatrie und Psychotherapie im Kindes- und Jugendalter. Universität Freiburg, Freiburg

Bohus M et al., Evaluation of inpatient dialectical-behavioral therapy for borderline personality disorder – a prospective study. Beh Res Ther (2000 a), 38, 875–887

Bohus M et al., Pain perception during self-reported distress and calmness in patients with borderline personality disorder and self-mutilating behavior. Psychiat Res (2000 b), 95, 251–260

Bohus MJ et al., Naltrexone in the treatment of dissociative symptoms in patients with borderline personality disorder: an open-label trial. J Clin Psychiatry (1999), 60, 598–603

Brezovsky P (1985) Diagnostik und Therapie selbstverletzenden Verhaltens. Klinische Psychologie und Psychopathologie, Bd. 33. Enke, Stuttgart

Busch H (1995) Psychiatrische Notfälle bei persönlichkeitsgestörten Patienten. In: Helmchen H, Hippius H (Hrsg.), Psychiatrie für die Praxis, 181–187. MMV Medizin, München

Dielmann E, Trichotillomanie im Kindesalter. Arch Kinderheilkunde (1969), 179, 105–111

Eckhardt A, Hoffmann S, Depersonalisation und Selbstbeschädigung. Z psychosom Med (1993), 39, 284–300

Evans K et al., Manual-assisted cognitive-behaviour therapy (MACT): a randomized controlled trial of a brief intervention with bibliotherapy in the treatment of recurrent deliberate self-harm. Psychol Med (1999), 29, 19–25

Eysenck HJ (1980) Psychopathie. In: Baumann U, Berbalk H, Seidenstücker G (Hrsg.), Klinische Psychologie. Trends in Forschung und Praxis, 44–87. Hans Huber, Bern

Eysenck HJ, Persönlichkeitstheorie und psychodiagnostische Tests. Diagnostica (1965), 11, 3–27

Favazza AR, Rosenthal RJ, Diagnostic issues of self-mutilation. Hospital and Community Psychiat (1993), 44, 134–140

Favazza AR, Repetitive self-mutilation. Psychiat Ann (1992), 22, 60–63

Favazza AR (1987) Bodies under siege: Self-mutilation in culture and psychiatry. Johns Hopkins University Press, Baltimore

Feldman M, The challenge of self-mutilation: a review. Comprehensive Psychiat (1988), 29, 252–269

Fleischhaker C et al., Suizidalität, Parasuizidalität und selbstverletzende Verhaltensweisen von Patientinnen mit Symptomen einer Borderlinestörung – Erste Daten einer Pilotstudie zur Dialektisch-Behavioralen Therapie für Adoleszente (DBT-A). Kindheit und Entwicklung (2004) (akzeptiert zur Publikation)

Fleischhaker C et al. (2002) Stereotypien. In: Esser G (Hrsg.), Lehrbuch der Klinischen Psychologie und Psychotherapie des Kindes- und Jugendalters, 413–422. Thieme, Stuttgart

Haines J et al., The psychophysiology of self-mutilation. J Abnormal Psychol (1995), 104, 471–489

Herman BH et al., Role for opioid peptides in self-injurious behavior: dissociation from autonomic nervous system functioning. Developmental Pharmacol and Therapeutics (1989), 12, 81–89

Herpertz S, Self-injurious behaviour. Psychopathological and nosological characteristics in subtypes of self injurers. Acta Psychiatrica Scandinavica (1995), 91, 57–68

Herpertz S et al., The significance of aggression and impulsivity for self-mutilative behavior. Pharmacopsychiat (1995), 28, 64–72

Herz A (1982) Endorphine und Schmerz. In: Keeser W (Hrsg.), Schmerz, 69–82. Urban & Schwarzenberg, München

Klicpera C, Innerhofer P (1993) Frühkindlicher Autismus. In: Steinhausen HC, von Aster M (Hrsg.), Handbuch Verhaltenstherapie und Verhaltensmedizin bei Kindern und Jugendlichen, 13–46. Psychologie Verlags Union, Verlagsgruppe Beltz, Weinheim

Koegel RL, Koegel LK, Extended reductions in stereotypic behavior of students with autism through a self-management treatment package. J Applied Behav Analysis (1990), 23, 119–127

Koerner K, Miller AL, Wagner AW, Dialectical behavior therapy: Part I. Principle-based intervention for patients with multiple problems. J Pract Psy Behav Health (1998), 4, 28–36

Kolk van der BA, The compulsion to repeat the trauma. Psychiatric Clinics of North America (1989), 12, 389–411

Kruedelbach N et al., Impulsivity, coping styles and triggers for craving in substance abusers with borderline personality disorder. J Personality Disorders (1993), 7, 214–222

Lacey JH, Evans CDH, The impulsivist: a multi-impulse personality disorder. Br J Addiction (1986), 81, 641–649

Linehan MM et al., Interpersonal outcome of cognitive behavioral treatment for chronically suicidal borderline patients. Am J Psychother (1994), 151, 22–27

Linehan MM (1993 a) Cognitive behavioral treatment of borderline personality disorder. The Guilford Press, New York, London

Linehan MM (1993 b) Skills training manual for treating borderline personality disorder. The Guilford Press, New York, London

Linehan MM, Armstrong H E, Suarez A, Cognitive behavioral treatment of chronically parasuicidal borderline patients. Arch Gen Psychol (1991), 48, 1060–1064

Luiselli JK, Matson JL, Singh NN (Eds.) (1992) Self-injurious behavior. Analysis, assessment and treatment. Springer, New York, Berlin, Heidelberg

Lynn R, Eysenck HJ, Tolerance of pain, extraversion and neuroticism. Perceptual and Motor Skills (1961), 12, 161–162

Miller AL, Glinski J, Youth Suicidal Behavior. Assessment and Intervention. Journal of Clinical Psychology (2000), 56, 1131–1152

Miller AL, Dialectical Behavior Therapy: A New Treatment Approach for Suicidal Adolescents. Am J Psychother (1999), 53, 413–417

Miller AL, Linehan MM, Rathus JH, Dialectical behavior therapy adapted for suicidal adolescents. J Pract Psy Behav Health. (1997), 3, 78–86

Moffaert van MP, Self-mutilation: diagnosis and practical treatment. Int J Psychiat in Med. (1990), 20, 373–382

Moll GH, Schmidt MH, Entwicklungen in der Therapie des frühkindlichen Autismus – Ergebnisse der Therapieforschung. Z Kinder Jugendpsychiat. (1991), 19, 182–203

Pospiszyl K, Extraversion, neuroticism and anxiety in self-injurers and suicide attempters. Polish Psychol Bull. (1985), 16, 109–112

Remschmidt H (1992) Psychiatrie der Adoleszenz. Thieme, Stuttgart

Remschmidt H (1985) Habituelle Verhaltensweisen. In: Remschmidt H, Schmidt MH (Hrsg.), Kinder- und Jugendpsychiatrie in Klinik und Praxis, Band III: Alterstypische, reaktive und neurotische Störungen, 43–52. Thieme, Stuttgart

Resch F, Der Körper als Instrument zur Bewältigung seelischer Krisen: Selbstverletzendes Verhalten bei Jugendlichen. Dtsch Ärztebl. (2001), 98, 2266–2271

Resch F, Hilft Selbstverletzung dem verletzten Selbst? Zur Klinik und Psychodynamik der Automutilation bei Jugendlichen. Z analyt Kinder Jugendlichenpsychother. (1998), 29, 71–85

Resch F et al., Kann Selbstverletzung als süchtiges Verhalten bei Jugendlichen angesehen werden? Z Kinder Jugendpsychiat. (1993), 21, 253–259

Russ MJ et al., Pain and self-injury in borderline patients: sensory decision theory, coping strategies, and locus of control. Psychiat Res. (1996), 63, 57–65

Scharfetter C, Selbstbeschädigung. TW Neurologie Psychiatrie. (1992), 6, 763–766

Schulz E (1995) Selbstverletzendes Verhalten im Rahmen des Autismus. In: Bundesverband für das autistische Kind (Hrsg.), Autismus und Familie, 163–175. Reha Verlag, Bonn

Simeon D et al., Self-mutilation in personality disorders: psychological and biological correlates. Am J Psychiat. (1992), 149, 221–226

Steinhausen HC, von Aster M (1993) Grundlagen und Konzepte der Verhaltenstherapie und Verhaltensmedizin bei Kindern und Jugendlichen. In: Steinhausen HC, von Aster M (Hrsg.), Handbuch Verhaltenstherapie und Verhaltensmedizin bei Kindern und Jugendlichen, 1–12. Psychologie Verlags Union, Verlagsgruppe Beltz, Weinheim

Tröster H, Beelmann A, Brambring M, Prevalence and situational causes of stereotyped behaviors in blind infants. J Abnormal Child Psychol. (1991), 19, 567–590

WHO (Weltgesundheitsorganisation) Internationale Klassifikation psychischer Störungen, ICD-10, klinisch-diagnostische Leitlinien. In: Dilling H, Mombour W, Schmidt MH (Hrsg.). Hans Huber, Bern

Winchel RM, Stanley M, Self-injurious behavior: a review of the behavior and biology of self-mutilation. Am J Psychiat. (1991), 148, 306–317

17 Elemente der Elternarbeit in der Kinderpsychotherapie

S. von Aster, M.G. von Aster

17.1 Einführung

Die Arbeit mit den Eltern und dem Umfeld des Kindes ist integraler Bestandteil kinderpsychotherapeutischer Arbeit und umfasst in der Regel multiple Interventionsformen auf verschiedenen Ebenen und in verschiedenen Bereichen [Bleiberg, Fonagy und Target, 1997; Sperling, 1997]. Sie zielt hauptsächlich auf die Entwicklung einer angemessenen Resonanz auf die kindlichen Bedürfnisse und Konflikte sowie auf die Erarbeitung einer angemessenen Erziehungsumwelt. Diesen Zielen dient eine ganze Bandbreite methodischer Möglichkeiten, angefangen bei reflektierenden, klärenden Gesprächen mit Eltern (ggf. auch Anregung für eine eigene Psychotherapie) bis hin zu direkten Elternberatungen und Verhaltensanleitungen und konkreten Hilfen zur Lebensführung (z.B. Unterstützung bei der Beschaffung Existenz sichernder finanzieller Mittel, Einrichtung konkreter Erziehungshilfen wie Kindergarten oder Tagesschule).

Im vorliegenden Artikel werden zunächst allgemeine Überlegungen zur Elternarbeit im Rahmen der Kindertherapie dargestellt (s. Kap. 17.2). Darauf folgt ein Abschnitt über pragmatische Ansätze der Elternarbeit, die für verschiedene kindertherapeutische Zugangsweisen Gültigkeit haben (s. Kap. 17.3). Außerdem werden divergierende – einerseits verhaltenstherapeutisch und andererseits psychodynamisch (s. Kap. 17.4) ausgerichtete – Vorgehensweisen besprochen. In Kapitel 17.5 wird ein Ansatz vorgestellt, der als ein Element der Elternarbeit in klinisch-psychotherapeutischen Settings besonders brauchbar erscheint. Er basiert primär auf grundlegenden Techniken der personenzentrierten Kinderpsychotherapie und bezieht Erfahrungen und Erkenntnisse aus Mutter-Kleinkind-Therapien sowie aus tiefenpsychologisch fundierten Therapien Erwachsener mit ein.

Veröffentlichungen zur Kinderpsychotherapie enthalten angesichts der Bedeutung, die die Mitarbeit von Eltern und die Beziehung zwischen Eltern und Therapeut für das Gelingen einer Psychotherapie haben, nur relativ wenige Hinweise zur Elternarbeit. Auch die Kinderpsychotherapieforschung trägt der Einflussgröße Elternarbeit kaum Rechnung [Kavacs und Lohr, 1995].

17.2 Allgemeine Überlegungen

17.2.1 Kinderpsychotherapie gestern

Seit den Anfängen der Kinderpsychotherapie wurden Eltern in die Behandlung einbezogen, allerdings zunächst unter gänzlich anderen Voraussetzungen: Es handelte sich bei den Patienten überwiegend um Kinder, deren Eltern sich in den psychoanalytischen Kreisen Wiens und Berlins bewegten – als Patienten oder Ausbildungskandidaten der Pioniere der Psychoanalyse. Hierdurch waren wichtige Voraussetzungen einer konstruktiven Zusammenarbeit des Therapeuten mit den Eltern von vorneherein gegeben: Eltern akzeptierten den Therapeuten als kompetent und setzten seine Ratschläge um. Beide Parteien verfügten über gemeinsame Begriffe, mit denen sie die Symptomatik des Kindes beschreiben und verstehen konnten. Ein grundlegendes Verständnis für das therapeutische Vorgehen und eine gemeinsame Entwicklungsperspektive für das Kind waren vorhanden.

Bei Freuds Fall vom „kleinen Hans" wurde das Kind – um es zeitgemäß auszudrücken – kotherapeutisch vom Vater behandelt, der sich gleichzeitig bei Freud selbst in psychoanalytischer Behandlung befand. Anna Freud hatte ihre ersten kindertherapeutischen Behandlungen an den Kindern ihrer Freundin und Kollegin Burlingham gestartet, mit der sie zeitweise zusammenlebte. Kleins erster Fall war der ihres ältesten Sohnes [Frank, 1999]. Anna Freud hielt es für eine unabdingbare Voraussetzung zur Indikation einer Kinderpsychotherapie, dass sich Eltern den Forderungen des Psychoanalytikers anpassten und seine fachliche Autorität akzeptierten. Am besten seien sie gleichzeitig auch in psychoanalytischer Behandlung [Anna Freud, 1980].

Einige der Pioniere der Kinderpsychotherapie waren überzeugt, dass Elternarbeit für den kindertherapeutischen Prozess gänzlich obsolet sei. Dies galt insbesondere für die Kinderpsychoanalyse jungianischer Prägung: Der Prozess der Individuation, das zentrale Entwicklungsziel, erfordere nur die Arbeit mit dem Kind, eine begleitende Elternarbeit könne sich sogar störend auswirken. Einige Autoren forderten sogar die Entfernung des Kindes aus dem Elternhaus für die Zeit der Behandlung [z.B. Burlingham, 1951].
Auch Axline, eine Schülerin von Rogers und Begründerin der non-direktiven Spieltherapie, war der Ansicht, dass für den eigentlichen psychotherapeutischen Prozess Kontakte zwischen Eltern und Therapeuten unnötig sind. Spätere empirische Befunde zeigten in der Tat, dass positive Effekte bei klientenzentrierter Spieltherapie auch dann eintraten, wenn nur relativ spärliche Elternkontakte stattfanden [Schmidtchen und Engbarth, 1986].

17.2.2 Kinderpsychotherapie heute

Man kann heute sicherlich von einer breiten Übereinstimmung hinsichtlich der Notwendigkeit von Elternkontakten ausgehen, die dem gemeinsamen Ziel verpflichtet sind, angemessene Entwicklungsmöglichkeiten im Umfeld des Kindes anzuregen. Bei der Gestaltung der Elternarbeit muss berücksichtigt werden, dass sich die Klientel, die die Kinderpsychotherapie in Anspruch nimmt, seit den Anfängen der Kinderpsychotherapie gewaltig verändert hat. Früher ein Angebot für privilegierte und gebildete Schichten, ist Kinderpsychotherapie mittlerweile Bestandteil des Behandlungsangebotes öffentlicher Gesundheitsdienste geworden. Kinderpsychotherapeuten müssen sich sehr aktiv um ein Arbeitsbündnis („therapeutic alliance") mit Eltern bemühen, die häufig nicht von sich aus den Kinderpsychotherapeuten aufsuchen, meist kaum über Methoden und Möglichkeiten der Kinderpsychotherapie informiert sind und eher skeptisch und ablehnend reagieren. Die Behandler müssen die Fähigkeit besitzen, auf verständliche Art über Wirkweise und Verlauf der Kinderpsychotherapie zu informieren; sie müssen mit ihrem Anliegen und ihrem Verständnis der Problematik des Kindes Resonanz bei den Eltern finden und Bereitschaft dafür wecken, das Kind regelmäßig zur Therapie zu bringen sowie Auskunft über Alltagsgeschehnisse im Leben des Kindes zu geben. Die Fähigkeit von Therapeuten, ein solches Arbeitsbündnis mit Eltern aufzubauen, ist eine unverzichtbare Voraussetzung für die Behandlung und sollte als Grundelement innerhalb jedweder kinderpsychotherapeutischer, Ausbildung gezielt Berücksichtigung finden.

17.2.3 Das kinderpsychotherapeutische Dilemma

Kinderpsychotherapeuten stehen im Hinblick auf die begleitende Elternarbeit von vorneherein oft vor einem Dilemma. Ihr Behandlungsauftrag betrifft Patienten, die nicht von sich aus therapeutische Hilfe gesucht haben und in enger Verflechtung und Abhängigkeit zu ihren Bezugspersonen stehen. Ohne eine gewisse Mitarbeitsbereitschaft der Eltern kann eine Kinderpsychotherapie schon überhaupt nicht beginnen. Im Verlauf des therapeutischen Prozesses wird mehr und mehr ein Mitgehen und Akzeptieren der Veränderungen des Kindes von Seiten der Eltern erforderlich, darüber hinaus oft gemeinsame Bemühungen um eine direkte, aktive Umgestaltung der kindlichen Alltagswelt. Das Bemühen des Therapeuten muss sich also nicht nur auf den Patienten richten, sondern auch auf die Eltern, die sich in vielen Fällen jedoch nicht ohne weiteres als die Adressaten dieser Bemühungen begreifen können und daher ablehnend reagieren. In der Behandlung von Jugendlichen und jungen Erwachsenen, die noch eng an die Familie gebunden sind, ist man ebenfalls zu der Erkenntnis gekommen, dass die Jugendlichen nicht isoliert behandelt werden können und die Mitarbeit von wichtigen Bezugspersonen ihres Lebensumfeldes benötigt wird.

Das alte Dilemma von notwendiger, aber nicht bereitwillig erfolgender Elternmitarbeit wurde im sog. „systemischen" Ansatz einem neuen Lösungsversuch unterzogen: Die gesamte Familie wurde mit dem Begriff „System" zum Patienten personifiziert, der „Indexpatient" selbst wurde zum „Symptom" dieses (kranken) Systems. Viele Kinderpsychotherapeuten begrüßten diese Idee recht enthusiastisch, denn diese Neukonzeption schien die Schwierigkeiten der Elternmitarbeit auf elegante Weise zu lösen. Unserer Erfahrung nach zeigt sich jedoch, dass Eltern oft nicht a priori akzeptieren können, selber in die Rolle des Patienten gestellt zu werden. Auch findet das kindliche Erleben im Familiensetting meist wenig Raum. Gerade bei Patienten aus schwierigen familiären Verhältnissen mit niedrigem Bildungsniveau scheitert dieses Konzept oft und mündet in eine erneute Zuweisung zu einzeltherapeutischer Behandlung.

Für die begleitende Arbeit mit dem familiären Umfeld empfiehlt es sich, zunächst mit demjenigen zu sprechen, der überhaupt dazu bereit ist. Mit wachsendem Vertrauen zeigen dann meist auch andere Mitglieder der Familie Interesse und Gesprächsbereitschaft, wenn die Überzeugung wächst, dass der Therapeut auf ihrer Seite und auf der des Kindes steht. Gespräche mit der ganzen Familie haben ohne Zweifel ihren Wert für die Kinderpsychotherapie, sie bedürfen aber einer zurückhaltenden und sorgfältigen Indikation. Die aus diesem Dilemma resultierenden Konflikte in der Arbeit mit Eltern sind oft mühsam und frustrierend. Nicht wenige unserer Kollegen aus dem Bereich der Kinderpsychotherapie, die sich später der Behandlung Erwachsener zugewandt haben, waren erleichtert, dieser spannungsvollen Triade Eltern-Kind-Therapeut entkommen zu sein.

17.3 Pragmatische Vorgehensweisen in der Elternarbeit

Insgesamt bedarf es in der Elternarbeit sehr verschiedener methodischer Zugänge: Das begleitend-stützende, auf die aktuelle Lebenssituation der Eltern gerichtete Gespräch, das Erteilen von Informationen und Erläutern von Befunden, Erziehungsberatung, verhaltenstherapeutisch-anleitende Trainingsprogramme und auch einsichtsorientierte psychodynamische Vorgehensweisen können bedarfsbezogen kombiniert werden und abwechselnd in den Vordergrund rücken. Dies verlangt Erfahrung, Wissen und Können, nicht nur bezogen auf die Methodik selbst, sondern auch über das Timing des Einsatzes. Hilfreich erscheinen hierzu die Überlegungen von Prochaska [2001] über die Stadien des therapeutischen Prozesses. Prochaska unterscheidet auf Grund seiner Untersuchungen von Psychotherapieprozessen fünf verschiedene Stadien der Veränderungsbereitschaft von Patienten:

1. Präkontemplation
2. Kontemplation
3. Entscheiden
4. Handeln
5. Aufrechterhaltung

Im Stadium der Präkontemplation haben Patienten noch kein Problembewusstsein, sie können sich noch nicht vorstellen, dass Veränderungen überhaupt möglich sind, oder empfinden mögliche Veränderungen gar als nachteilig. Der Autor weist darauf hin, dass in diesem Stadium ein konfrontierendes und handlungsorientiertes Therapieangebot mit einem hohen Abbruchrisiko behaftet ist. Dagegen werden Interventionen favorisiert, die zunächst die Sensibilität des Patienten erhöhen und psychisch entlastend wirken. Befinden sich Patienten im Stadium der Kontemplation, das schon mit einer gewissen Problemeinsicht und dem Anwachsen von Handlungsbereitschaft einhergeht, ist ein direktiv-handlungsorientiertes Vorgehen eher angezeigt, um den Therapieprozess voranzubringen. Im letzten Stadium der Veränderung, in dem der Aufrechterhaltung, sind längerfristige psychotherapeutisch orientierte Gespräche hilfreich, um der Gefahr eines Rückfalls in inadäquate Problemlösungsmuster vorzubeugen.

Die New Yorker Kinderpsychotherapeutin Eva Sperling hat Grundelemente zielorientierter Vorgehensweisen in der Elternarbeit an einer Vielzahl unterschiedlicher klinischer Fälle anschaulich beschrieben [Sperling, 1997]. Die folgenden Ausführungen beziehen sich wesentlich auch auf diese Darstellungen.

17.3.1 Der erste Schritt

Die Entscheidung von Eltern, professionelle Hilfe für ihr Kind zu suchen, ist im Allgemeinen mit Gefühlen von Schuld, Scham und Angst verbunden. Wenn Eltern erleben können, dass ihnen mit Takt, Respekt und Interesse begegnet wird, schafft dies eine gute Voraussetzung für die Entwicklung eines konstruktiven und tragfähigen Arbeitsbündnisses.

Diverse Abwehrreaktionen und negative Übertragungen der Eltern können die Kontaktaufnahme zum Therapeuten irritieren und belasten. So kann die Abwehr eigener Schuldgefühle sich in einer anklagenden und entwertenden Haltung dem Therapeuten gegenüber äußern. Der Therapeut sollte darauf vorbereitet und in der Lage sein, solchen Haltungen zu begegnen. Bisweilen ist es günstig oder gar notwendig, negative Übertragungen von Beginn an zu thematisieren, um überhaupt in Kontakt zu kommen (z.B. „Verstehe ich Sie richtig, dass Sie hier eigentlich nicht viel erwarten?"). Solche negativen Erwartungen akzeptierend anzusprechen kann ein brüchiges oder ambivalentes Arbeitsbündnis stabilisieren, einen frühen Abbruch verhindern und die Eltern ermutigen, das Beziehungsangebot weiter auszutesten.

In den meisten Fällen ist es von Vorteil, die Eltern zunächst einmal ohne das Kind zu sehen. Eltern haben oft den legitimen Wunsch, erst einmal diejenige Person in Ruhe kennen zu lernen, der sie ihr Kind zur Untersuchung und evtl. zur Behandlung anvertrauen wollen. In der Regel melden sich die Mütter zum Erstgespräch. Es ist dennoch günstig, wenn beide Eltern angehört werden können. Dabei hat man bei eher distanzierten und skeptischen Vätern mit einer direkten Kontaktaufnahme und Einladung oft mehr Erfolg, als wenn man den Müttern aufträgt, ihre Partner „mitzubringen". Im Gespräch mit den Eltern können erste Hypothesen über das Störungsgeschehen gebildet werden, und der

Therapeut kann sich auf die Untersuchung des Kindes vorbereiten. Bei Jugendlichen allerdings, deren Beziehungen zu den Eltern sich in einem anderen Entwicklungsstadium befinden, ist es mitunter erforderlich, sie **vor** dem Gespräch mit den Eltern zu sehen und genau zu besprechen, was Gegenstand für das Gespräch mit den Eltern sein kann.

Das erste Elterngespräch bietet die Möglichkeit, den Eltern dabei zu helfen, das Kind auf die Untersuchung vorzubereiten. Was können sie dem Kind über die Untersuchung sagen? Hier ist die erste Gelegenheit, das Postulat von offenem und ehrlichem Umgang miteinander einzuführen. Viele Eltern erleben dies als hilfreich. So kann es angebracht sein, das Kind etwa dahin gehend vorzubereiten, dass es zu jemandem gehen wird, der sich mit Sorgen und Problemen von Kindern auskennt und eben auch mit dem speziellen Problem des Kindes. Es gebe keine schmerzhaften körperlichen Untersuchungen, sondern die Therapeutin werde mit dem Kind sprechen und spielen. Die Eltern können dem Kind auch ihre Eindrücke und Erfahrungen mit der Therapeutin schildern.

17.3.2 Die diagnostische Phase

Sie dient nicht nur der Beurteilung des Kindes, sondern auch einer ersten Einschätzung der elterlichen Fähigkeiten und Möglichkeiten. Kinderpsychotherapeuten sollten in der Lage sein, schwer wiegende psychische Erkrankungen von Eltern zu erkennen. Ggf. muss eine Einschätzung von psychiatrisch erfahrenen Kollegen eingeholt werden. Schwere psychische Störungen bei Elternteilen schränken deren Mitarbeit ein und beeinflussen natürlich auch den Behandlungsverlauf. In den ersten Elternkontakten erfolgt eine Einschätzung bezüglich Erziehungshaltungen, Beobachtungsgabe, Einsichtsfähigkeit und Veränderungsbereitschaft der Eltern. Wie reagieren sie auf Fragen nach problematischen Situationen? Wie nehmen sie Vorschläge auf, solche Schwierigkeiten genauer zu beobachten und darüber zu berichten? Welches sind die Themen, die die Eltern besonders beschäftigen? Welche Fragen haben sie?

17.3.3 Mitteilung der Ergebnisse und Therapievorschlag

Die Informationen über Untersuchungsergebnisse sollten sich hauptsächlich auf Beobachtungen und Befunde stützen, die die Eltern teilen und nachvollziehen können. Die Therapeutin sollte sich vergewissern, ob Fachbegriffe wirklich verstanden worden sind. Erklärungen über Wirkweise und vermutlichen Verlauf der Therapie sollten dem Vorverständnis der Eltern angepasst sein. Dies ist oft gar nicht so einfach, wie es auf den ersten Blick erscheinen mag, und es ist nicht selten, dass insbesondere wenig erfahrene Therapeuten auf kritische Nachfragen von Eltern gekränkt reagieren.

Ein wichtiges Moment an dieser Stelle des therapeutischen Prozesses ist die Entwicklung von Zuversicht und Hoffnung auf Erfolg, ein zentraler psychotherapeutischer Wirkfaktor [Frank, 1974; Weinberger, 1995]. Dabei sollte versucht werden, den Eltern die eigene Expertise deutlich zu machen, anstatt sie allzusehr in die Rolle eines Auftraggebers für Leistungen zu versetzen, die der Psychotherapeut dann erbringen soll. Im Hinblick auf die Therapieziele ist es wichtig, mit den Eltern zu einer weitgehenden Übereinstimmung zu kommen. Es ist allerdings auch nicht ungewöhnlich, dass es Ziele gibt, die der Kliniker zunächst für sich selbst aufstellt, weil sie mit den Eltern noch nicht verhandelbar sind und deren Relevanz sich den Eltern erst im späteren Verlauf der Therapie erschließen wird.

17.3.4 Basisbedingungen der elterlichen Mitarbeit

Hier ist zunächst die generelle Bereitschaft der Eltern zu nennen, ihr Kind regelmäßig in die Therapie zu schicken und auch selbst in Abständen von zwei bis vier Wochen Gesprächstermine wahrzunehmen, um über den kindlichen Alltag zu berichten. Über wichtige aktuelle Ereignisse im Alltag des Kindes sollte der Therapeut auch zwischendurch, z.B. telefonisch, informiert werden können. Hier ist es günstig, wenn den Eltern bewusst ist, dass solche Informationen zum Verständnis des Geschehens in der Therapiestunde bedeutsam sein können.

Hinderlich für die Therapie ist es, wenn Eltern oder Elternteile die Erlaubnis verweigern, dass der Therapeut mit anderen, für das Kind relevanten Bezugspersonen sprechen kann, mit denen es in regelmäßigem Kontakt steht (z.B. getrennt lebende Elternteile oder Erziehungspersonen). Ein solches Einverständnis setzt Vertrauen in eine unparteiische Haltung des Therapeuten voraus, das ggf. erst erarbeitet werden muss. Wenn Eltern den Sinn der Therapie und die Art des Vorgehens gut verstanden haben, können sie auch besser akzeptieren, dass der Inhalt der Sitzungen mit dem Kind weitgehend vertraulich bleiben muss.

Schließlich muss Eltern und anderen Erziehungspersonen deutlich klar sein, dass Psychotherapie eine mangelhafte Betreuung des Kindes **nicht** ersetzen kann.

17.3.5 Fördernde und destabilisierende Aspekte des Arbeitsbündnisses

Die Herstellung eines guten Arbeitsbündnisses mit den Eltern wird erleichtert, indem

- regelmäßige Kontakte angeboten und wahrgenommen werden,
- sich Eltern in ihren Eindrücken und Überlegungen vom Therapeuten ernst genommen fühlen,
- Eltern ermutigt werden, insbesondere über Reaktionen des Kindes nach den Sitzungen zu berichten,

- auf das Beziehungsgeschehen zwischen Eltern und Therapeut sorgfältig geachtet wird und entstehende Irritationen unmittelbar und in freundlich neutraler Haltung angesprochen werden; dies gilt insbesondere für negative Übertragungen [s.a. Oberschneider, 2001],
- Eltern auf voraussehbare negative und problematische Reaktionen des Kindes, die sich aus der Dynamik des Therapieverlaufs ergeben, vorbereitet werden und
- bei Bedarf Hilfestellungen beim Umgang mit Schulen und Behörden angeboten wird.

Schwierigkeiten und Ambivalenzen in der Eltern-Therapeut-Beziehung sind oft verdeckt, werden abgewehrt und erscheinen oberflächlich als Anklagen oder subtile Sabotage des Therapieprozesses. Solche Schwierigkeiten können aus ganz unterschiedlichen Motiven herrühren. Dazu zählen

- Angst vor Vorwürfen und Anklagen durch den Therapeuten,
- Schuldgefühle, Selbstanklagen, das Gefühl, versagt zu haben,
- Enttäuschung magischer Hoffnungen auf eine schnelle schmerzlose Beseitigung der Probleme,
- Gefühle von Eifersucht, Neid und Rivalität (dem Therapeuten wird ein erfolgreicher Therapieverlauf missgönnt),
- Gefühle von Ärger, z.B. über ein „Im-Stich-gelassen-Werden" in Ferienzeiten, sowie
- unkontrollierte und verdeckte Gegen-Übertragungen des Kindertherapeuten, wie z.B. Identifikation mit dem Kind in seinem Kampf gegen aversiv erlebte elterliche Objekte.

Gerade im Umgang mit als „schwierig" erlebten Eltern ist eine Supervision oder eine Fallbesprechung im Team hilfreich.

17.4 Strukturierte Eltern-Kind-Interventionen: Veränderung äußerer und innerer Determinanten

Strukturierte pädagogisch-therapeutische Ansätze in der Elternarbeit lassen sich bezüglich zu Grunde liegender methodischer Grundkonzepte unterscheiden. Hier gibt es auf der einen Seite Ansätze, die primär auf lernpsychologisch-verhaltenstherapeutischen Prinzipien basieren, und auf der anderen Seite solche, die aus primär tiefenpsychologisch-psychodynamischen Überlegungen herrühren.

17.4.1 Die Arbeit am beobachtbaren Verhalten: verhaltenstherapeutische Vorgehensweisen

Elternanleitungen und Schulungsprogramme, die auf lernpsychologischen Prinzipien basieren, haben das Ziel, die Interaktionen der Bezugspersonen mit dem Kind durch konkrete Übung zu verbessern. Die Effektivität solcher Programme hinsichtlich der angestrebten Verhaltensziele ist gut belegt.

Zumeist werden mit Hilfe verschiedenster Verstärker-Prozeduren elterliche Verhaltensweisen modelliert, wobei es thematisch hauptsächlich um die Bereiche „positive Resonanz auf das Kind“ und „angemessene Grenzsetzung“ geht. Ein Prototyp solcher Trainings und Vorläufer verschiedener nachfolgender Spielarten ist das von Hanf in den 60er Jahren entwickelte verhaltenstherapeutische Elterntraining zur Veränderung unangemessener Verhaltensmuster zwischen Müttern und ihren Kleinkindern [Hanf, 1969]. Hierbei werden Eltern angeleitet, erwünschtes Verhalten ihrer Kinder mit positiver Zuwendung zu verstärken und unerwünschtes Verhalten zu ignorieren. Dieses Training hat verschiedene Modifikationen und Erweiterungen erfahren, wie z.B. die „Parent Child Interaction Therapy“ (PCIT) von Eyberg und Robinson [1982]. In der PCIT wird zweistufig vorgegangen: Zunächst erfolgt eine Phase des freien Spiels mit dem Kind; dann schließen sich erst gezielte verhaltenstherapeutische Interventionen an. Die PCIT wurde bei verschiedenen Zielgruppen eingesetzt, wie z.B. bei misshandelnden Eltern [Urquiza und McNeil, 1996] oder bei Kindern mit aggressiven Verhaltensstörungen [Eyberg, Boggs und Algina, 1995].

Die Ziele, die in diesen Trainings für das elterliche Verhalten festgelegt werden, sind zum einen allgemeiner Natur und ähnlich denen, die z.B. Axline [1972] für die nondirektive Spieltherapie formuliert hat (wie beispielsweise Empathie und Akzeptierung), und enthalten zum anderen sehr konkrete Beschreibungen z.B. für angemessen grenzsetzendes Verhalten. Üblicherweise folgen nach einer Seminarphase, in der die Eltern über allgemeine Lernprinzipien unterrichtet werden, praktische Übungssitzungen. Hier werden die Eltern im direkten Umgang mit ihrem Kind vom Therapeuten, der die Situation durch eine Einwegscheibe beobachtet, gezielt angeleitet (z.B. über ein Ohrmikrophon). Einige Autoren glauben, dass die enge Eltern-Therapeut-Beziehung, die durch diese intensive Form der Lernbegleitung entsteht, entscheidend ist für die Wirksamkeit dieses Ansatzes [Borrego und Urquiza, 1998].

Grenzen verhaltenstherapeutischer Interventionen

In der neueren Literatur zu verhaltenstherapeutischen Elterntrainings fällt auf, dass nach dem ersten Enthusiasmus eine gewisse kritische Ernüchterung eingetreten ist. So wird z.B. das Problem häufiger Therapieabbrüche vermehrt diskutiert. In ihrer Übersichtsarbeit weisen Assemany und McIntosh [2002] auf relativ hohe Drop-out-Raten zwischen 8 und 48% hin. Die Autoren sehen weitere Probleme in der häufig unzureichenden aktiven Beteiligung von Eltern bei der Durchführung der Programme, in der enttäuschenden Nachhaltigkeit der berichteten Therapieerfolge bei katamnestischen Untersuchungen und in der begrenzten klinischen Validität der Therapieziele. Auch Kazdin [1997] berichtet von Drop-out-Raten bis zu 70% und beklagt die mangelnde klinische Bedeutsamkeit der gewählten Therapieziele in zahlreichen kontrollierten Studien [vgl. hierzu auch Kazdin, 1999].

Als Ursache für die hohen Abbruchraten werden verschiedene Aspekte diskutiert. So werden Zweifel geäußert, ob es angemessen ist, den Eltern von Beginn an ein sehr hohes Maß an Bereitschaft zur Mitarbeit abzuverlangen. Darüber hinaus wird den Eltern eine sehr enge Kontrolle zugemutet, was ebenso wie das häufig schulklassenähnliche Trainingssetting Widerstände auslösen kann. Auch der implizit erwartete Vertrauensvorschuss gegenüber dem Therapeuten – und bei Gruppensettings auch gegenüber anderen Teilnehmern – mag manche Eltern überfordern.

Assemany und McIntosh [2002] benennen drei Merkmale, die hoch mit negativen Therapieergebnissen korrelieren: soziale Benachteiligung, dysfunktionale Familienverhältnisse (darunter auch Gewalt in der Familie und elterliche Psychopathologie) und gravierende externale Störungen beim Kind. Es scheint also, dass gerade Fälle mit derart schwierigen Merkmal-Konstellationen weniger gut mit strukturierten Schulungsprogrammen erreichbar sind.

Offenere Varianten des Elterntrainings

Mabe, Josephson und Turner [2001] favorisieren ein flexibleres und eher psychotherapeutisch orientiertes Setting an Stelle von festgelegten und verschulten Programmen. Die Autoren schlagen vor, mögliche Widerstände bei Eltern zu reduzieren, indem man Abweichungen vom Programm zulässt und den Eltern die Entwicklung eigener Wege zugesteht. Auch Patterson und Chamberlain [1994] warnen davor, dass festgelegte didaktische Vorgehensweisen die Entstehung von Widerständen begünstigen. Kazdin [1997] kommt in seiner Übersicht zu Ergebnissen von Elterntrainings zu dem Schluss, dass es von Vorteil sei, sowohl auf der Verhaltensebene zu arbeiten als auch den Eltern im Rahmen einer tragfähigen therapeutischen Beziehung Gespräche über ihre Konflikte mit dem Kind anzubieten. Insbesondere wenn Eltern ihre Kinder hart bestrafen, würden sich alleinige Trainings auf der Verhaltensebene als wenig effektiv erweisen.

Elterntraining und Bindungssicherheit

Van Ijzendoorn, Duyvesteyn und Juffer [1995] sind der Frage nach differenziellen Wirkungen von Elterntrainings zur Veränderung von Bindungssicherheit nachgegangen. Die Autoren berichten dabei über verschiedene verhaltenstherapeutische Interventionsstudien, die über eine direkte Veränderung der Mutter-Kind-Interaktion eine Verbesserung der Bindungssicherheit der Kinder anstrebten. In den meisten berücksichtigten Studien wurde die Bindungsqualität mit der von Ainsworth, Blehar und Wall [1978] entwickelten Methode „Fremde Situation“ bestimmt. Das Alter der Kinder lag zwischen 12 und 24 Monaten. Der häufig verzeichnete Anstieg feinfühliger elterlicher Verhaltensmuster lasse jedoch gemäß den Autoren nicht zwangsläufig auch den Schluss zu, dass die Eltern sich grundsätzlich in ihren Fähigkeiten verändert hätten, ihrem Kind auch zukünftig und kontinuierlich empathisch begegnen zu können.

Eher psychodynamisch orientierte Ansätze bezogen die Ebene der mentalen Repräsentationen der Eltern-Kind-Beziehung bei den Eltern mit ein (z.B. Bewusstmachen und Verarbeiten erlittener Frustrationen in der eigenen Kindheitsgeschichte, Erinnern eigener schmerzvoll erlebter Momente mangelnder elterlicher Empathie). Auch bei diesen Interventionen fanden die Autoren eine Zunahme elterlicher Empathie im Umgang mit ihren Kindern.

Es fehlen jedoch sowohl bei verhaltenstherapeutischen als auch bei psychodynamisch orientierten Vorgehensweisen empirisch gesicherte Zusammenhänge zwischen dem Ansteigen elterlicher Empathie und dem Ausmaß von Bindungssicherheit bei den Kindern. Prospektiv angelegte Verlaufsstudien fehlen für beide Interventionsformen noch weitgehend. Allerdings, so betonen Van Ijzendoorn et al. [1995], können Langzeitwirkungen auf die Bindungssicherheit der Kinder im Sinne von „Sleeper-Effekten" auch nicht ausgeschlossen werden. Folgt man den Argumenten der Autoren, so darf durchaus angenommen werden, dass Kinder durch das empathischere Elternverhalten eine positivere Resonanz zeigen und auf diese Weise Kreisläufe positiver Gegenseitigkeit angestoßen werden und zu einem Anstieg von Bindungs- und Beziehungsqualität führen.

Die therapeutische Arbeit an elterlichen Repräsentationen kann Selbstreflexionsprozesse in Gang setzen, die auch nach Beendigung der Therapie zu Verbesserungen in der Eltern-Kind-Beziehung führen können. Solche Langzeiteffekte sind im Übrigen in anderen Zusammenhängen für tiefenpsychologisch fundierte Therapien nachgewiesen worden [Sandell et al., 2000; Luborsky, 2001]. Beim gegenwärtigen Stand der Forschung erscheint es daher sinnvoll, bei Interventionen zur Verbesserung von Bindungs- und Beziehungsqualität beide Ebenen – beobachtbares Verhalten und mentale Repräsentationen – zu berücksichtigen.

17.4.2 Die Arbeit an mentalen Repräsentationen: tiefenpsychologisch-psychodynamische Vorgehensweisen

Die Vorstellung, dass die Ebene biographisch geprägter, themenbezogener Repräsentationen der Eltern – wie z.B. die Wahrnehmung und Bewertung der eigenen Rolle als Elternfigur – bedeutsam ist für das unmittelbare Verhalten dem Kind gegenüber, ist nicht nur jedem klinisch Tätigen vertraut, sondern findet auch in neurowissenschaftlichen Modellen der Verhaltensformung Unterstützung. Das „Zustandswechsel-Modell" von Koukou und Lehmann [1998] beispielsweise postuliert zwei Hauptaspekte, die die menschlichen Hirnfunktionen organisieren und damit das Verhalten koordinieren. Dies sind einerseits die individuellen gedächtnismäßigen Repräsentationen, insbesondere die Repräsentation der Kindheitserfahrungen, und andererseits der momentane funktionelle Zustand des Gehirns (wie etwa Entspannung, Anspannung, Stress).

Mentale Repräsentationen im Rahmen der Bindungsforschung

Im Rahmen der Bindungsforschung wurden die Zusammenhänge zwischen den eigenen Bindungserfahrungen von Eltern und den Bindungsmustern, die die ihnen anvertrauten Kinder im Kontakt mit ihnen entwickeln, mit der Methode des „Adult Attachment Interview“ empirisch untermauert [vgl. z.B. Main, 2002]. Zur Erklärung des funktionellen inneren Mechanismus entwickelte Bowlby [1995] das Konzept von überdauernden „inneren Arbeitsmodellen“, die sich in der Kindheit auf Grund der jeweiligen Erfahrungen herausbilden. Mittlerweile gibt es eine Fülle von Studien, die dieses theoretische Modell stützen. So konnten George und Solomon [1996] in einer Studie an Mutter-Kind-Paaren einen signifikanten Zusammenhang zwischen den Arbeitsmodellen der Mütter und den Bindungsmustern ihrer Kinder nachweisen.

Fonagy und Mitarbeiter [1991] haben interessante ergänzende Studien zu diesem Thema vorgelegt. Ihre Untersuchungen über Bindungssicherheit weisen auf die Bedeutung von selbstreflexiven Fähigkeiten von Müttern als Voraussetzung dafür hin, dass deren Kinder Bindungssicherheit entwickeln können. Unter selbstreflexiven Fähigkeiten wird hier eine klare Wahrnehmung eigener seelischer Befindlichkeiten und deren metakognitive Verarbeitung verstanden, d.h. die Fähigkeit, sich innerlich zu ordnen, zu rahmen und zu konzeptualisieren, die eigenen Wahrnehmungen zu relativieren und innerseelische Zustände unabhängig von denen anderer Personen erkennen und abgrenzen zu können. Sind selbstreflexive Fähigkeiten nur gering entwickelt und ist eine Bezugsperson von eigenen unverarbeiteten Konflikten absorbiert, besteht die Gefahr, eine verzerrte Wahrnehmung der innerseelischen Zustände des Kindes zu entwickeln. Die Bezugsperson ist dann nur eingeschränkt aufnahmefähig für die Bedürfnisse des Kindes und kann weniger feinfühlig auf das Kind reagieren.

Mutter-Säuglings-Psychotherapien

Die Kinderpsychoanalytiker Fraiberg, Adelson und Shapiro [1975] haben bereits in mittlerweile berühmt gewordenen Beispielen ein auf die Mutter-Kind-Interaktion gerichtetes therapeutisches Vorgehen im Rahmen von Frühinterventionen dargestellt. In gemeinsamen Sitzungen von Mutter und Kind wurde das aktuelle Verhalten der Mutter im Umgang mit dem Säugling thematisiert und mit unverarbeiteten Konfliktsituationen der Mutter aus deren Biographie in Beziehung gesetzt. In den geschilderten Beispielen wird eindrucksvoll deutlich, wie der bei der Mutter einsetzende Reflexionsprozess zu einem angemesseneren Verhalten dem Kind gegenüber führte. Dieser von psychoanalytischen Konzepten herrührende Prototyp der Elternarbeit hat mittlerweile viele Nachfolger gefunden.

In einer umfassenden Übersicht stellen Lieberman und Zeanah [1999] verschiedene Ansätze in der Kleinkind-Eltern-Behandlung dar, deren gemeinsames Ziel eine Anhebung der elterlichen Responsivität und der Bindungssicherheit der Kinder war. In dem von Lieberman, Pawl und Weston [1991] selbst entwickelten Projekt mit Eltern aus einer Risikopopulation fand die Behandlung für die Dauer eines Jahres zu Hause statt. Biographische Belastungen der Mütter und unverarbeitete Traumata aus ihrer eigenen Kindheit, die mit den aktuellen Gefühlen zum Kind in Beziehung gebracht werden konnten, standen im Zentrum der therapeutischen Arbeit. Die Autoren beobachteten einen Anstieg der mütterlichen Empathie, der mit einer Verminderung negativer Verhaltensweisen beim Kind (wie Widerstand und Ärger) einherging. Biographische Belastungen von Müttern stellen offensichtlich ein häufiges, aber auch beeinflussbares Risiko für die kindliche Entwicklung dar. Egeland [2002] fand in seiner Langzeitstudie an Hochrisikofamilien eine alarmierend hohe Rate von 40%, bei denen sich Misshandlungserfahrungen über mehrere Generationen hinweg fortsetzten. Die gute Botschaft lautete: Ein Großteil der Mütter, die in ihrer eigenen Kindheit selbst misshandelt wurden, gaben dies nicht an ihre eigenen Kinder weiter. Egeland identifizierte drei Faktoren, die eine Unterbrechung des Misshandlungskreislaufs begünstigten:

- Vorhandensein emotional unterstützender Personen in der Kindheit der Mütter, wie z.B. Pflegeeltern oder Verwandte,
- stabile, intakte und befriedigende Partnerbeziehungen und
- Teilnahme an einer intensiven Langzeittherapie, die es ermöglichte, die früheren Misshandlungserlebnisse zu bearbeiten und in ein kohärentes Selbstbild zu integrieren.

17.5 Eltern-Kind-Spiel mit Videofeedback als Element der begleitenden Elternarbeit

17.5.1 Vorüberlegungen

Die zentralen Probleme der Elternarbeit liegen häufig in der mangelnden Bereitschaft oder Fähigkeit von Eltern, sich belastenden Gefühlen auszusetzen, die bei einer Fokussierung auf die Probleme ihrer Kinder ausgelöst werden können. Dies gilt insbesondere für Eltern, die durch aktuelle Stressoren in ihrer Lebenssituation begrenzte Möglichkeiten haben, die seelische Energie, die Zeit und die Geduld für diese Arbeit aufzubringen. Der Einschätzung und Beurteilung der elterlichen Ressourcen kommt deshalb für die Entscheidung über die Art und Weise des Vorgehens entscheidende Bedeutung zu. Um eine zuverlässige Kooperation der Eltern zu erreichen, muss ein Problemverständnis erarbeitet werden, das es den Eltern erleichtert, einen echten Nutzen und Sinn in der Therapie für ihr Kind und für sich selbst zu erkennen. Auf diesem Weg empfiehlt es sich gelegentlich, vorsichtig und wenig konfrontativ vorzugehen, indem man zunächst einen Rahmen für selbstreflexive Prozesse schafft, die sich auf aktuelle Lebensbezüge, persönliche Erfahrungen als Elternteil und auch auf deren eigene Kindheitserfahrungen beziehen können.

Warum kann eine freie Spielsituation zwischen Eltern und Kind einen sinnvollen ersten Fokus der Elternarbeit darstellen?

Die positive Erlebnisqualität des Spiels kann Widerstände gegen eine direkte Bearbeitung schwieriger Situationen und Gefühle zwischen Eltern und Kind im Gespräch umgehen helfen. Für Kinder ist Spielen per se ein positiv besetztes Handeln und ein zentrales Ausdrucksmedium obendrein. Es ist in der Regel frei von Leistungsanforderungen und beinhaltet die Möglichkeit, persönlichen Sinnbezug herzustellen. Damit ist es in hohem Maße intrinsisch motiviert.

Die Beobachtung der gemeinsamen Spielsituation ermöglicht der Therapeutin Hypothesen über Struktur und Funktion themenbezogener Repräsentationen der Spielpartner und bietet ihr damit auch Ansatzpunkte für therapeutische Interventionen im Einzelkontakt mit dem Kind selbst und in der weiteren Elternarbeit. Die gemeinsame Spielsituation schafft auch allgemein gute Voraussetzungen dafür, dass sowohl Kind als auch Eltern mit der Therapeutin in eine positive Kontaktatmosphäre treten können.

17.5.2 Feinfühligkeit und Empathie: analoge Begriffe

Auf die Analogie zwischen erfolgreichen, sich empathisch verhaltenden Psychotherapeuten und einer nach bindungstheoretischen Gesichtspunkten feinfühligen Mutter wurde schon mehrfach hingewiesen [Rutter, 1995; Weinberger, 1995].

Mütterliche Feinfühligkeit im Kleinkindalter gilt als zentraler Prädiktor für die Entwicklung einer guten Bindungsqualität zwischen Mutter und Kind [Ainsworth, Blehar und Wall, 1978]. Erwiesenermaßen begünstigt eine gute Bindungsqualität die Entwicklung von prosozialem Verhalten und wirkt protektiv gegen die Entwicklung von Problemverhalten bis ins Jugendalter hinein. Theoretisch wird dabei angenommen, dass feinfühlig-responsive Mütter ihren Kindern besser ermöglichen, eigene Bedürfnisse wahrzunehmen und zu äußern, womit sich die Ausbildung von Abwehrmechanismen erübrigt und die Basis für ein gutes Selbstvertrauen gelegt wird. In Ainsworths Definition wird der Begriff der Feinfühligkeit durch vier Hauptmerkmale operationalisiert:

- Das Kind im Blick haben
- Die Äußerungen des Kindes richtig interpretieren
- Prompt reagieren
- Angemessen reagieren

Dabei stellt das an zweiter Stelle genannte Kriterium auch den Kern dessen dar, was unter dem Begriff der Empathie mit einfühlendem Verstehen und Sich-Hineinversetzen gemeint ist. Auch hier sind non-verbale Wahrnehmungs- und Verarbeitungsprozesse (das Gegenüber im Blick haben) eine wesentliche Bedingung und Voraussetzung dafür, dass der Therapeut prompt und angemessen therapeutisch agieren kann. Dass dem Merkmal der Empathie des Therapeuten im Rahmen der Kinderpsychotherapie ein zentraler Stellenwert zukommt, wurde durch die umfangreichen Therapiestudien von Schmidtchen [1996] eindrucksvoll belegt. Auch im Rahmen verhaltenstherapeutischer Elternarbeit hat man die grundlegende Bedeutung dieser elterlichen Verhaltenskomponente erkannt. So berichten Wahler und Meginnis [1997] im Zusammenhang mit ihrem Training positiver Erziehungstechniken, dass gute Trainingseffekte nicht primär mit der Verstärkung der erwünschten Zielverhaltenskomponenten im Zusammenhang standen, sondern mit der Responsivität der Mütter auf das gesamte Spektrum des kindlichen Verhaltens.

Die Messung von feinfühligem und empathischem Verhalten ist nicht ganz einfach. Da die Bindungsforschung sich primär auf die Interaktion zwischen Müttern und Kindern im Kleinkindalter konzentriert hat, sind die von Ainsworth entwickelten Einschätzungsskalen für „Feinfühligkeit" nicht ohne weiteres auf die Interaktion mit älteren Kindern übertragbar. Für die Beurteilung von Mutter-Kind-Interaktionen in einem klinischen Kontext bieten sich daher eher Instrumente an, die zur Erfassung therapeutischer Basisverhaltensweisen wie Empathie und Akzeptierung entwickelt wurden [s. hierzu Schmidtchen, 1978, 1999 a, b]. Die Merkmale für empathisches Therapeutenverhalten können dabei durchaus als Orientierung für die Einschätzung von Elternverhalten in der Gestaltung einer Spielsituation mit ihrem Kind dienen. Dabei geht es natürlich nicht darum, Eltern zu Psychotherapeuten ihrer Kinder zu machen. Es geht vielmehr darum, positive Gegenseitigkeit und elterliche Empathie für das Kind zunächst beobachtbar zu machen, um es dann gezielt entwickeln und fördern zu können.

17.5.3 Praktisches Vorgehen

Die im Rahmen therapeutischer Frühintervention entwickelte Methodik, wonach die in der Sitzung ablaufenden mütterlichen Interaktionen mit dem Kind gleichzeitig reflektiert und im Gespräch mit der Mutter therapeutisch bearbeitet werden [s. Fraiberg, 1975], erscheint bei Kindern jenseits des Säuglings- und frühen Kleinkindalters problematisch. Ältere Kinder nehmen aktiv am Kommunikationsprozess teil und verlangen nach sorgfältiger Adressierung, was den therapeutischen Raum für die Mütter einschränkt. Das im Folgenden dargestellte Vorgehen sieht deshalb ein Videofeedback für die Mutter nach dem gemeinsamen Spiel und in Abwesenheit des Kindes vor.

Wenn im Rahmen der ersten Elternkontakte ein gutes Arbeitsbündnis zustande gekommen ist, kann ein solches „Spieltraining" den Eltern als eine konkrete Möglichkeit angeboten werden, ihre Beziehung zum Kind zu beobachten und besser zu verstehen, was das Kind möchte und was in ihm vorgeht. Die Mutter wird ermutigt, den Freiraum des Spielzimmers als eine Möglichkeit zu nutzen, den Kontakt zum Kind ungestört zu erleben und eventuell neue Erfahrungen zu machen. Es wird darauf hingewiesen, dass es nicht darum geht, richtig oder falsch zu handeln. Das gemeinsame Spielen mit dem Kind soll einen unbelasteten, entspannten Kontakt ermöglichen. In einem gut ausgestatteten

Spielzimmer wird eine etwa 30-minütige freie Spielsituation von Mutter und Kind videographiert. In einer zweiten Sitzung schauen sich Mutter und Therapeutin die Aufzeichnung gemeinsam an. Diese Sitzungen werden bedarfsweise wiederholt. Unserer Erfahrung nach kommt es in der Regel zu zwei bis sechs Wiederholungen. Die Therapeutin sollte über Grundfertigkeiten in klientenzentrierter Kinderspieltherapie verfügen. In den Videofeedback-Sitzungen werden zwei Ebenen berücksichtigt.

- **Die Ebene des Verhaltens:** Die Therapeutin markiert Sequenzen, bei denen die Mutter responsiv und empathisch reagiert hat. Die Bewertung erfolgt analog zu gängigen Kriterien für therapeutisches Basisverhalten, evtl. mit Hilfe entsprechender Einschätzungsskalen. Es werden insbesondere solche Sequenzen markiert, in denen sich beide Spielpartner offensichtlich wohl fühlen. Die Therapeutin hebt diese Verhaltensweisen gegenüber der Mutter hervor und verstärkt sie (loben, kommentieren).
- **Die Ebene der Repräsentationen:** Die Therapeutin lässt der Mutter beim Ansehen und Besprechen des Films Raum für spontane Äußerungen, die z.B. Aspekte der Beziehung zum Kind, ihre Gefühle und Phantasien betreffen können. Die Therapeutin beantwortet diese Äußerungen einfühlsam und unterstützt einen Reflexionsprozess, der die Schwierigkeiten im Hier und Jetzt mit denen im Damals und Dort der eigenen Kindheit verbindet. Auf die hier thematisierten Inhalte kann im Rahmen der regulären Elterngespräche zurückgekommen werden.

Um solche Reflexionsprozesse zu ermöglichen und offen zu halten, sind pädagogisch-direktive Anleitungen zunächst sehr zurückhaltend zu handhaben, insbesondere in den ersten Sitzungen. Es geht hier nicht in erster Linie um ein Neulernen von erzieherischen Verhaltensweisen, sondern um ein Wahrnehmen und Verstehen eigener Gefühls- und Reaktionsvorgänge und eine Neueinstimmung auf das Kind. Die Therapeutin sollte eine Sequenz auswählen, die der Mutter die Erkenntnis ermöglicht, aus eigener Intuition (wieder) eine gelungene Interaktion mit dem Kind herstellen zu können. Dies dient auch der Stärkung der mütterlichen Selbstwirksamkeit. Es empfiehlt sich, darauf zu achten, dass sich die Mutter insbesondere in den ersten Sitzungen nicht zu negativ und kritisch bewertet. Dies könnte in einen Therapieabbruch münden. Sie sollte für eigene Problemlösungen ermutigt und positiv verstärkt werden, so dass sie Vertrauen in ihre Fähigkeiten im Umgang mit dem Kind entwickeln kann. Erst wenn genügend Offenheit für Fragen an die Therapeutin und allenfalls Vorschläge entstanden ist, können vorsichtig Anregungen zum Spielen gegeben werden, z.B.: „Man braucht ja nicht immer am Tisch zu sitzen", „Es muss ja kein Spiel aus einer Schachtel sein, manchmal denken sich Kinder gerne selbst was aus", „Man kann ja andere Regeln vereinbaren", „Oft ist es schwierig, Spielen und Lernen unter einen Hut zu bringen" [vgl. von Aster, 1992].

Unserer Erfahrung nach wird ein solches Vorgehen von Eltern und Kind als positiv empfunden und hat meist recht unmittelbare Auswirkungen auf die aktuelle Qualität ihrer Beziehung. Insbesondere in stationären kinderpsychiatrischen Settings mit einer oft von Enttäuschung, Resignation und Zorn gekennzeichneten Eltern-Kind-Beziehung kann das Element der freien Spielsituation mit Videofeedback einen neuen Input geben. Wenn Eltern erleben, dass sie die Beziehungsqualität zum Kind positiv beeinflussen können, sind sie leichter zu motivieren, auch schwierigere Bereiche genauer zu betrachten und neue Verhaltensweisen auszuprobieren. Es wird in vielen Fällen leichter möglich, erziehungsrelevante Themen einzubringen, wie z.B. entwicklungsadäquatere Forderungen an das Kind zu stellen, angemessenere Grenzsetzung auszuüben oder mit dem Kind über problematische Erlebnisse oder Situationen zu sprechen.

17.6 Fallbeispiel „Wolfstraum"

Das folgende Protokoll einer Behandlungssequenz entstammt einer kinderpsychiatrischen Konsultation und soll das Vorgehen veranschaulichen. Es handelt sich um kurze Sequenzen aus zwei aufeinander folgenden Spielsitzungen. Zwischen den Spielsitzungen fand eine Videofeedback-Sitzung mit der Mutter statt.

Das 5-jährige Mädchen wurde von seiner Mutter zur Untersuchung seiner nächtlichen Ängste und Alpträume angemeldet. Sie träumt wiederholt von einem Wolf und wacht dann sehr geängstigt auf. Die Mutter-Kind-Beziehung ist von einer Streitatmosphäre gekennzeichnet; das intelligente und aufgeweckte Mädchen, das im Kindergarten freundlich und unproblematisch erscheint, sei in letzter Zeit der Mutter gegenüber oft bockig und misslaunig. Sie selbst reagiere gereizt und ungeduldig und verstehe die Tochter oft nicht. Die familiäre Lebenssituation ist aktuell einerseits geprägt von den Folgen der Trennung und Scheidung mit einer weiterhin konflikthaften Beziehung zwischen den Eltern, welche die Besuchsregelung zum leiblichen Vater belastet, und andererseits von dem noch jungen Zusammenleben mit dem Lebenspartner der Mutter und dem wenige Monate zuvor geborenen Halbbruder der Patientin.

Die Mutter, eine lebhafte und interessierte junge Frau, die aktuell recht belastet und resigniert wirkte, war motiviert für die Beratungsarbeit und zeigte selbst keine gravierenden psychischen Störungen. In den regelmäßigen Elterngesprächen wurde nach Lösungen für die Konflikte zwischen den erwachsenen Bezugspersonen gesucht. Es wurden Themen besprochen, die die augenblickliche Lebenssituation betrafen. Die „freie Spielsituation" wurde zur Verbesserung der Beziehung zwischen Mutter und Kind angeboten.

Erste Spielsitzung (Ausschnitt)

Mutter und Kind sitzen am Tisch und malen auf einen Vorschlag der Mutter hin. Beide sind über das Blatt gebeugt. Die Mutter blickt kurz hoch, schaut auf das Blatt der Tochter, fragt: „Was ist denn das?" „Ein Wolf." „Und das?" „Eine Treppe, der Wolf kommt die Treppe herauf", antwortet das Mädchen. Die Mutter schaut mit unbeweglicher Miene wieder auf ihr Blatt, sie scheint mit dieser Auskunft nicht zufrieden zu sein. Sie malt einen Wolf und Bäume. Das Mädchen beugt sich über das Blatt der Mutter: „Was malst Du?" „Einen Wolf, und den Wald, der Wolf gehört doch in den Wald, oder?" antwortet die Mutter mit vorwurfsvollem Unterton, schaut dabei auf ihre Zeichnung und malt weiter.

Kommentar: Die Mutter erscheint in dieser Situation interessiert an der Tochter und nimmt auch ihr Zeichenthema auf. Ihre Resonanz ist jedoch wenig akzeptierend und explorierend und enthält kritisch-maßregelnde Elemente. Das Kind wirkt eher freudlos.

Erste Videofeedback-Sitzung

Zu Beginn des Gespräches wurden einzelne Ausschnitte aus der Videoaufzeichnung gemeinsam angeschaut; die Mutter wurde auf positive Aspekte in der Interaktion und empathisches Verhalten gezielt aufmerksam gemacht. Dies war nur spärlich und auf niedrigem Niveau erkennbar (z.B. schaut auf die Zeichnung der Tochter und fragt, was dies sei).

Die Symbolsprache der Zeichnung des Kindes in der Spielsituation thematisierte die Mutter selbst. Sie äußerte ihre Besorgnisse über die Ängste des Kindes und erkannte die Hilflosigkeit ihrer Versuche, diese mit ihrer eigenen Zeichnung eindämmen zu wollen. Sie machte sich Gedanken über die Ursachen der Ängste und brachte diese mit der insgesamt recht unruhigen Lebenssituation und ihrer Ungeduld dem Kind gegenüber in Verbindung.

Mit dem Hinweis, dass das Bild des Wolfes möglicherweise mit Gefühlen von Angst, aber auch von Aggressivität im Zusammenhang stehen könne, gelang es der Mutter, über ihren eigenen Zorn der Tochter gegenüber zu sprechen, wenn sie mit deren trotzigem und widerspenstigem Verhalten konfrontiert war. Im weiteren Verlauf des Gespräches thematisierte die Mutter ihren Ärger über den Vater des Kindes, der die Besuchsregelung sehr unzuverlässig handhabe und die Tochter ihrer Meinung nach nicht altersgemäß beaufsichtige. Es ging auch um Probleme nach der Scheidungssituation und die Belastungen nach der Geburt des neuen Geschwisters ebenso wie um die vielfältigen und widersprüchlichen Gefühle, die diese bei der Tochter ausgelöst haben könnte.

Zum Ende der Sitzung wirkte die Mutter nachdenklich, aber emotional entlastet, sie erlebte die Sitzung als wohltuend und wünschte weitere Spiel- und Feedback-Sitzungen.

Zweite Spielsitzung (Ausschnitt)

Mutter und Kind sitzen in lockerer Haltung am Boden einander gegenüber. Das Mädchen beschäftigt sich mit dem Ankleiden der Puppe, die Mutter schaut ihr dabei zu. Das Mädchen berichtet, wie sie auf dem Bett der Mutter „Handstand an der Wand" geübt habe. Die Mutter, der dies offensichtlich neu ist, fragt interessiert und bewundernd nach. Das Mädchen greift nach einer Haarsträhne der Mutter und streicht ihr diese hinter das Ohr: „Das finde ich auch noch schön." „Ja, so?" antwortet die Mutter, streicht sich auch auf der anderen Seite das Haar zurück. Das Mädchen zieht diese Haarsträhne wieder hervor: „Nein, nur eines!" „Aha, nur eines", sagt die Mutter. Beide schauen sich lächelnd an.

Kommentar: Diese zweite Sitzung war gekennzeichnet von einer deutlich entspannteren Atmosphäre, in der beide Spielpartner sich offensichtlich wohler fühlten als in der ersten Sitzung. Zwischen Mutter und Kind bestand ein dichter emotionaler Kontakt, sie schauten sich an und hatten erkennbar Freude aneinander.

Es scheint, dass die Thematisierung ihres Zorns der Mutter einen veränderten Zugang zum Kind ermöglicht und wieder zu mehr Entspannung und Zugewandtheit in ihrer Beziehung beigetragen hat.

17.7 Zusammenfassung

In dieser Arbeit wurde aufzuzeigen versucht, dass Elternarbeit im Rahmen der Kinderpsychotherapie einen unverzichtbaren Stellenwert hat und den flexiblen Einsatz verschiedener Methoden einschließt. Ein eingeengt-schematisches Vorgehen läuft den vielfältigen fallbezogenen Erfordernissen eher zuwider. Mit Bezug auf die empirische Befundlage wurde dargestellt, wie bedeutsam neben der direkten verhaltensbezogenen Anleitung und Beratung die individuelle Bezugnahme auf biographisch geformte Repräsentationen in der kinderpsychotherapeutischen Arbeit mit Eltern ist. Hierdurch kann die Bearbeitung von Gefühlen und Einstellungen gegenüber dem eigenen Selbst (z.B. in der Rolle des Elternteils) angestoßen und damit die Fähigkeit zu empathischer Resonanz auf das Verhalten des Kindes verbessert werden.

Im letzten Teil der Arbeit wurde eine Methode skizziert, die im Setting der Elternarbeit Möglichkeiten bietet, sowohl die Arbeit am Verhalten als auch an mentalen Repräsentationen zu erleichtern. Die gemeinsame Beobachtung von Spielinteraktionen und das hieraus erwachsende reflektierende Gespräch kann insbesondere bei Widerständen z.B. gegen Erziehungstrainingsprogramme (Arbeit am Verhalten) oder persönliche Psychotherapie für Elternteile (Arbeit an inneren Repräsentationen) einen alternativen Rahmen bieten und auch ein Bindeglied für evtl. weitere Indikationen darstellen.

Literatur

Ainsworth MDS, Blehar E, Wall S (1978) Patterns of Attachment: Assessed in the Strange Situation and at Home. Lawrence Erlbaum, Hillsdale New York

Assemany AE, Mc Intosh DE, Negative Treatment Outcomes of Behavioral Parent Training Programs. Psychology in the Schools (2002), 39, 209–219

Aster von S (1992) Kinderwelten verstehen. Anregungen zur Spielerziehung. Orell Füssli, Zürich

Axline V (1972) Kinder-Spieltherapie im nichtdirektiven Verfahren. Reinhardt, München

Bleiberg E, Fonagy P, Target M, Child Psychoanalysis. Critical Overview and Proposed Reconsideration. Child and Adolescent Psychiatric Clinics of North America (1997), 6, 1, 1–38

Borrego J Jr, Urquiza AJ, Importance of Therapist Use of Social Reinforcement with Parents as a Model for Parent-Child Relationships: An Example with Parent-Child-Interaction Therapy. Child and Family Behavior Therapy (1998), 20, 4, 27–54

Bowlby J (1995) Bindung: Historische Wurzeln, theoretische Konzepte und klinische Relevanz. In: Spangler G, Zimmermann P (Hrsg.), Die Bindungstheorie. Grundlagen, Forschung und Anwendung, 17–16. Klett-Cotta, Stuttgart

Burlingham D, Present trends in handling the mother-child relationship during the therapeutic process. The Psychoanalytic Study of the Child (1951), 6, 31

Egeland B (2002) Ergebnisse einer Langzeitstudie an Hoch-Risiko-Familien. In: Brisch KH et al. (Hrsg.), Bindung und seelische Entwicklungswege, 305–324. Klett-Cotta, Stuttgart

Eyberg SM, Algina J, Boggs SR, New Developments in Psychosocial, Pharmacological and Combined Treatment of Conduct Disorders in Aggressive Children. Psychopharmacol Bull (1995), 31, 83–91

Eyberg SM, Robinson EA, Parent-Child Interaction Training: Effects on Family Functioning. J Clin Child Psychol (1982), 11, 2, 130–137

Fonagy P et al., The Capacity for Understanding Mental States: the Reflective Self in Parent and Children and its Significance for Security of Attachment. Infant Mental Health J (1991), 12, 3, 201–218

Fraiberg S, Adelson E, Shapiro V, Ghosts in the nursery: A psychoanalytic approach to the problems of impaired infant-mother relationships. J Am Acad Child Psychiat (1975), 14, 1387–1422

Frank C (1999) Melanie Kleins erste Kinderanalysen. Die Entdeckung des Kindes als Objekt sui generis von Heilen und Forschen. Frommann-Holzboog, Stuttgart

Frank JD (1974) Persuasion and Healing, The John Hopkins University Press, Baltimore

Freud A (1980) Einführung in die Technik der Kinderanalyse, 3. Aufl. Kindler, München

George C, Solomon J, Representational Models of Relationships: Links Between Caregiving and Attachment. Infant Mental Health J (1996), 17, 198–216

Hanf C (1969) A Two-Stage Program for Modifying Maternal Controlling During Mother-Child (M-C) Interaction. Paper presented at the meeting of the Western Psychological Association. Vancouver, BC

Kavacs M, Lohr WD, Research on psychotherapy with children and adolescents: An overview of evolving trends and current issues. J Abnormal Child Psychol (1995), 23, 11–30

Kazdin AE, The Meanings and Measurement of Clinical Significance. J Consulting Clin Psychol (1999), 67, 3, 332–339

Kazdin AE, Parent Management Training: Evidence, Outcomes and Issues. J Am Acad Child Adolesc Psychiat (1997), 36, 10, 1349–1356

Koukkou M, Lehmann D (1998) Ein Systemtheoretisch Orientiertes Modell der Funktionen des Menschlichen Gehirns, und die Ontogenese des Verhaltens: Eine Synthese von Theorien und Daten. In: Koukkou M, Leuzinger-Bohleber M, Mertens W (Hrsg.), Erinnerung von Wirklichkeiten: Psychoanalyse und Neurowissenschaften im Dialog, Vol. 1, Klett-Cotta/VIP, Stuttgart

Lieberman AF, Zeanah CH (1999) Contributions of Attachment Theory to Infant-Parent Psychotherapy and Other Interventions with Infants and Young children. In: Cassidy J, Shaver PR (Eds.), Handbook of Attachment. Theory, Research and Clinical Implications. The Guilford Press, New York, London

Lieberman AF, Pawl J, Weston D, Preventive Intervention and Outcome With Anxiously Attached Dyads. Child Development (1991), 62, 199–209

Luborsky L, The Meaning of Empirically Supported Treatment Research for Psychoanalytic and Other Long-Term Therapies. Psychoanalytic Dialogues (2001), 11, 4, 583–604

Mabe PA, Josephson AM, Turner K, Parent Management Training. Child and Adolescent Psychiatric Clinics of North America (2001), 10, 451–464

Main M (2002) Organisierte Bindungskategorien von Säugling, Kind und Erwachsenen. In: Brisch KH et al. (Hrsg.), Bindung und seelische Entwicklungswege, 165–218. Klett-Cotta, Stuttgart

Oberschneider MS, Understanding transference in parent guidance. Bull Menninger Clinic (2001), 66, 2, 184–205

Patterson GR, Chamberlain P, A Functional Analysis of Resistance During Parent Training Therapy. Clinical Psychology: Science and Practice (1994), 1, 53–70

Prochaska JO (2001) Wie Menschen es schaffen, sich zu ändern, und wie wir noch mehr Menschen dabei unterstützen können. In: Hubble MA, Duncan BL, Miller SD (Eds.), So wirkt Psychotherapie, 253–286. Verlag Modernes Lernen, Dortmund

Rutter M, Clinical Implications of Attachment Concepts: Retrospect and Prospect. J Child Psychol Psychiat (1995), 36, 549–571

Sandell R et al., Varieties of Long-Term Outcome Among Patients in Psychoanalysis and Long-Term Psychotherapy: a Review of Findings in the Stockholm Outcome of Psychoanalysis and Psychotherapy Project (STOPPP). Int J Psychoanalysis (2000), 81, 921–942

Schmidtchen S (1999 a) Spieltherapie als entwicklungsorientierte Intervention. In: Oerter R et al. (Hrsg.), Klinische Entwicklungspsychologie, 383–399. Psychologie Verlags Union, Verlagsgruppe Beltz, Weinheim

Schmidtchen S (1999 b) Möglichkeiten und Grenzen der klienten- bzw. personenzentrierten Spieltherapie mit Kindern. In: Viquerat H (Hrsg.), Klinische Kinder- und Jugendlichen-Psychologie, 181–246. Deutscher Psychologen Verlag, Bonn

Schmidtchen S (1996) Neue Forschungsergebnisse zu Prozessen und Effekten der klientenzentrierten Kinderspieltherapie. In: Boeck-Singelmann C et al. (Hrsg.), Personenzentrierte Psychotherapie mit Kindern und Jugendlichen, Bd. I, 99–139. Hogrefe, Göttingen

Schmidtchen S, Engbarth A, Welche Therapeuten- und Klientenvariablen bestimmen den Erfolg einer Spieltherapie? Psychologie in Erziehung und Unterricht (1986), 33, 185–195

Schmidtchen S (1978) Handeln in der Kinderpsychotherapie. Kohlhammer, Stuttgart

Sperling E, The Collateral Treatment of Parents With Children and Adolescents in Psychotherapy. Child and Adolescent Psychiatric Clinics of North America (1997), 6, 1, 81–95

Urquiza AJ, Mc Neil CB, Parent-Child Interaction Therapy: An Intensive Dyadic Intervention for Physically Abusive Families. Child Maltreatment (1996), 1, 2, 134–144

Van Ijzendoorn MH, Duyvesteyn GC, Juffer F, Breaking the Intergenerational Cycle of Insecure Attachment: A Review of the Effects of Attachment – Based Interventions on Maternal Sensitivity and Infant Security. J Child Psychol Psychiat (1995), 36, 2, 225–248

Wahler G, Meginnis KL, Strengthening Child Compliance Through Positive Parenting Practices: What Works? J Clin Child Psychol (1997), 26, 4, 433–440

Weinberger J, Common Factors Aren't so Common: The Common Factors Dilemma. Clin Psychol Science Practice (1995), 2, 1, 45–69

Sachverzeichnis

A

B

C

I

K

L

M

N

O

P

U

V

W

Y

Z